国家卫生健康委员会"十四五"规划教材

全国高等学校教材

供医学影像技术专业用

本套理论教材均配有电子教材

新形态教材

人体影像解剖学

Human Imaging Anatomy

第 2 版

U0276290

主　　编　徐海波　张雪君

副 主 编　任伯绪　鲜军舫　黄文华

数 字 主 编　张雪君　徐海波

数字副主编　任伯绪　鲜军舫　黄文华

人民卫生出版社

·北　京·

图书在版编目（CIP）数据

人体影像解剖学 / 徐海波，张雪君主编 . — 2 版 . —北京：人民卫生出版社，2024.9

全国高等学校医学影像技术专业第二轮规划教材

ISBN 978-7-117-36311-2

Ⅰ. ①人…　Ⅱ. ①徐…②张…　Ⅲ. ①影像 – 人体解剖学 – 医学院校 – 教材　Ⅳ. ①R813

中国国家版本馆 CIP 数据核字（2024）第 093781 号

| 人卫智网 | www.ipmph.com | 医学教育、学术、考试、健康，购书智慧智能综合服务平台 |
| 人卫官网 | www.pmph.com | 人卫官方资讯发布平台 |

人体影像解剖学
Renti Yingxiang Jiepouxue
第 2 版

主　　编：徐海波　张雪君
出版发行：人民卫生出版社（中继线 010-59780011）
地　　址：北京市朝阳区潘家园南里 19 号
邮　　编：100021
E - mail：pmph @ pmph.com
购书热线：010-59787592　010-59787584　010-65264830
印　　刷：廊坊一二〇六印刷厂
经　　销：新华书店
开　　本：889×1194　1/16　印张：16
字　　数：451 千字
版　　次：2016 年 8 月第 1 版　　2024 年 9 月第 2 版
印　　次：2024 年 9 月第 1 次印刷
标准书号：ISBN 978-7-117-36311-2
定　　价：75.00 元
打击盗版举报电话：010-59787491　E-mail：WQ @ pmph.com
质量问题联系电话：010-59787234　E-mail：zhiliang @ pmph.com
数字融合服务电话：4001118166　E-mail：zengzhi @ pmph.com

编 委
（以姓氏笔画为序）

王余广（齐齐哈尔医学院附属第二医院）

韦　力（广西医科大学）

艾　涛（华中科技大学同济医学院附属同济医院）

朱青峰（河北医科大学第二医院）

任伯绪（长江大学医学部）

向辉华（湖北民族大学附属民大医院）

许　昌（滨州医学院）

张少杰（内蒙古医科大学）

张丽芝（四川大学华西医院）

张雪君（天津医科大学）

庞　刚（安徽医科大学）

郑林丰（上海交通大学医学院附属第一人民医院）

郑敏文（空军军医大学西京医院）

胡春洪（苏州大学附属第一医院）

胡慧娟（武汉大学中南医院）

饶圣祥（复旦大学附属中山医院）

姜　琳（天津医科大学）

徐海波（武汉大学中南医院）

高万春（重庆大学附属黔江医院）

黄文华（南方医科大学）

龚　霞（重庆医科大学）

宿连政（齐鲁医药学院）

蔡金华（重庆医科大学附属儿童医院）

鲜军舫（首都医科大学附属北京同仁医院）

编写秘书　胡慧娟（兼）　姜　琳（兼）

数字编委

（数字编委详见二维码）

数字编委名单

全国高等学校医学影像技术专业
第二轮规划教材修订说明

2012年,教育部更新《普通高等学校本科专业目录》,医学影像技术成为医学技术类下的二级学科。为了推动我国医学影像技术专业的发展和学科建设,规范医学影像技术专业的教学模式,适应新时期医学影像技术专业人才的培养和医学影像技术专业高等教育的需要,2015年,人民卫生出版社联合中华医学会影像技术分会、中国高等教育学会医学教育专业委员会医学影像学教育学组共同组织编写全国高等学校医学影像技术专业第一轮规划教材。第一轮规划教材于2016年秋季顺利出版,是一套共有19个品种的立体化教材,包括专业核心课程理论教材8种、配套学习指导与习题集8种,以及实验课程教材3种。本套教材出版以后,在全国院校中广泛使用,深受好评。

2018年至2020年,人民卫生出版社对全国开设了四年制本科医学影像技术专业的高等医学院校进行了调研。2021年成立了全国高等学校医学影像技术专业规划教材第二届评审委员会。在广泛听取本专业课程设置和教材编写意见的基础上,对医学影像技术专业第二轮规划教材编写原则与特色、拟新增品种等进行了科学规划和论证,启动第二轮规划教材的修订工作。通过全国范围的编者遴选,最终有来自全国80多所院校的近300名专家、教授及优秀的中青年教师参与到本轮教材的编写中,他们以严谨治学的科学态度和无私奉献的敬业精神,积极参与本套教材的编写工作,并紧密结合专业培养目标、高等医学教育教学改革的需要,借鉴国内外医学教育的经验和成果,努力实现将每一部教材打造成精品的追求,以达到为专业人才的培养贡献力量的目的。

本轮教材的编写特点如下:

(1)**体现党和国家意志,落实立德树人根本任务。**根据国家教材委员会印发的《习近平新时代中国特色社会主义思想进课程教材指南》要求,本轮教材将结合本学科专业特点,阐释人民至上、生命至上思想;培养学生爱国、创新、求实、奉献精神;建立学生科技自立自强信念;引导学生全面认识医学影像技术在保障人类健康方面的社会责任,提升学生的社会责任感与职业道德。

(2)**坚持编写原则,建设高质量教材。**坚持教材编写三基(基本理论、基本知识、基本技能)、五性(思想性、科学性、先进性、启发性、适用性)、三特定(特定对象、特定目标、特定限制)的原则。党的二十大报告强调要加快建设高质量教育体系,而建设高质量教材体系,对于建设高质量教育体系而言,既是应有之义,也是重要基础和保障。本轮教材加强对教材编写的质量要求,严把政治关、学术关、质量关。

(3)**明确培养目标,完善教材体系。**以本专业的培养目标为基础,实现本套教材的顶层设计,科学整合课程,实现整体优化。本轮修订新增了5种理论教材:新增《医学影像技术学导论》,使医学影像技术专业学生能够更加全面了解本专业发展概况,落实立德树人的育人要求;新增《核医学影像技术学》,满足核医学相关影像技术的教学;新增《医学影像图像处理学》,提升学生对医学影像技术人员必须具备的医学影像图像处理专业技能的学习;新增《口腔影像技术学》,满足了口腔相关特殊影像技术的教学;新增《医学影像人工智能》,推动"医学+X"多学科交叉融合,体现人工智能在医学影像技术领域中的应用。

(4)**精练教材文字,内容汰旧更新。**内容的深度和广度严格控制在教学大纲要求的范畴,精练文字,压缩字数,力求更适合广大学校的教学要求,减轻学生的负担。根据医学影像技术的最新发展趋势进行内容删减、更新,涵盖了传统医学影像技术(如X线、CT、MRI等)以及新兴技术(如超声、核医学、人工智能等)的基本原理、临床应用和技术进展。做到厚通识,宽视野。

（5）**实现医工融合，注重理论与实践相结合。**编写过程中注重将医学影像技术与医学工程学科有机结合，深入探讨医学影像仪器设计与制造、影像质量评价与优化、图像处理与分析等方面的内容，培养学生的综合素质和跨学科能力。教材编写注重理论与实践相结合，增加临床实例和案例分析，帮助学生将理论知识应用于实际问题解决，培养他们的实践能力和创新思维。

（6）**推进教育数字化，做好纸数融合的新形态教材。**为响应党的二十大提出的"加强教材建设和管理""推进教育数字化"，本轮教材是利用现代信息技术及二维码，将纸书内容与数字资源进行深度融合的新形态教材。特色数字资源包括虚拟仿真、AR 模型、PPT 课件、动画、图片、微课以及电子教材。本套教材首次同步推出电子教材，其内容及排版与纸质教材保持一致，支持手机、平板及电脑等多终端浏览，具有目录导航、全文检索等功能，方便与纸质教材配合使用，进行随时随地阅读。

第二轮规划教材将于 2024 年陆续出版发行。希望全国广大院校在使用过程中，多提宝贵意见，反馈使用信息，为下一轮教材的修订工作建言献策。

主编简介

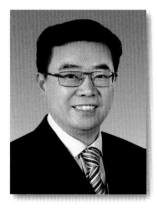

徐海波

徐海波,博士,教授(武汉大学二级教授)、一级主任医师,硕士研究生导师、博士研究生导师,湖北省第二届医学领军人才。现任武汉大学中南医院医学影像科主任、学术带头人,全国住院医师规范化培训优秀专业基地主任。中国医师协会放射医师分会第五届委员会常务委员,中国医学装备协会磁共振成像装备与技术专业委员会第三届副主任委员,中华医学会放射学分会神经放射学专业委员会副主任委员,中华医学会放射学分会第十六届委员会医学影像人工智能工作组副组长。获得"全国抗击新冠肺炎疫情先进个人"称号。

从事医学影像学教学工作30余年,近5年来主持教学课题6项,主编教材4部,副主编6部,参编3部。主持国家重大科研仪器研制项目子课题1项、国家重点研发计划专项子课题1项、国家自然科学基金面上项目6项、国家自然科学基金国际(地区)合作与交流项目1项,以及湖北省重点研发计划项目3项。获湖北省科学技术进步奖二等奖3项,获上海市科学技术奖一等奖1项,获广东省技术发明奖一等奖1项。获发明专利4项,实用新型专利12项。在 *JAMA*、*Biomaterials*、*Small*、*Cell Metabolism*、*European Radiology*、*NeuroImage*、*Advanced Functional Materials*、*Human Brain Mapping* 等国际知名 SCI 收录杂志发表论文 120 余篇,总 IF>400。

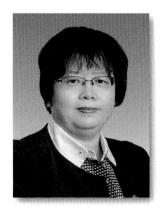

张雪君

张雪君,教授,博士研究生导师,天津市高等学校教学名师。现任天津医科大学医学技术学院党委书记。兼任中国医师协会医学技师专业委员会副主任委员,中华医学会影像技术分会教育学组副组长,中华医学会数字医学分会委员。天津市市级医学影像学教学团队、虚拟仿真实验室负责人。

从事教学工作34年。以第一作者或通信作者在国内外专业杂志及会议发表论文85篇。主编、副主编或参编教材及著作15部。获得高等教育国家级教学成果奖二等奖1项,天津市教学成果奖一等奖2项,天津市教学成果奖二等奖2项,天津市科学技术进步奖一等奖1项。主持与参加国家及省市级教学研究课题13项,主持与参加国家自然科学基金、省部级及校级课题10项,获专利及软件著作权4项。

副主编简介

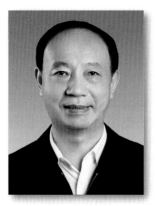

任伯绪

任伯绪,二级教授,硕士研究生导师。现任长江大学医学教育研究所所长、长江大学转化研究中心主任。国家级虚拟仿真实验教学一流本科课程负责人、医学影像技术专业省级一流专业负责人。

从事医学影像学教学、科研、临床工作近40年,先后主持国家自然科学基金、国家科技支撑计划、湖北省自然科学基金等国家、省、市(厅、局)级科研项目20余项。以第一作者或通信作者公开发表教学、科研论文130余篇,其中SCI收录论文30余篇,主编、副主编教材、专著10部。先后获湖北省科学技术进步奖二、三等奖各1项,湖北省教学成果奖一、二等奖各1项。

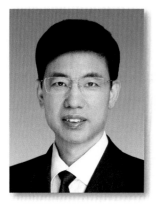

鲜军舫

鲜军舫,教授,博士研究生导师。首都医科大学附属北京同仁医院放射科主任,享受国务院政府特殊津贴专家。兼任中华医学会放射学分会常务委员、中国医疗保健国际交流促进会影像医学分会主任委员。获人力资源和社会保障部"有突出贡献中青年专家"、国家卫生计生突出贡献中青年专家、第十六届北京市优秀思想政治工作者等荣誉。

从事影像解剖与影像诊断教学和科研工作29年。获国家科学技术进步奖二等奖2项、教育部科学技术进步奖一等奖2项、北京市科学技术奖二等奖1项、华夏医学科技奖二等奖1项、北京市课程思政教学名师和教学团队奖、首都医科大学教育教学成果一等奖。主编和参编高等院校规划教材9部,主编专著8部,主译专著6部。

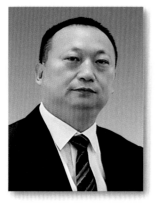

黄文华

黄文华,二级教授,博士研究生导师,国家重点研发计划首席科学家,教育部高等学校基础医学类教学指导委员会委员。现任人体解剖学国家重点学科学术带头人,广东省医学生物力学重点实验室主任、国际矫形与创伤外科学会(SICOT)中国部数字骨科学会副主任委员等。

从事教学工作20余年。主持及参与国家重点研发计划、国家高技术研究发展计划(863计划)、国家重大科研仪器研制项目、国家自然科学基金面上项目等省部级以上课题40余项。发表论文200多篇,获批专利121项,培养硕士、博士、博士后200多名。

前　言

　　2015 年，根据 2012 年教育部最新专业目录设置，由人民卫生出版社组织，中华医学会影像技术分会、中国高等教育学会医学教育专业委员会医学影像学教育学组共同参与，成立了第一届全国高等学校医学影像技术专业教材评审委员会，并正式启动包括《人体影像解剖学》在内的全国高等学校医学影像技术专业第一轮规划教材编写工作。

　　《人体影像解剖学》自 2016 年出版以来，深受广大师生和临床影像工作者的欢迎。2018 年 5 月，人民卫生出版社对全国高等学校医学影像技术专业第一轮规划教材使用情况展开调研工作。同年 9 月，在沈阳召开了第二轮教材修订前的论证会议，邀请了教育指导委员会院校和学会的专家，就各院校实际情况和调研结果，进行了反复的沟通与商榷，并对第二轮教材修订的主要内容达成了初步共识。会议要求第二轮教材的编写继续贯彻"三基"（基本理论、基本知识和基本技能）、"五性"（思想性、科学性、先进性、启发性和适用性）、"三特定"（特定对象、特定目标、特定限制）的指导思想和原则，同时确定了第二轮教材的纸数融合出版模式，提升数字资源内容和形式。

　　《人体影像解剖学》第 2 版按照第二轮教材整体编写指导思想和原则，在上版教材基础上，进行适当删减或修改，对教材的修订侧重：①各章节的内容结构统一，每一章均首先为概述，其次为应用解剖，再次为断层影像解剖，最后为血管影像解剖；②删除临床适用性不强的内容，如上版教材中头部相关 X 线解剖；③增加与影像应用相关的内容，如纵隔淋巴结国际肺癌研究学会（IASLC）14 区划分法、心脏 CT 及 MRI 常用切面影像解剖、脊髓神经成像等内容；④更新影像图片，增加数字融合拓展内容。

　　本教材的编写团队由医学影像学和人体解剖学两个专业的基础与临床教师共同组成，尽管各位编委在书稿撰写过程中秉持精益求精、认真负责的态度，缜密思考、认真审核，但由于内容覆盖面广，水平能力有限，唯恐书中存在纰漏、错误及欠妥之处，恳请广大师生及读者在使用本书过程中批评指正，以便日后修订，日臻完善。

徐海波　张雪君

2024 年 3 月

目　　录

绪　　论

一、人体影像解剖学的定义和特点

人体影像解剖学（human imaging anatomy）是利用各种成像技术显示人体结构的数字影像，研究和表达人体解剖结构的形态、位置和毗邻关系及其基本功能的一门学科。

与系统解剖学（systematic anatomy）和局部解剖学（regional anatomy）相比，人体影像解剖学是随着现代医学影像技术的出现和发展而产生的一门新兴学科，其利用无创或微创的成像技术呈现人体解剖结构，可以反复应用或模拟学习，是医学影像技术专业的必修课；人体影像解剖学有利于指导医学影像技术专业人员在临床中有的放矢地应用影像技术，为更好地学习医学影像诊断学、影像导向介入治疗和放射治疗以及规划临床诊疗打好基础。

二、人体影像解剖学与影像技术的关系

人体断层解剖的研究始于 14 世纪初期，1316 年意大利解剖学家 Mondino dei Luzzi 首次制作了人体断层标本，开启了学习人体解剖学的先河。此后历经几个世纪的不懈努力和探索，人体解剖学尤其是断层解剖学的研究取得了累累硕果，其间出版了一些具有里程碑意义的断层解剖学著作。20 世纪 70 年代后，现代影像技术突飞猛进，如超声成像、X 射线计算机断层成像和磁共振成像等，为人体解剖学提供了研究、论证形态学基础理论的新技术，为显示活体细微解剖结构、生理状态下相互位置关系、变化规律及其功能提供了新的观察和评估方法。由此可见，随着现代影像技术的推陈出新，影像解剖显示更为精细，更接近人体自然生理状态。结合影像技术，解剖学领域也从宏观到微观、从横断层到多维断层、从二维到三维、从标本到活体、从形态到功能等，实现了多维度跨越式提升，进一步增强了对人体解剖结构、生理状态及功能的全面深入认知和理解。所以影像技术是人体影像解剖结构显示的必要条件，也是人体影像解剖学发展所依赖的基石。

三、人体影像解剖学的常用成像技术方法

1895 年伦琴发现 X 线后，X 线广泛应用于医学领域，为研究人体解剖的形态学和生理变化提供了新的技术方法并奠定了人体影像解剖学概念形成的基础。近年来随着计算机的迅速发展和应用，影像技术日新月异，呈现出革命性的发展。目前，医学成像技术主要涉及有超声、X 线摄影、计算机体层成像（computed tomography，CT）、磁共振成像（magnetic resonance imaging，MRI）、数字减影血管造影（digital subtraction angiography，DSA）、正电子发射体层成像（positron emission tomography，PET）、发射计算机断层显像（emission computed tomography，ECT）、单光子发射计算机体层成像（single-photon emission computed tomography，SPECT）、近红外光谱（near infrared spectrum，NIR）以及光学相干断层扫描（optical coherence tomography，OCT）技术。此外，血管影像检查主要采用 CT 血管造影（CTA）、对比增强磁共振血管成像（CE-MRA）、数字减影血管造影检查。图像后处理技术主要有最大或最小密度投影（maximum or minimum intensity projection，MIP or MinIP）、表面阴影显示（shaded surface display，SSD）、容积再现（volume rendering，VR）技术、多平面重组（multiplanar reformation，MPR）、曲面重组（curved planar reformation，CPR）等重建方法。

另外,磁共振脑功能成像技术主要涉及:氢质子磁共振波谱(^{1}H magnetic resonance spectroscopy,^{1}H-MRS)提供脑组织代谢化学物质含量的信息;弥散加权成像(diffusion weighted imaging,DWI)和弥散张量成像(diffusion tensor imaging,DTI)获取脑组织水分子运动的信息,在 DTI 上显示脑白质纤维束分布及走向;磁共振增强灌注加权成像(perfusion weighted imaging,PWI)动态研究脑血流和血容量的状况;血氧水平依赖功能磁共振成像(blood oxygenation level dependent functional MRI,BOLD fMRI)进行脑功能活动定位成像。本教材编写的内容主要涉及 X 线摄影、CT、MRI 和 DSA 等成像技术显示的人体影像解剖正常表现。

四、人体不同组织成分的影像特点

人体组织结构由不同元素组成,根据各人体组织结构密度的不同,可将其归纳为三类:高密度的骨组织和钙化灶等;中等密度的软骨、肌肉、神经、实质器官及结缔组织等;低密度的脂肪组织以及存在于呼吸道、胃肠道、鼻旁窦和乳突内的气体等。在人体结构中,高密度组织对 X 线吸收多,照片上呈白影;低密度组织对 X 线吸收少,照片上呈黑影。CT 图像以不同的灰度来反映器官和组织对 X 线的吸收程度。因此,与 X 线图像所示的黑白影像一样,黑影表示低吸收区,即低密度区,如肺部;白影表示高吸收区,即高密度区,如骨骼;中等密度区则介于两者之间,呈灰色。

MRI 的信号强度是多种组织特征参数的可变函数,它所反映的病理生理基础较 CT 更广泛。其中弛豫时间,即 T_1 和 T_2 弛豫时间,是区分正常组织、病理组织及反映组织特性的主要诊断基础。纯水的 T_1 和 T_2 弛豫时间均很长,其 T_1 加权成像(T_1WI)表现为低信号,呈黑色;T_2 加权成像(T_2WI)表现为高信号,呈白色。脂肪与骨髓组织具有较高的质子密度和非常短的 T_1 值,其 T_1 加权成像表现为高信号,T_2 加权成像表现为较高信号,脂肪抑制序列(STIR)上呈低信号。肌肉组织的质子密度明显低于脂肪组织,T_1 加权成像呈较低信号,T_2 加权成像呈中等灰黑信号。韧带和肌腱的质子密度低于肌肉组织,其 T_1 加权成像和 T_2 加权成像均呈中低信号。骨皮质 T_1 及 T_2 加权成像均表现为低信号,钙化软骨的质子密度特点与骨骼相同。松质骨为中等信号,T_1 和 T_2 加权成像均呈中等偏高信号。纤维软骨组织内的质子密度明显高于骨皮质,T_1 和 T_2 加权成像呈中低信号。透明软骨内所含水分较多,T_1 加权成像呈低信号,T_2 加权成像信号强度明显增加。淋巴组织质子密度高,T_1 和 T_2 加权成像均呈中等信号。因气体的质子密度趋于零,故表现为黑色无信号区。

五、人体影像解剖学的学习目的和方法

人体影像解剖学通过不同成像设备将实体解剖结构以数字灰阶、密度、信号等形式表达或呈现,学习的重点是认识、理解实体解剖结构在影像上的表现及其特点。因此,要培养学生将实物向影像转化,以"观其影,忆其物"的横向联系思维方式掌握不同组织成分在影像上的表现特点。

本教材侧重探讨人体解剖结构的影像表现及其特点,使学生熟悉人体影像解剖和认识重要的解剖标志。通过学习,使学生掌握人体影像解剖的知识,并能灵活运用所学知识准确、精细地进行靶部位成像,提供清晰解剖图像,达到影像诊断需求的目的,更好地为临床服务,也为进一步学好影像诊断学等学科,成为合格的临床应用型或研发型影像技术人才做好知识积淀。

学习人体影像解剖学也要遵循系统解剖学和局部解剖学的学习方法,概括起来有以下几点。

(一)课前充分准备,做到有的放矢

学习人体影像解剖学之前,应对系统解剖学和局部解剖学进行必要的复习,理解影像断层解剖与系统解剖及局部解剖的关系和区别。每次课前作针对性预习,带着问题学,做到"有备而来"。

(二)熟悉成像原理,明确影像解剖结构

人体影像解剖学以各种成像技术产生的图像或"数字影像"为载体,因此,熟悉各种检查技术及其成像原理是学好本门课程的前提。要了解各种检查技术的优势和不足,并能根据成像原

理和特点正确识别和解释人体的影像结构。

（三）培养思维方式，理解整体与断面的关系

人是完整的统一体，若观察到的是若干个连续的断面图像，就要培养断面思维和空间立体思维，理解形态与功能、局部与整体、静态与动态之间的联系，明确各图像层面在整体中的位置以及毗邻关系。

（四）理论联系实际，激发学习兴趣

不仅要认真学习课本和课堂知识，还要开阔视野，如通过相应的数字资源、图书馆资料等多种途径了解、阅读相关信息，同时争取到医院影像科实时观摩影像技术人员操作和临床影像医生阅片，增强感性认识，学以致用。

总之，通过对人体影像解剖学的学习，应逐渐掌握医学影像解剖的基本理论、基本知识和基本技能，为进一步提升医学影像技术专业水平打下坚实的理论基础。

（徐海波　张雪君　任伯绪）

第一章 颅 脑

第一节 概述

一、境界与分区

颅骨由 23 块形状不同的骨连接而成,容纳并保护脑、眼、耳、鼻及口等器官。头部向下与颈部相连,两者以下颌体下缘(下颌底)、下颌角、乳突、上项线和枕外隆凸的连线为界。头部又以眶上缘、颧弓上缘、外耳门上缘和乳突的连线为界,分为后上方的脑颅部和前下方的面颅部。脑颅部又分为颅顶、颅底和颅腔三部,颅腔容纳脑、脑膜和脑血管等。

二、标志性结构

1. **眼外眦**(lateral angle of eye) 上、下眼睑之间的裂隙称为睑裂。睑裂的外侧端较锐,称为眼外眦。眼外眦与外耳门中点的连线称为听眶线(orbitomeatal line,OML)或眦耳线(canthomeatal line,CML),是临床影像上轴位扫描的基线。

2. **眶上缘**(supraorbital margin) 是眼眶上壁与额鳞转折处。

3. **眉弓**(superciliary arch) 位于眶上缘上方的弓状隆起,对应大脑额叶的下缘,其内侧部的深部有额窦。

4. **眶上孔**(supraorbital foramen) 位于眶上缘的中、内 1/3 交点处,距正中线约 2.5cm,有眶上神经、血管通过。

5. **眶下孔**(infraorbital foramen) 位于眶下缘中点下方约 0.8cm 处,有眶下神经、血管通过。

6. **颏孔**(mental foramen) 通常位于下颌第二前磨牙根的下方,下颌体的上、下缘连线中点,距正中线约 2.5cm,有颏神经、血管通过。

7. **外耳门**(external acoustic pore) 位于颞骨鳞部与鼓部的交界处,自外耳门至鼓膜的管道为外耳道。

8. **颧弓**(zygomatic arch) 位于外耳门前方的水平线上,全长约三横指(5~6cm)。颧弓上缘平对端脑颞叶前端的下缘。

9. **翼点**(pterion) 位于颧弓中点上方约两横指处,由额骨、顶骨、颞骨和蝶骨大翼相交接形成,为颅骨的薄弱部分,内面有脑膜中动脉前支通过。

10. **乳突**(mastoid process) 位于耳垂后方的圆锥形隆起,其根部的前内侧有茎乳孔,面神经自此孔出入颅;在乳突后部的内面有乙状窦通过。

三、颅脑结构的配布特点

颅腔是由成对的顶骨、颞骨及不成对的额骨、筛骨、蝶骨、枕骨这 8 块颅骨围成的空腔。颅腔的顶为穹窿状的颅盖,由额骨、顶骨和枕骨构成。颅腔的底由中部的蝶骨、后方的枕骨、两侧的颞骨、前方的额骨和筛骨组成。筛骨仅有一小部分参与颅脑的构成,其余构成面颅。颅骨、脑脊液、被膜等有缓冲、防震等保护作用。

第二节 颅脑解剖

一、脑

（一）端脑

1. 外形 端脑由左、右大脑半球和半球间连合及其内腔构成。大脑半球表面的灰质层称为大脑皮质，深部的白质称为大脑髓质，埋在大脑髓质内的灰质核团称为基底核，大脑半球内的腔隙称为侧脑室。

（1）主要的沟和裂：左、右大脑半球之间纵行的裂隙为大脑纵裂，大脑纵裂的底面有连接左、右大脑半球的宽厚的纤维束板，即胼胝体。两侧大脑半球后部与小脑上面之间的裂隙为大脑横裂。脑沟与脑沟之间隆起的部分是脑回。半球内有三条恒定的沟，即外侧沟（lateral sulcus）、中央沟（central sulcus）、顶枕沟（parietooccipital sulcus），将每侧大脑半球分为 5 叶，分别为额叶、顶叶、枕叶、颞叶及岛叶（图 1-1）。

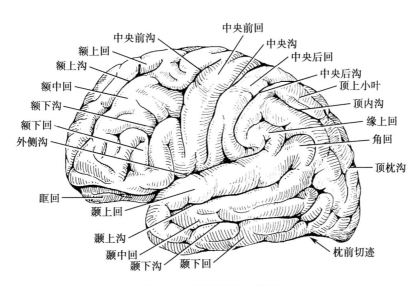

图 1-1　大脑半球上外侧面

（2）大脑半球的分叶：在外侧沟上方和中央沟以前的部分为额叶，外侧沟以下的部分为颞叶；枕叶位于半球后部，在内侧面为顶枕沟以后的部分；顶叶为外侧沟上方，中央沟后方，枕叶以前的部分；岛叶位于外侧沟深面，被额叶、顶叶、颞叶所掩盖（图 1-2）。顶叶、枕叶、颞叶之间在上外侧面并没有明显的脑沟或脑回作为分界，以顶枕沟至枕前切迹（在枕极前方 5cm 处）连线的顶枕线为界，后面为枕叶，自顶枕线的中点至外侧沟后端的连线为顶叶、颞叶的分界。

颞顶枕区（temporoparietal occipital area）在端脑横断面是位于侧脑室三角区后外侧的楔形或扇形区域，没有明确的边界，由顶下小叶和颞叶、枕叶相互移行部构成。

2. 内部结构 大脑半球表面被灰质覆盖，深面有大量的白质，在端脑底部的白质中有基底核。

（1）基底核（basal nuclei）：又称基底节（basal ganglia），是位于大脑半球基底部髓质中的灰质核团，包括尾状核、豆状核、屏状核和杏仁体（图 1-3）。

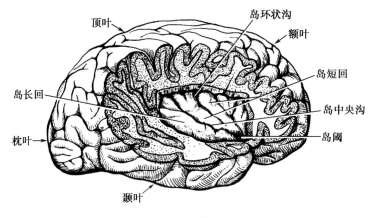

图 1-2　岛叶

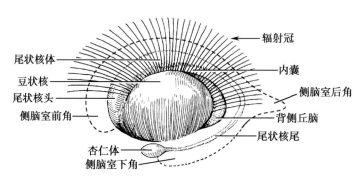

图 1-3　基底核区结构示意图

（2）大脑髓质：由大量神经纤维组成，可分为联络纤维、连合纤维和投射纤维三类。

1）联络纤维（association fiber）：是联系同侧半球内各部分皮质的纤维，其中主要有钩束、上纵束、下纵束和扣带。

2）连合纤维（commissural fiber）：是连合左、右大脑半球皮质的纤维，包括胼胝体、前连合和穹窿连合（图 1-4）。

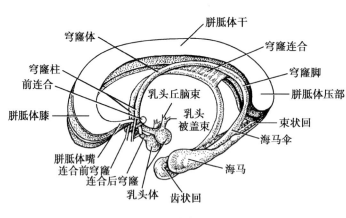

图 1-4　连合纤维

胼胝体（corpus callosum）：位于大脑纵裂的底部，由连合左、右大脑半球新皮质的纤维构成，其纤维向两半球内部前、后、左、右辐射，广泛联系额叶、顶叶、枕叶、颞叶。由前向后分为嘴、膝、干和压部四部分。

前连合（anterior commissure）：是在终板上方横过中线的一束连合纤维，主要连接两侧颞叶，有小部分联系两侧嗅球。

穹窿（fornix）和穹窿连合（fornical commissure）：穹窿是海马至下丘脑乳头体的弓形纤维束，两侧穹窿经胼胝体的下方前行并互相靠近，其中一部分纤维越至对边，连接对侧的海马，称穹窿连合。

3）投射纤维（projection fiber）：是联系大脑皮质与皮质下结构的上行、下行纤维，其中大部分纤维呈辐射状投射至大脑皮质，此部分纤维称为辐射冠（corona radiata）。投射纤维通过尾状核、背侧丘脑与豆状核之间聚集成宽阔致密的白质带，称为内囊（internal capsule），横断面上的两侧内囊呈尖伸向内侧的"><"形。内囊自前向后分为内囊前肢、膝和后肢三部分，各部分均有重要的投射纤维通过（图1-5）。内囊后肢的血管栓塞或出血可导致对侧躯体感觉丧失（损伤丘脑中央辐射）、对侧偏瘫（损伤皮质脊髓束）和对侧视野同向性偏盲（损伤视辐射），即"三偏"综合征。

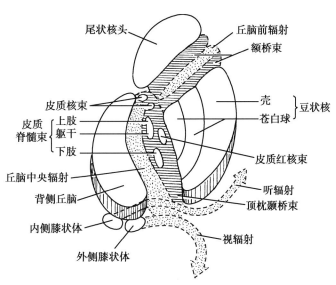

图1-5　内囊模式图

半卵圆中心（centrum semiovale）为横断面上大脑半球内呈半卵圆形的白质区，主要由胼胝体的辐射纤维和经内囊的投射纤维等组成，因横断面上呈半卵圆形而得名。

（3）基底节区（basal ganglia region）：属于端脑的灰白质混合性结构，包括基底节及其周围的白质（内囊、外囊、最外囊），是一边界不太明确的区域。丘脑属于间脑，基底节区不包含丘脑。

（二）间脑、小脑和脑干

1. 间脑（diencephalon）　位于大脑半球与中脑之间，可分为背侧丘脑、下丘脑、底丘脑、上丘脑和后丘脑（图1-6）。

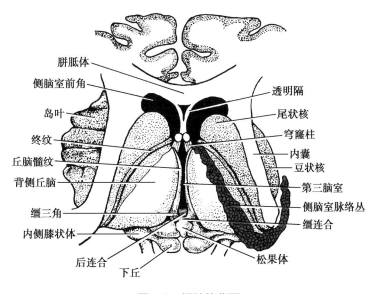

图1-6　间脑的背面

2. 小脑(cerebellum) 位于颅后窝内,由中间的蚓部和两侧的小脑半球组成,借小脑上脚、中脚、下脚与中脑背面、脑桥和延髓后外侧面相连。两侧小脑半球之间形成深窝称为小脑谷(cerebellar vallecula),谷底为小脑蚓,两侧的隆起称为小脑扁桃体(tonsil of cerebellum)。小脑可分为绒球小结叶、前叶和后叶三部分。小脑表面有一层灰质称为小脑皮质(cerebellar cortex),皮质的深面为小脑髓质,包括小脑固有纤维和外连纤维,外连纤维即小脑三对脚(图1-7)。髓质内埋藏有四对小脑核,包括最大的齿状核(dentate nucleus)及其内侧的栓状核、球状核,以及位于第四脑室顶上方的顶核。

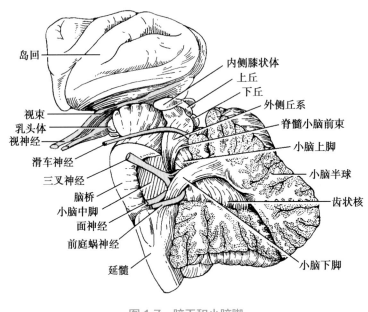

图1-7 脑干和小脑脚

3. 脑干(brain stem) 由中脑、脑桥和延髓组成。

(1)中脑(midbrain):介于间脑与脑桥之间,由背侧的顶盖和腹侧的大脑脚组成。顶盖包括一对上丘和一对下丘,又合称为四叠体(corpora quadrigemina)。中脑的内腔为中脑导水管。腹侧的大脑脚之间为脚间窝,内有动眼神经穿出。背侧的下丘下方有滑车神经穿出。

(2)脑桥(pons):由背侧的被盖部和腹侧的基底部组成,基底部内含有大量的纵行、横行纤维,横行纤维向两侧伸展,汇聚形成小脑中脚(middle cerebellar peduncle)。脑桥与延髓之间为延髓脑桥沟,沟内自内侧向外侧分别有展神经、面神经和前庭蜗神经出入。

(3)延髓(medulla oblongata):上端连接脑桥,下端在枕骨大孔处与脊髓相延续。延髓可分为上段、下段,上段称为开放部,中央管向后敞开形成第四脑室;下段与脊髓相似称为闭合部,其内腔为中央管。在延髓的锥体与橄榄之间有舌下神经根穿出,橄榄外侧自上而下有舌咽神经、迷走神经和副神经相连。

(三)脑室

脑室系统包括侧脑室、第三脑室、第四脑室以及连通脑室的室间孔和中脑导水管(图1-8),部分人还可见到发育变异的第五脑室、第六脑室。第五脑室(fifth ventricle)位于两侧透明隔之间,又称透明隔腔(cavity of septum pellucidum)。第六脑室(sixth ventricle)又称Verga腔或穹窿室(cavea of fornix),位于第五脑室后方的穹窿连合与胼胝体之间,呈水平裂隙状,借穹窿柱与第五脑室相分隔。

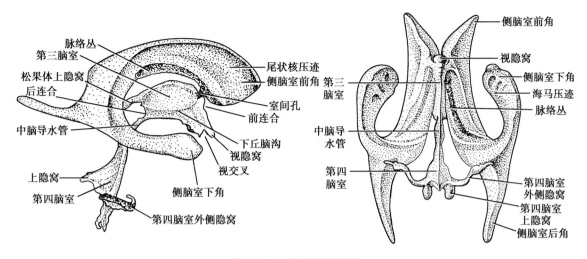

图 1-8 脑室系统模式图

二、脑膜、蛛网膜下隙及蛛网膜下池

(一)脑膜及硬脑膜窦

1. 脑膜(meninges) 自外向内分为硬脑膜、脑蛛网膜和软脑膜等三层。

(1)硬脑膜(cerebral dura mater):为厚而坚韧的双层膜,外层为骨膜层,与颅顶骨结合疏松,易于剥离;内层紧贴脑蛛网膜,包裹于脑的表面,并向内发出四个突起,分别形成大脑镰、小脑幕、小脑镰和鞍膈等。

(2)脑蛛网膜(cerebral arachnoid mater):为一薄的半透明膜,包裹于脑的表面,由此膜发出许多蛛网膜小梁与软脑膜相连,两层膜之间形成网眼状的蛛网膜下隙,内含有脑脊液。

(3)软脑膜(cerebral pia mater):为一菲薄且富含血管的薄膜,紧贴于脑的表面并随其沟、裂而伸展,软脑膜与脑组织结合紧密,不易分离。软脑膜在脑室的一些部位参与形成脉络丛,可产生脑脊液。

2. 硬脑膜窦(sinus of dura mater) 硬脑膜在某些部位两层分开,内面衬以内皮细胞,构成硬脑膜窦,窦内含有静脉血,窦壁无平滑肌,不能收缩,故损伤出血时难以止血,容易形成颅内血肿。主要的硬脑膜窦包括以下几种。

(1)上矢状窦(superior sagittal sinus):位于大脑镰上缘内,前端起自盲孔,向后流入窦汇。

(2)下矢状窦(inferior sagittal sinus):位于大脑镰下缘内,其走向与上矢状窦一致,向后汇入直窦。

(3)直窦(straight sinus):位于大脑镰与小脑幕连接处,由大脑大静脉和下矢状窦汇合而成,向后通窦汇。

(4)窦汇(confluence of sinus):由上矢状窦与直窦在枕内隆凸处汇合扩大而成,向两侧移行为左、右横窦。

(5)横窦(transverse sinus):成对,位于小脑幕后外侧缘附着处的枕骨横窦沟处,连接窦汇与乙状窦。

(6)乙状窦(sigmoid sinus):成对,位于乙状窦沟内,是横窦的延续,向前下在颈静脉孔处出颅续为颈内静脉。

(7)海绵窦(cavernous sinus):位于蝶鞍及蝶窦两侧,为两层硬脑膜间的不规则腔隙。腔隙内有许多结缔组织小梁,形似海绵而得名,两侧海绵窦借横支相连。窦腔内壁有颈内动脉和展神经通过,在窦的外侧壁内,自上而下有动眼神经、滑车神经、三叉神经的分支(眼神经和上颌神经)通过。

（二）蛛网膜下隙及蛛网膜下池

1. 蛛网膜下隙（subarachnoid space） 位于脑蛛网膜与软脑膜之间,内充满脑脊液,此隙向下与脊髓蛛网膜下隙相连通。

2. 蛛网膜下池（subarachnoid cistern） 蛛网膜下隙在脑的沟、裂等处扩大,形成蛛网膜下池,又称为脑池（cerebral cistern）。蛛网膜下池包括:①小脑延髓池（cerebellomedullary cistern）,又称枕大池;②桥池（pontine cistern）,又称脑桥前池;③脑桥小脑角池（cistern of pontocerebellar angle）,又称桥池侧突;④脚间池（interpeduncular cistern）;⑤环池（cistern ambiens）,包括环池本部和环池翼部;⑥四叠体池（quadrigeminal cistern）;⑦大脑大静脉池（cistern of great cerebral vein）;⑧帆间池（interval amentous cistern）;⑨鞍上池（suprasellar cistern）;⑩大脑外侧窝池（cistern of lateral fossa of cerebrum）,又称大脑侧裂池（图 1-9、图 1-10）。上述蛛网膜下池之间无明显界限,彼此交通,其形状和大小在临床影像诊断上具有重要意义。

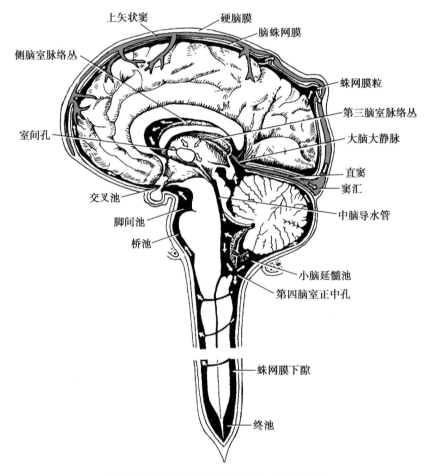

图 1-9　脑脊液循环及蛛网膜下池的模式图

三、脑血管

脑是人体代谢最旺盛的器官,其血液供应非常丰富。人脑的重量仅占体重的 2%,但其耗氧量却占全身总耗氧量的 20%,脑血流量约占心每搏输出量的 1/6。

（一）脑的动脉

脑以小脑幕为界分为幕上结构和幕下结构,其中,幕上结构接受颈内动脉系和大脑后动脉的血液供应,而幕下结构则接受椎-基底动脉系的血液供应。

1. 颈内动脉系 依据颈内动脉（internal carotid artery）的行程,以颅底的颈动脉管外口为界分为颅外段和颅内段。

（1）颅外段：又称颈段，自颈总动脉分为颈内动脉和颈外动脉处至颅底，先行于颈外动脉的后外侧，然后逐渐转至其后内侧，再沿咽侧壁至颅底。

（2）颅内段：依据颈内动脉的行程分为颞骨岩部段、海绵窦段、膝段、前床突上段和终段，各段依次相互移行及延续。

海绵窦段、膝段、前床突上段通常合称为颈内动脉虹吸部，常有两种形态，即 U 形和 V 形，极少数人尚有 C 形和 S 形等，是动脉硬化的好发部位。颈内动脉虹吸部的形态往往随年龄增长而变化，一般年龄增大，血管弯曲度也随之增大。

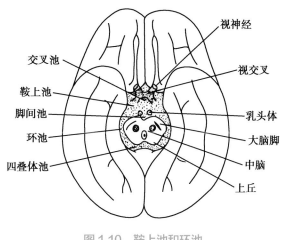

图 1-10　鞍上池和环池

2. 颈内动脉的分支

（1）大脑前动脉（anterior cerebral artery）：在视交叉外侧呈直角或近似直角发自颈内动脉，依据其行程分为五段：水平段、胼胝体下段、膝段、胼周段、终段。

左、右侧大脑前动脉以横支相连，此横支称为前交通动脉，长约 4mm，位于颅底的视交叉处，是两侧颈内动脉系的重要吻合途径。

大脑前动脉可分为中央支、皮质支和胼胝体旁支等三组分支：①中央支：即内侧豆纹动脉（medial lenticulostriate artery），分布于壳核、尾状核头、内囊前肢下部、下丘脑和视交叉的背侧等；②皮质支：自前向后有眶动脉、额极动脉、额前动脉、额中动脉、额后动脉、旁中央动脉、楔前动脉和胼胝体后动脉等，分布于额前区、中央前回及中央后回上部、中央旁小叶、楔前叶和胼胝体，并在大脑半球上外侧面的前 2/3 上部与大脑中、后动脉的皮质支相吻合，形成一带状的"分水岭"区域，此区域为脑梗死的好发部位；③胼胝体旁支：为 7~20 支细小的胼胝体动脉，分布于胼胝体和透明隔（图 1-11）。

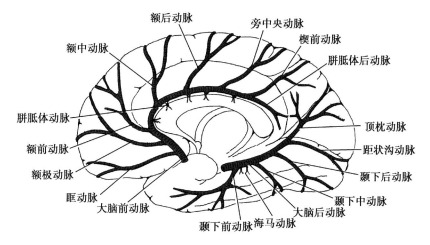

图 1-11　大脑前动脉和大脑后动脉

（2）大脑中动脉（middle cerebral artery）：为颈内动脉的直接延续，管径约 4mm，依据其行程分为五段：①水平段（眶段）：位于颅底面，横行向外侧至外侧沟处延续为回旋段，其中央支（外侧豆纹动脉）常自此段发出；②回旋段（岛叶段）：呈 U 形，在岛叶表面向后上方走行，发出颞前动脉；③侧裂段：隐藏于外侧沟内，又称为侧裂动脉，沿途发出数条皮质支分布于大脑半球上外侧面；④分叉段：大脑中动脉主干从外侧沟上端的深面浅出，发出颞后动脉至分支为角回动脉和顶后动脉处；⑤终段：为大脑中动脉的终末支，即角回动脉。

大脑中动脉可分为中央支和皮质支等两组分支：①中央支：大脑中动脉的中央支称外侧豆纹动脉，可分为内、外穿动脉，穿前穿质分布于豆状核、壳核、尾状核头与体及内囊前肢、后肢的上 2/3。大脑中动脉的中央支是供应纹状体和内囊的主要动脉，易破裂出血，故又名"出血动脉"。②皮质支：主要分支有眶额动脉、中央前沟动脉、中央沟动脉、中央后沟动脉、顶后动脉、角回动脉、颞后动脉、颞中动脉、颞前动脉、颞极动脉（图 1-12）。

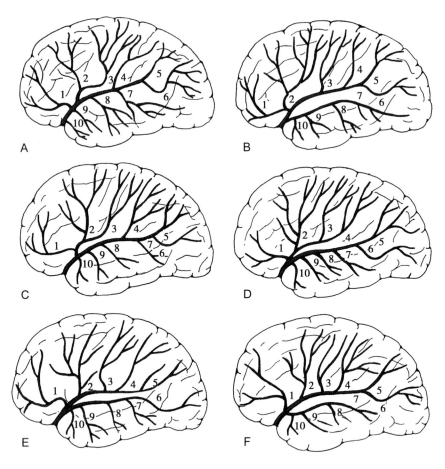

图 1-12　大脑中动脉的皮质支

A. 主干型；B~E. 双干型；F. 三干型。

1. 眶额动脉；2. 中央前沟动脉；3. 中央沟动脉；4. 中央后沟动脉；5. 顶后动脉；6. 角回动脉；7. 颞后动脉；8. 颞中动脉；9. 颞前动脉；10. 颞极动脉。

（3）脉络丛前动脉（anterior choroidal artery）：一般发自颈内动脉终段，少数起自大脑中动脉或大脑前动脉。此动脉沿视束下面后行，经大脑脚和海马旁回钩之间，向后进入侧脑室下角，终于侧脑室脉络丛。其分布范围广泛，如内囊后肢、内囊膝、苍白球、尾状核、杏仁体、背侧丘脑、下丘脑、外侧膝状体、大脑脚、视束、海马、海马旁回钩等。

（4）后交通动脉（posterior communicating artery）：起自颈内动脉终段或其与前床突上段的交界处，沿视束下面、蝶鞍和动眼神经上方水平行向后内，与大脑后动脉吻合。后交通动脉瘤可压迫动眼神经。后交通动脉的中央支供应内囊后肢、视束前部、丘脑腹侧部及下丘脑等。

3. 椎-基底动脉系

（1）椎动脉（vertebral artery）：发自颈根部的锁骨下动脉，依据其行程分为五段：横突孔段、横段、寰椎段、枕骨大孔段、颅内段。

椎动脉颅内段的主要分支有小脑下后动脉，是椎动脉的主要分支，起自椎动脉颅内中 1/3 段为多,其分支分布于小脑下面后部、延髓橄榄后区及第四脑室脉络丛。此动脉行程较长,弯曲较多,容易发生血栓。

（2）基底动脉（basilar artery）:由左、右侧椎动脉汇合形成,经脑桥基底沟上行,至脑桥上缘分为左、右侧大脑后动脉。主要分支如下。

1）小脑下前动脉（anterior inferior cerebellar artery）:发自基底动脉下段,行向外下方,经展神经、面神经和前庭蜗神经腹侧,分布于小脑下面的前部。

2）脑桥动脉:分布于脑桥基底部。

3）小脑上动脉:在脑桥上缘处自基底动脉发出,环绕大脑脚转向后内侧,经小脑上脚上方至小脑前上缘,分布于小脑上面。

4）大脑后动脉（posterior cerebral artery）:依据其形成分为四段（见图1-11）。①水平段:位于脚间池和环池内,水平向外侧走行约2cm;②纵行段:由水平段转折至后上方走行;③颞支段:大脑后动脉发出颞支的一段动脉;④终段:大脑后动脉进入距状沟后分为顶枕动脉和距状沟动脉。

大脑后动脉可分为中央支、皮质支和胼胝体压支等三组分支:①中央支:即丘纹动脉,分布于内囊后肢的前部、背侧丘脑、下丘脑和外侧膝状体等;②皮质支:有颞下后动脉、颞下中动脉、颞下前动脉、顶枕动脉和距状沟动脉,分布于枕叶和颞叶的底面及内侧面;③胼胝体压支:分布于胼胝体后部的上面。

大脑动脉环（cerebral arterial circle）又称为Willis环,位于端脑底部和蝶鞍上方,环绕视交叉、灰结节和乳头体等,由前交通动脉和成对的大脑前动脉、颈内动脉末端、后交通动脉和大脑后动脉组成,对脑血液供应的调节和代偿起重要作用。

（二）脑的静脉

脑的静脉可分为浅静脉和深静脉,浅静脉收集皮质及其邻近髓质的静脉血,向上、向后、向下直接注入邻近的静脉窦。脑的深静脉收集大脑深部髓质、基底核、间脑后部及脑室脉络丛等处的血液,注入直窦。

四、蝶鞍区

蝶鞍区（sella turcica region）指颅中窝中央部的蝶鞍及其周围区域,前界为前床突外侧缘和交叉前沟的前缘,后界是后床突和鞍背,两侧为颈动脉沟。该区的主要结构有:蝶鞍、蝶窦、垂体、海绵窦、鞍周血管和神经等。蝶鞍区范围小、结构多、毗邻关系复杂,是疾病的多发部位。

（一）蝶鞍

蝶鞍（sella turcica）位于颅中窝的中央部,包括中床突、交叉前沟、鞍结节、垂体窝、鞍背和后床突,形似马鞍,其前后径为11~12mm,鞍底横径为14~15mm,深度为6~9mm。蝶鞍的中部凹陷为垂体窝,窝的前方隆起为鞍结节,鞍结节两侧的小骨突为中床突,鞍结节前方的浅沟称交叉前沟,沟的两侧有视神经管及前床突;窝的后方为鞍背,其两侧角向上突起为后床突。

（二）鞍膈

鞍膈（diaphragma sellae）为颅底的硬脑膜覆盖在垂体窝上方的隔膜状结构,分隔蝶鞍与颅腔（图1-13）。鞍膈中央有一小

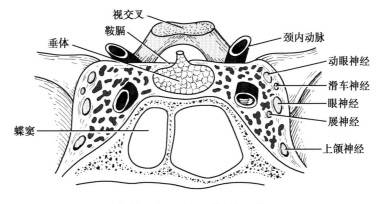

图1-13 经海绵窦中段的冠状断面

孔,称膈孔,有垂体柄通过。

(三) 鞍底

正常鞍底的形状有平直型、下凹型和上凸型三种。在下凹型中,其中心下凹深度87%在2mm以内,最深约3.5mm;在所有的上凸型中,上凸的高度都小于1.0mm。正常鞍底侧角呈光滑圆形,而尖锐侧角则提示鞍内肿瘤的存在。约有20%的人鞍底呈前高后低,其连线与水平面的夹角多在5°以内,最大不超过8°,这种倾斜是由蝶窦发育不对称所致的,如倾斜高度超过2mm则为异常。鞍底的骨质较薄,成人一般厚约1mm;垂体病变,鞍底骨质的变化发生较早。鞍底下方为蝶窦。

(四) 蝶窦

蝶窦的形态及大小变化很大。蝶窦可位于蝶鞍的前部或后部,甚至伸入枕骨的斜坡。

(五) 垂体

垂体(pituitary gland)位于垂体窝内,借垂体柄经膈孔与第三脑室底的灰结节连接。垂体上方隔鞍膈与视神经、视交叉相邻,若垂体增大,向上可压迫视神经,导致视觉障碍。垂体的下面隔鞍底与蝶窦相邻,如垂体病变侵蚀鞍底,骨质吸收或破坏可累及蝶窦(图1-14)。垂体两侧与海绵窦相邻。垂体的大小(长 × 宽 × 高)约为9.9mm × 13.9mm × 5.5mm。

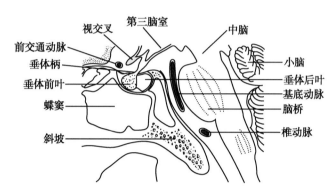

图 1-14　蝶鞍区的正中矢状断面

垂体高度测量是影像学诊断垂体瘤的主要依据之一。垂体高度是指冠状断面上鞍底上缘至腺体上缘的最大距离。目前认为垂体高度的标准应依性别和年龄不同而分别制订。垂体平均高度女性 > 男性,年轻妇女的垂体最高,之后随年龄增大而逐渐变低,这与女性的不同生理期,即青春期、性成熟期、更年期有关。垂体高度按照垂体高度测量值 +(年龄 × 1/20)计算,女性此值 >9.0mm 为可疑异常,>10.0mm 一般被认为是异常。男性此值 >6.5mm 为可疑异常,>7.7mm 一般被认为是异常。老年期垂体高度下降。

垂体的血供十分丰富。垂体前叶(腺垂体)、垂体后叶(神经垂体)分别由垂体上动脉、垂体下动脉供血。垂体柄几乎全部由垂体上动脉供血,但其下部受双重供应。由于垂体下动脉起自颈内动脉海绵窦段,而垂体上动脉来自颈内动脉前床突上段,故后叶较前叶先接受血供。因此,MRI动态增强扫描时垂体增强顺序为:后叶、垂体柄、前叶近垂体柄处、前叶远侧部和外侧部。这有助于影像学分析垂体各局部血液供给情况,为判断垂体功能改变提供诊断依据。

(六) 鞍周血管

鞍周血管主要是颈内动脉和大脑动脉环(Willis 环)。

(七) 鞍周神经

1. 视神经(optic nerve)、视交叉(optic chiasma)和视束(optic tract) 视交叉前后径约 8mm,横径约 10mm,厚 3~5mm,其与蝶鞍及垂体的关系有以下三种类型(图1-15)。

(1)正常型(87%):视交叉直接位于垂体和鞍膈中部的上方。

(2)前置型(3%):视交叉前缘至鞍结节或其前方。

(3)后置型(10%):视交叉的后缘位于鞍背上方或后方。视交叉与蝶鞍一般并非直接接触,两者之间的距离为 1~10mm,故垂体瘤生长、扩大,向上需达到一定程度才能出现视交叉受压症状。

2. 动眼神经(oculomotor nerve) 自中脑的脚间窝发出。动眼神经在后床突前外侧,即在后床突与小脑幕游离缘的最前端之间穿硬脑膜入海绵窦(图1-16)。

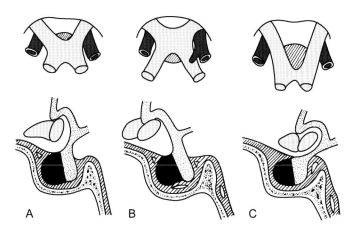

图 1-15 视交叉与蝶鞍的位置关系
A. 正常型；B. 前置型；C. 后置型。

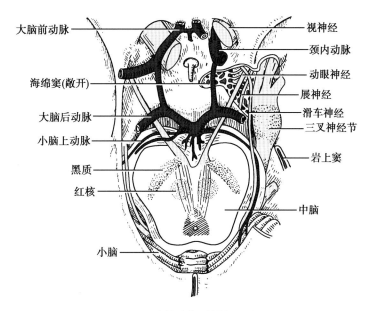

图 1-16 海绵窦与脑神经的关系

3. **滑车神经**（trochlear nerve） 是唯一从脑干背侧出脑的脑神经，在颅内行程最长，走行复杂。

4. **三叉神经**（trigeminal nerve） 是最粗大的脑神经，连于脑桥基底部与小脑中脚移行处。它有三个分支：眼神经向前穿入海绵窦外侧壁，位于滑车神经的下方，穿过海绵窦后经眶上裂入眶；上颌神经水平向前行于海绵窦外侧壁，由圆孔出颅进入翼腭窝；下颌神经经卵圆孔出颅。

5. **展神经**（abducent nerve） 从延髓脑桥沟出脑，经桥池前行，在颞骨岩部尖端入海绵窦，经眶上裂入眶。

（八）三叉神经腔

三叉神经腔（trigeminal cave）又称 Meckel 腔（Meckel cavity），位于颞骨岩部尖端处，是颅后窝伸向颅中窝后内侧部的一个硬膜隐窝，其开口处恰位于小脑幕游离缘的下方，内耳道与鞍背之间的中点处。三叉神经节位于三叉神经腔内，三叉神经进入三叉神经腔时蛛网膜也随之突入腔内，与三叉神经节的结缔组织相连，蛛网膜下隙包绕三叉神经根，直达神经节处（图 1-17、图 1-18）。

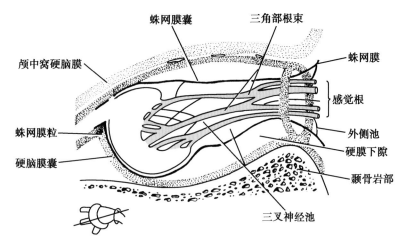

图 1-17　三叉神经腔

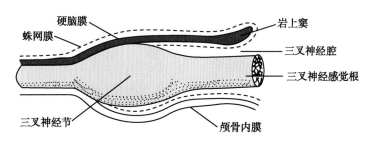

图 1-18　蛛网膜下隙与三叉神经节的关系

第三节　颅脑影像解剖

一、CT 解剖

1. 经中央旁小叶的横断面（图 1-19）

图 1-19　经中央旁小叶的横断面 CT 图

1. 额上回；2. 额上沟；3. 额中回；4. 中央前沟；
5. 中央前回；6. 中央沟；7. 中央后回；8. 中央后沟；
9. 中央旁小叶；10. 颅骨；11. 额内侧回；12. 大脑
镰；13. 顶上小叶；14. 上矢状窦。

2. 经辐射冠的横断面（图1-20）

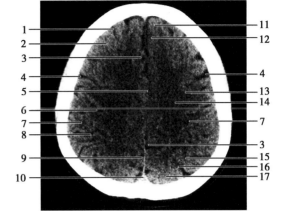

图1-20 经辐射冠的横断面 CT 图
1. 额上沟；2. 额中回；3. 扣带沟；4. 中央前沟；
5. 扣带回；6. 中央沟；7. 中央后回；8. 中央后沟；
9. 楔前叶；10. 上矢状窦；11. 额上回；12. 额内
侧回；13. 中央前回；14. 辐射冠；15. 顶下小叶；
16. 顶内沟；17. 顶上小叶。

3. 经半卵圆中心的横断面（图1-21）

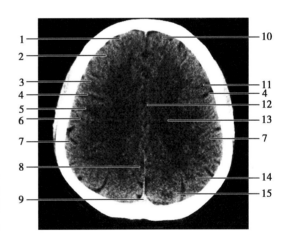

图1-21 经半卵圆中心的横断面 CT 图
1. 额上沟；2. 额中回；3. 中央前回；4. 中央沟；
5. 中央后回；6. 中央后沟；7. 缘上回；8. 楔前叶；
9. 上矢状窦；10. 额上回；11. 中央前沟；12. 扣带
回；13. 半卵圆中心；14. 顶下小叶；15. 顶上小叶。

4. 经侧脑室中央部的横断面（图1-22）

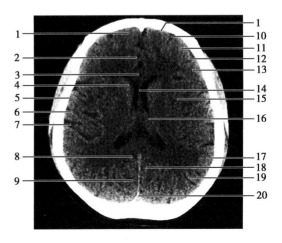

图1-22 经侧脑室中央部的横断面 CT 图
1. 额上回；2. 扣带回；3. 胼胝体；4. 尾状核；5. 中
央前回；6. 中央后回；7. 外侧沟；8. 扣带回峡；
9. 顶枕沟；10. 额上沟；11. 额中回；12. 额下沟；
13. 额下回；14. 透明隔；15. 岛叶；16. 侧脑室中央
部；17. 颞上回；18. 楔叶；19. 角回；20. 上矢状窦。

5. 经胼胝体膝的横断面（图 1-23）

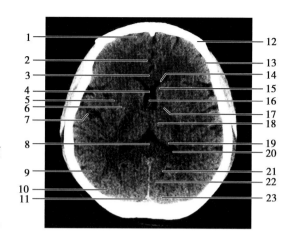

图 1-23　经胼胝体膝的横断面 CT 图

1. 额上回；2. 扣带回；3. 胼胝体膝；4. 透明隔；5. 岛叶；6. 壳核；7. 颞横回；8. 胼胝体压部；9. 颞上回；10. 颞中回；11. 上矢状窦；12. 额中回；13. Broca 区；14. 侧脑室前角；15. 尾状核头；16. 穹窿；17. 内囊；18. 背侧丘脑；19. 脉络丛；20. 侧脑室三角区；21. 距状沟；22. 楔叶；23. 枕叶。

6. 经室间孔的横断面（图 1-24）

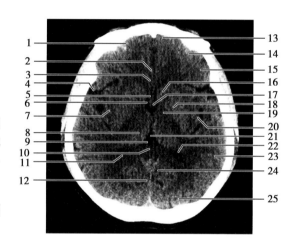

图 1-24　经室间孔的横断面 CT 图

1. 额上沟；2. 扣带回；3. 胼胝体膝；4. 大脑外侧窝池；5. 透明隔；6. 室间孔；7. 岛叶；8. 背侧丘脑；9. 大脑内静脉；10. 胼胝体压部；11. 禽距；12. 舌回；13. 额上回；14. 额中回；15. 额下回；16. 尾状核；17. 穹窿柱；18. 豆状核；19. 内囊；20. 屏状核；21. 帆间池；22. 侧脑室后角；23. 颞上回；24. 距状沟；25. 颞中回。

7. 经第三脑室的横断面（图 1-25）

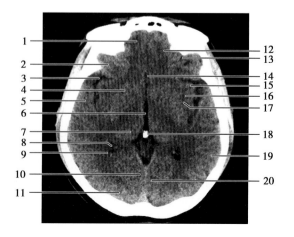

图 1-25　经第三脑室的横断面 CT 图

1. 额上回；2. 额下回；3. 大脑外侧窝池；4. 壳核；5. 颞上回；6. 第三脑室；7. 背侧丘脑；8. 侧脑室后角；9. 视辐射；10. 距状沟；11. 枕外侧回；12. 额中回；13. 额下沟；14. 隔区；15. 岛叶；16. 屏状核；17. 外囊；18. 松果体；19. 颞中回；20. 舌回。

8. 经中脑的横断面（图 1-26）

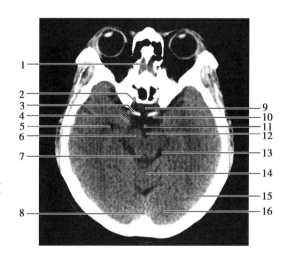

图 1-26　经中脑的横断面 CT 图
1. 直回；2. 大脑纵裂池；3. 额下回；4. 颞上回；
5. 海马；6. 颞中回；7. 小脑；8. 小脑上池；9. 颞
下回；10. 大脑镰；11. 眶回；12. 大脑外侧窝池；
13. 大脑中动脉；14. 脚间窝；15. 中脑；16. 四叠
体池；17. 小脑幕；18. 枕叶。

9. 经视神经孔的横断面（图 1-27）

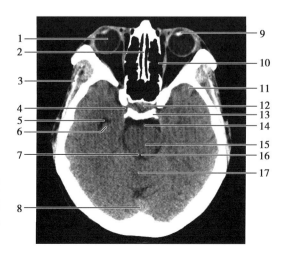

图 1-27　经视神经孔的横断面 CT 图
1. 直回；2. 视神经孔；3. 鞍背；4. 钩；5. 侧脑室
下角；6. 大脑脚；7. 下丘；8. 上矢状窦；9. 垂体；
10. 鞍上池；11. 基底动脉；12. 脚间窝；13. 环池；
14. 小脑；15. 颞下回；16. 枕叶。

10. 经小脑上脚的横断面（图 1-28）

图 1-28　经小脑上脚的横断面 CT 图
1. 眼球；2. 鼻中隔；3. 颞肌；4. 海绵窦；5. 侧脑室
下角；6. 海马；7. 小脑上脚；8. 上矢状窦；9. 晶状
体；10. 筛窦；11. 颞极；12. 垂体；13. 鞍背；14. 基
底动脉；15. 脑桥；16. 第四脑室顶部；17. 小脑。

11．经第四脑室的横断面（图 1-29）

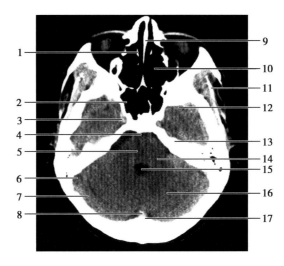

图 1-29　经第四脑室的横断面 CT 图

1.中鼻甲；2.蝶窦；3.颈内动脉；4.桥池；5.脑桥；6.乙状窦；7.横窦；8.窦汇；9.鼻中隔；10.筛窦；11.颞肌；12.颞极；13.颞骨岩部；14.小脑中脚；15.第四脑室；16.小脑半球；17.枕内隆凸。

12．经第四脑室下部的横断面（图 1-30）

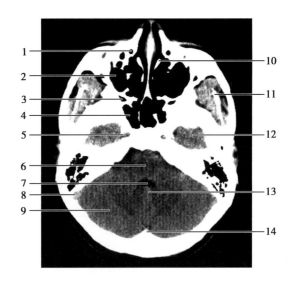

图 1-30　经第四脑室下部的横断面 CT 图

1.鼻泪管；2.上颌窦；3.翼腭窝；4.蝶窦；5.颈内动脉；6.延髓；7.第四脑室；8.乙状窦；9.小脑半球；10.中鼻甲；11.颞肌；12.颞极；13.小脑蚓；14.枕内隆凸。

二、MRI 解剖

（一）横断面

1. 经中央旁小叶上份的横断面（图 1-31）

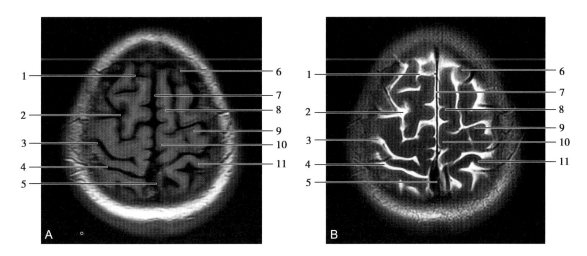

图 1-31　经中央旁小叶上份的横断面 MRI 图

A. T_1WI；B. T_2WI。

1. 额上沟；2. 中央前沟；3. 中央沟；4. 中央后沟；5. 上矢状窦；6. 额上回；7. 大脑镰；8. 额内侧回；9. 中央前回；10. 中央旁小叶；11. 中央后回。

2. 经中央旁小叶中份的横断面（图 1-32）

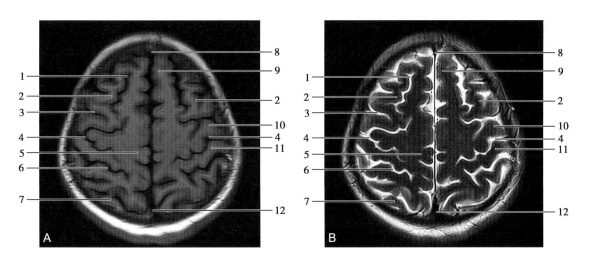

图 1-32　经中央旁小叶中份的横断面 MRI 图

A. T_1WI；B. T_2WI。

1. 额上沟；2. 额中回；3. 中央前沟；4. 中央沟；5. 中央旁小叶；6. 中央后沟；7. 顶上小叶；8. 大脑镰；9. 额内侧回；10. 中央前回；11. 中央后回；12. 上矢状窦。

3. 经中央旁小叶下份的横断面（图 1-33）

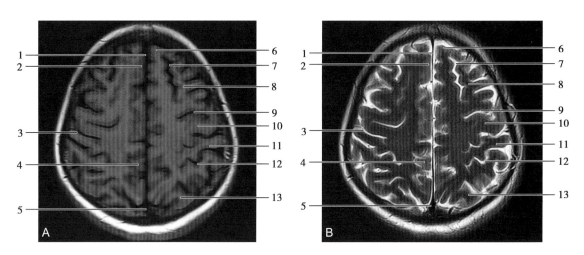

图 1-33　经中央旁小叶下份的横断面 MRI 图

A. T_1WI；B. T_2WI。

1. 大脑镰；2. 额内侧回；3. 中央沟；4. 中央旁小叶；5. 上矢状窦；6. 额上回；7. 额上沟；8. 额中回；9. 中央前沟；10. 中央前回；11. 中央后回；12. 中央后沟；13. 顶上小叶。

4. 经辐射冠的横断面（图 1-34）

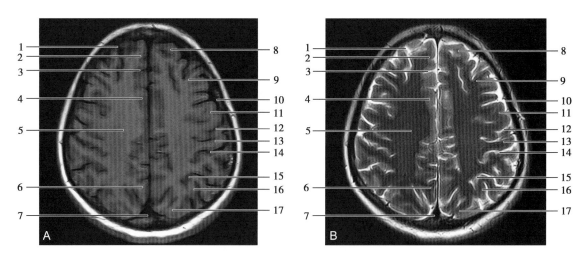

图 1-34　经辐射冠的横断面 MRI 图

A. T_1WI；B. T_2WI。

1. 额上沟；2. 额内侧回；3. 扣带沟；4. 扣带回；5. 辐射冠；6. 楔前叶；7. 上矢状窦；8. 额上回；9. 额中回；10. 中央前沟；11. 中央前回；12. 中央沟；13. 中央后回；14. 中央后沟；15. 顶内沟；16. 顶下小叶；17. 顶上小叶。

5. 经半卵圆中心的横断面（图 1-35）

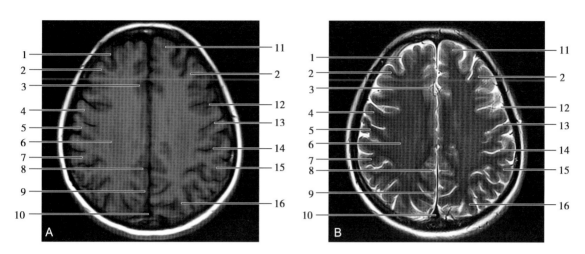

图 1-35　经半卵圆中心的横断面 MRI 图

A. T_1WI；B. T_2WI。

1. 额上沟；2. 额中回；3. 扣带回；4. 中央前回；5. 中央后回；6. 半卵圆中心；7. 缘上回；8. 扣带沟；9. 楔前叶；10. 上矢状窦；11. 额上回；12. 中央前沟；13. 中央沟；14. 中央后沟；15. 顶下小叶；16. 顶上小叶。

6. 经顶枕沟上份的横断面（图 1-36）

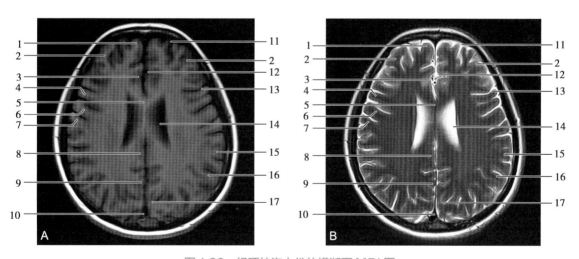

图 1-36　经顶枕沟上份的横断面 MRI 图

A. T_1WI；B. T_2WI。

1. 额上回；2. 额中回；3. 扣带回；4. Broca 区；5. 胼胝体；6. 中央前回；7. 中央后回；8. 扣带回峡；9. 楔前叶；10. 上矢状窦；11. 额上沟；12. 扣带沟；13. 额下沟；14. 侧脑室中央部；15. 缘上回；16. 角回；17. 顶枕沟。

7. 经顶枕沟下份的横断面（图 1-37）

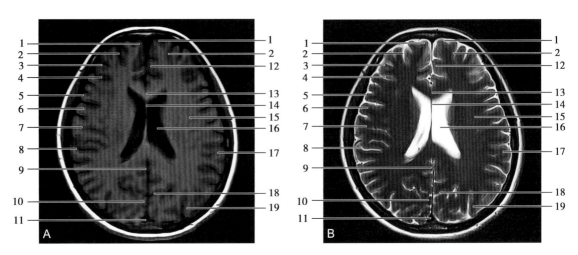

图 1-37　经顶枕沟下份的横断面 MRI 图

A. T₁WI；B. T₂WI。

1. 额上回；2. 额上沟；3. 额中回；4. 额下沟；5. Broca 区；6. 中央前回；7. 中央后回；8. 外侧沟；9. 扣带回峡；10. 楔叶；11. 上矢状窦；12. 扣带回；13. 胼胝体；14. 透明隔；15. 岛叶；16. 侧脑室；17. 颞上回；18. 顶枕沟；19. 角回。

8. 经胼胝体膝的横断面（图 1-38）

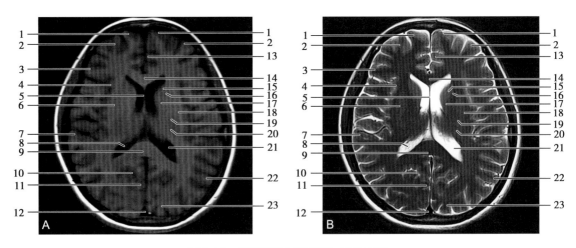

图 1-38　经胼胝体膝的横断面 MRI 图

A. T₁WI；B. T₂WI。

1. 额上回；2. 额中回；3. Broca 区；4. 岛叶；5. 透明隔；6. 壳核；7. 颞上回；8. 脉络丛；9. 胼胝体压部；10. 距状沟；11. 楔叶；12. 上矢状窦；13. 扣带回；14. 胼胝体膝；15. 尾状核头；16. 内囊前肢；17. 内囊膝部；18. 外囊；19. 内囊后肢；20. 背侧丘脑；21. 侧脑室三角区；22. 颞中回；23. 枕叶。

9. 经室间孔的横断面（图 1-39）

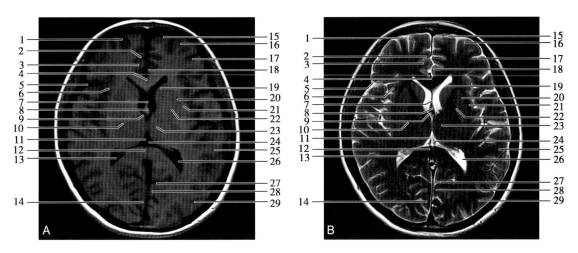

图 1-39　经室间孔的横断面 MRI 图

A. T₁WI；B. T₂WI。

1. 额上沟；2. 扣带沟；3. 扣带回；4. 胼胝体膝；5. 大脑外侧窝池；6. 岛叶；7. 透明隔；8. 穹窿柱；9. 室间孔；10. 内囊；11. 帆间池；12. 胼胝体压部；13. 脉络丛；14. 楔叶；15. 额上回；16. 额中回；17. 额下回；18. 隔区；19. 尾状核头；20. 壳核；21. 屏状核；22. 苍白球；23. 背侧丘脑；24. 大脑内静脉；25. 颞上回；26. 侧脑室后角；27. 距状沟；28. 舌回；29. 颞中回。

10. 经前连合的横断面（图 1-40）

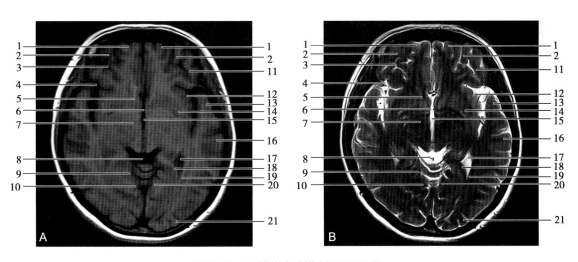

图 1-40　经前连合的横断面 MRI 图

A. T₁WI；B. T₂WI。

1. 额上回；2. 额中回；3. 额下沟；4. 大脑外侧窝池；5. 尾状核头；6. 前连合；7. 背侧丘脑；8. 大脑内静脉；9. 距状沟前部；10. 距状沟后部；11. 额下回；12. 岛叶；13. 颞上回；14. 壳核；15. 第三脑室；16. 颞中回；17. 侧脑室后角；18. 禽距；19. 视辐射；20. 舌回；21. 枕外侧回。

11. 经中脑的横断面（图 1-41）

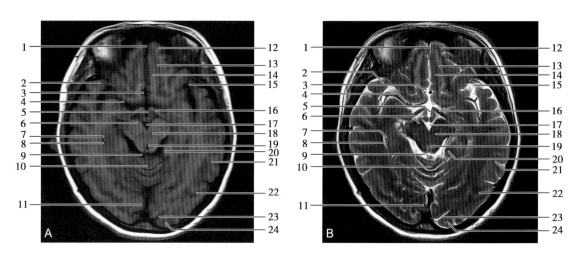

图 1-41　经中脑的横断面 MRI 图
A. T₁WI；B. T₂WI。

1. 大脑纵裂池；2. 颞上回；3. 大脑前动脉；4. 大脑中动脉；5. 第三脑室；6. 大脑脚底；7. 海马；8. 侧脑室下角；9. 四叠体池；10. 小脑；11. 舌回；12. 眶回；13. 嗅束；14. 直回；15. 大脑外侧窝池；16. 视束；17. 脚间窝；18. 中脑；19. 中脑导水管；20. 海马旁回；21. 颞中回；22. 颞下回；23. 距状沟后部；24. 楔叶。

12. 经视交叉的横断面（图 1-42）

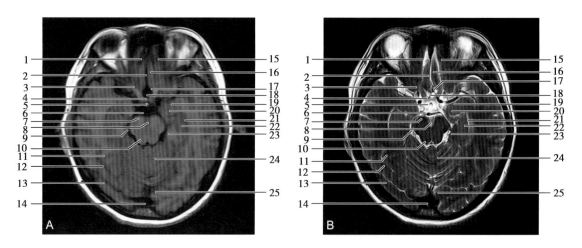

图 1-42　经视交叉的横断面 MRI 图
A. T₁WI；B. T₂WI。

1. 嗅束；2. 大脑纵裂池；3. 视神经；4. 视交叉；5. 漏斗；6. 鞍上池；7. 大脑脚；8. 脚间窝；9. 环池；10. 下丘；11. 枕颞内侧回；12. 枕颞沟；13. 颞下回；14. 窦汇；15. 眶回；16. 直回；17. 大脑前动脉；18. 交叉池；19. 杏仁体；20. 钩；21. 侧脑室下角；22. 海马；23. 海马旁回；24. 小脑；25. 舌回。

13. 经垂体的横断面（图 1-43）

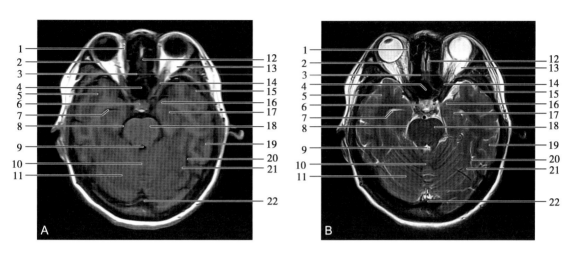

图 1-43 经垂体的横断面 MRI 图
A. T₁WI；B. T₂WI。

1. 内直肌；2. 外直肌；3. 筛窦；4. 蝶窦；5. 颞回；6. 垂体；7. 侧脑室下角；8. 桥池；9. 第四脑室；
10. 小脑蚓；11. 小脑半球；12. 筛板；13. 眶脂体；14. 视神经；15. 颞极；16. 钩；17. 海马；18. 脑桥；
19. 颞下回；20. 枕颞沟；21. 枕颞内侧回；22. 窦汇。

14. 经小脑上脚的横断面（图 1-44）

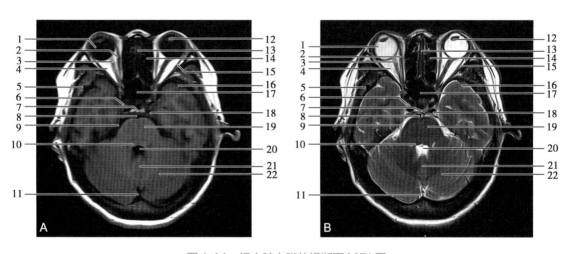

图 1-44 经小脑上脚的横断面 MRI 图
A. T₁WI；B. T₂WI。

1. 眼球；2. 内直肌；3. 视神经；4. 眶脂体；5. 颞肌；6. 海绵窦；7. 鞍背；8. 基底动脉；9. 三叉神经根；
10. 小脑上脚；11. 窦汇；12. 晶状体；13. 鼻中隔；14. 筛窦；15. 外直肌；16. 颞极；17. 蝶窦；18. 颈内
动脉；19. 脑桥；20. 第四脑室；21. 小脑蚓；22. 小脑半球。

15. 经小脑中脚的横断面(图 1-45)

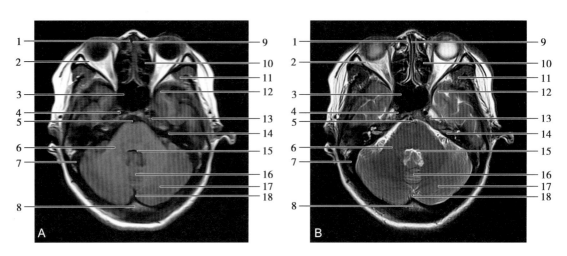

图 1-45　经小脑中脚的横断面 MRI 图

A. T₁WI;B. T₂WI。

1. 中鼻甲;2. 眶脂体;3. 蝶窦;4. 颈内动脉;5. 基底动脉;6. 小脑中脚;7. 乙状窦;8. 枕内隆凸;9. 鼻中隔;10. 筛窦;11. 颞肌;12. 颞极;13. 颞骨岩部;14. 面神经、前庭蜗神经;15. 第四脑室;16. 小脑蚓;17. 小脑半球;18. 小脑后切迹。

16. 经下颌头的横断面(图 1-46)

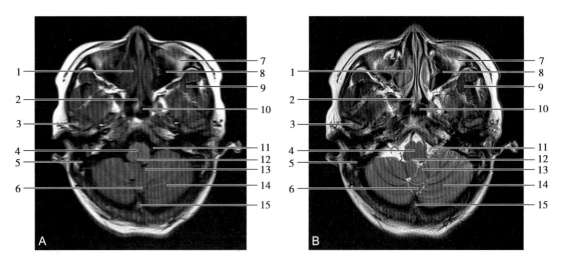

图 1-46　经下颌头的横断面 MRI 图

A. T₁WI;B. T₂WI。

1. 中鼻甲;2. 犁骨;3. 下颌头;4. 延髓;5. 乙状窦;6. 小脑蚓;7. 眶脂体;8. 上颌窦;9. 颞肌;10. 蝶窦;11. 舌咽神经、迷走神经;12. 第四脑室;13. 小脑扁桃体;14. 小脑半球;15. 枕内隆凸。

17. 经外耳道的横断面（图1-47）

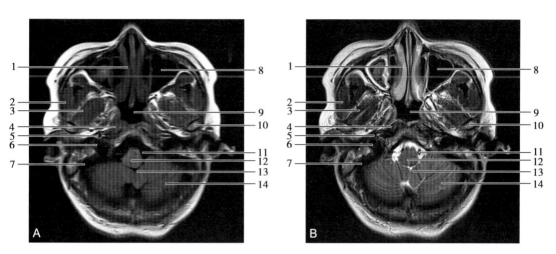

图1-47 经外耳道的横断面MRI图

A.T₁WI；B.T₂WI。

1.下鼻甲；2.颞肌；3.翼外肌；4.咽鼓管；5.颈内动脉；6.颈内静脉；7.乙状窦；8.上颌窦；9.蝶窦；
10.下颌头；11.椎动脉；12.延髓；13.小脑扁桃体；14.小脑半球。

（二）冠状断面
1. 经上颌窦的冠状断面（图1-48）

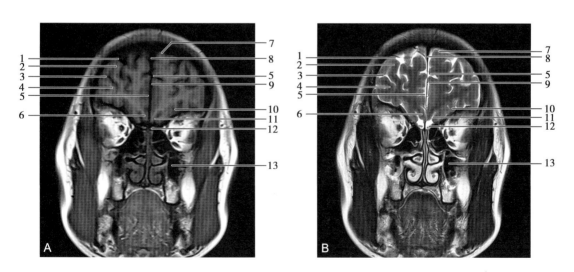

图1-48 经上颌窦的冠状断面MRI图

A.T₁WI；B.T₂WI。

1.额上沟；2.额中回；3.额下沟；4.额下回；5.扣带沟；6.直回；7.额上回；8.大脑镰；9.扣带回；
10.眶回；11.嗅束沟；12.嗅球；13.上颌窦。

2. 经侧脑室前角的冠状断面（图1-49）

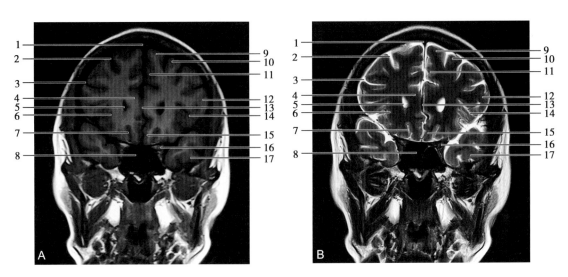

图1-49　经侧脑室前角的冠状断面 MRI 图

A. T_1WI；B. T_2WI。

1. 上矢状窦；2. 额上沟；3. 额下沟；4. 胼胝体；5. 侧脑室前角；6. 岛叶；7. 嗅束沟；8. 蝶窦；9. 额上回；10. 额中回；11. 扣带回；12. Broca 区；13. 大脑前动脉；14. 大脑外侧窝池；15. 直回；16. 视神经；17. 颞叶。

3. 经视交叉的冠状断面（图1-50）

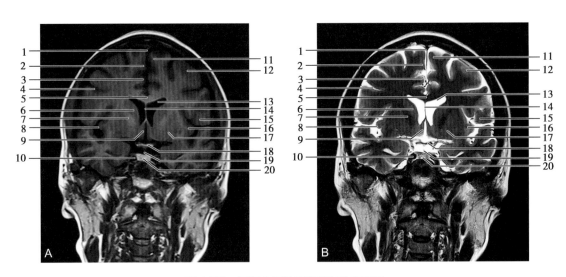

图1-50　经视交叉的冠状断面 MRI 图

A. T_1WI；B. T_2WI。

1. 上矢状窦；2. 额内侧回；3. 扣带回；4. 中央前沟；5. 胼胝体；6. 尾状核头；7. 内囊前肢；8. 大脑外侧窝池；9. 隔区；10. 颈内动脉；11. 额上回；12. 额中回；13. 侧脑室；14. 透明隔；15. 中央前回；16. 岛叶；17. 豆状核；18. 视交叉；19. 垂体柄；20. 垂体。

4. 经第三脑室的冠状断面（图 1-51）

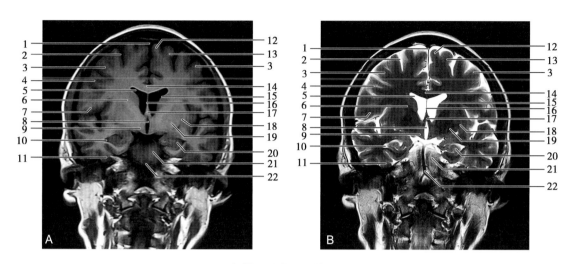

图 1-51　经第三脑室的冠状断面 MRI 图

A. T_1WI；B. T_2WI。

1. 上矢状窦；2. 中央前沟；3. 中央前回；4. 中央后回；5. 侧脑室；6. 内囊前肢；7. 顶下小叶；8. 第三脑室；9. 背侧丘脑；10. 侧脑室下角；11. 枕颞内侧回；12. 额上回；13. 额中回；14. 胼胝体；15. 尾状核；16. 透明隔；17. 穹窿；18. 壳核；19. 苍白球；20. 海马；21. 斜坡；22. 基底动脉。

5. 经脚间池的冠状断面（图 1-52）

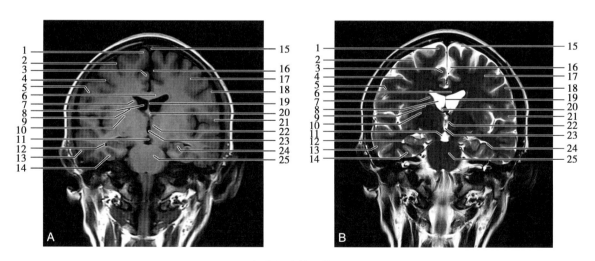

图 1-52　经脚间池的冠状断面 MRI 图

A. T_1WI；B. T_2WI。

1. 额上回；2. 中央前沟；3. 扣带回；4. 中央沟；5. 中央后沟；6. 胼胝体；7. 尾状核；8. 侧脑室中央部；9. 内囊；10. 壳核；11. 脚间池；12. 侧脑室下角；13. 颞下回；14. 枕颞内侧回；15. 上矢状窦；16. 额内侧回；17. 中央前回；18. 中央后回；19. 透明隔；20. 穹窿；21. 顶下小叶；22. 背侧丘脑；23. 第三脑室；24. 海马；25. 脑桥。

6. 经内耳道的冠状断面（图1-53）

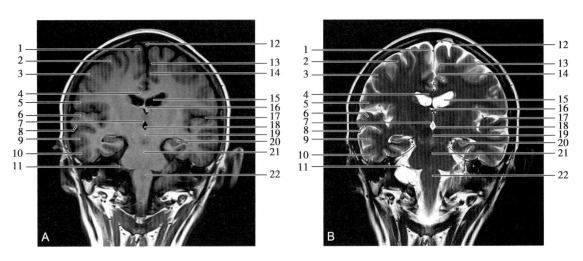

图1-53　经内耳道的冠状断面 MRI 图

A. T₁WI；B. T₂WI。

1. 额上回；2. 中央前回；3. 中央后回；4. 胼胝体；5. 顶下小叶；6. 颞横回；7. 背侧丘脑；8. 颞上回；9. 颞中回；10. 颞下回；11. 面神经、前庭蜗神经；12. 上矢状窦；13. 额内侧回；14. 扣带回；15. 侧脑室中央部；16. 穹窿；17. 大脑外侧窝池；18. 第三脑室；19. 中脑；20. 海马；21. 脑桥；22. 延髓。

7. 经小脑中脚的冠状断面（图1-54）

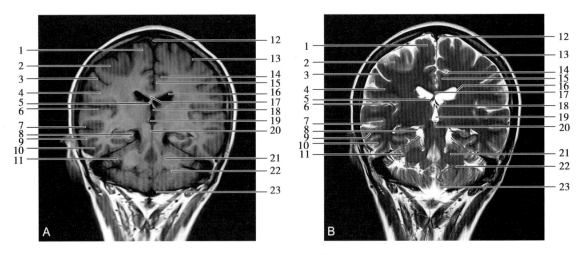

图1-54　经小脑中脚的冠状断面 MRI 图

A. T₁WI；B. T₂WI。

1. 中央前回；2. 中央后回；3. 中央后沟；4. 缘上回；5. 穹窿脚；6. 大脑外侧窝池；7. 颞上沟；8. 海马旁回；9. 颞中回；10. 颞下回；11. 小脑半球；12. 上矢状窦；13. 中央沟；14. 扣带沟；15. 扣带回；16. 侧脑室；17. 胼胝体；18. 大脑内静脉；19. 第三脑室；20. 中脑导水管；21. 小脑中脚；22. 绒球；23. 小脑扁桃体。

8. 经第四脑室的冠状断面（图 1-55 ）

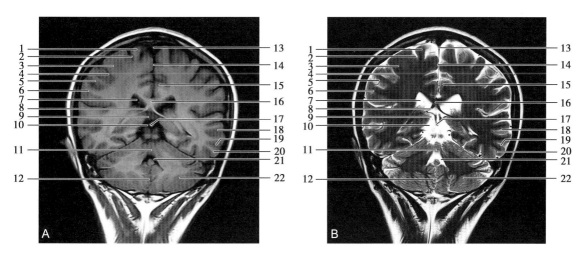

图 1-55 经第四脑室的冠状断面 MRI 图

A. T_1WI；B. T_2WI。

1. 中央前回；2. 中央沟；3. 中央后回；4. 中央后沟；5. 顶上小叶；6. 角回；7. 侧脑室；8. 穹窿脚；9. 大脑内静脉；10. 大脑大静脉池；11. 小脑蚓；12. 小脑扁桃体；13. 上矢状窦；14. 大脑镰；15. 扣带回；16. 胼胝体压部；17. 松果体；18. 颞上沟；19. 颞下沟；20. 颞下回；21. 第四脑室；22. 小脑半球。

9. 经距状沟后部的冠状断面（图 1-56 ）

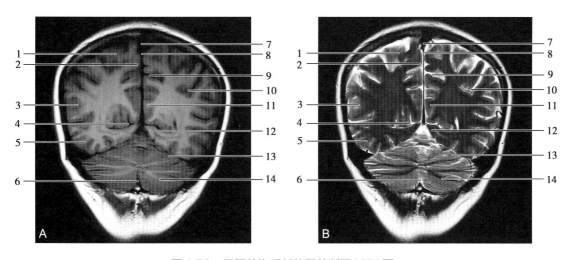

图 1-56 经距状沟后部的冠状断面 MRI 图

A. T_1WI；B. T_2WI。

1. 顶上小叶；2. 楔前叶；3. 顶下小叶；4. 距状沟；5. 枕叶；6. 小脑后切迹；7. 上矢状窦；8. 大脑镰；9. 顶枕沟；10. 顶内沟；11. 楔叶；12. 舌回；13. 小脑幕；14. 小脑半球。

（三）矢状断面

1. 经颅脑正中的矢状断面（图 1-57）

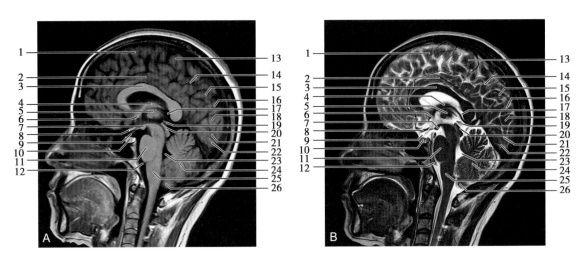

图 1-57　经颅脑正中的矢状断面 MRI 图

A. T$_1$WI；B. T$_2$WI。

1. 额内侧回；2. 扣带回；3. 胼胝体；4. 穹窿；5. 背侧丘脑；6. 前连合；7. 乳头体；8. 视交叉；9. 垂体柄；10. 垂体；11. 脑桥；12. 基底动脉；13. 中央旁小叶；14. 扣带沟缘支；15. 楔前叶；16. 顶枕沟；17. 大脑大静脉；18. 楔叶；19. 松果体；20. 四叠体；21. 距状沟；22. 舌回；23. 第四脑室；24. 小脑；25. 延髓；26. 小脑扁桃体。

2. 经海绵窦的矢状断面（图 1-58）

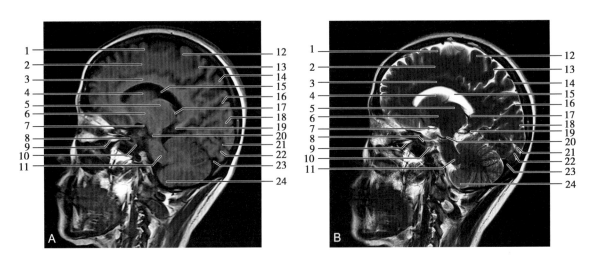

图 1-58　经海绵窦的矢状断面 MRI 图

A. T$_1$WI；B. T$_2$WI。

1. 额上回；2. 扣带回；3. 胼胝体；4. 尾状核；5. 背侧丘脑；6. 内囊前肢；7. 视束；8. 颈内动脉；9. 视交叉；10. 海绵窦；11. 脑桥；12. 中央前回；13. 中央后回；14. 顶上小叶；15. 侧脑室；16. 顶枕沟；17. 穹窿；18. 楔叶；19. 扣带回峡；20. 中脑；21. 距状沟；22. 舌回；23. 横窦；24. 小脑扁桃体。

3. 经海马旁回的矢状断面（图 1-59 ）

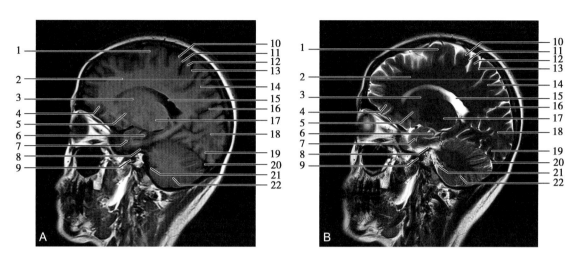

图 1-59 经海马旁回的矢状断面 MRI 图
A. T_1WI；B. T_2WI。

1. 额上回；2. 辐射冠；3. 内囊；4. 眶回；5. 壳核；6. 海马旁回；7. 钩；8. 三叉神经根；9. 颈内动脉；
10. 中央前回；11. 中央沟；12. 中央后回；13. 中央后沟；14. 顶上小叶；15. 侧脑室；16. 顶枕沟；
17. 背侧丘脑；18. 楔叶；19. 舌回；20. 横窦；21. 绒球；22. 小脑半球。

4. 经颈静脉孔的矢状断面（图 1-60 ）

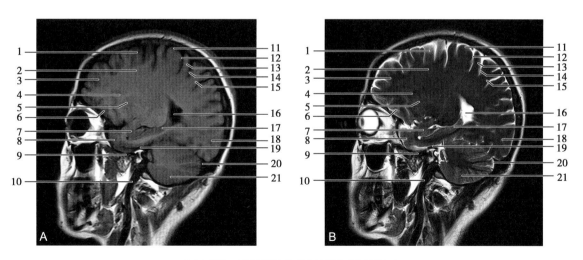

图 1-60 经颈静脉孔的矢状断面 MRI 图
A. T_1WI；B. T_2WI。

1. 额上回；2. 辐射冠；3. 额中回；4. 岛叶；5. 壳核；6. 眶回；7. 杏仁体；8. 颞极；9. 下颌神经；10. 颈
内静脉；11. 中央前回；12. 中央沟；13. 中央后回；14. 中央后沟；15. 顶上小叶；16. 侧脑室三角区；
17. 海马；18. 枕外侧回；19. 颈内动脉；20. 横窦；21. 小脑半球。

5. 经鼓室的矢状断面（图 1-61 ）

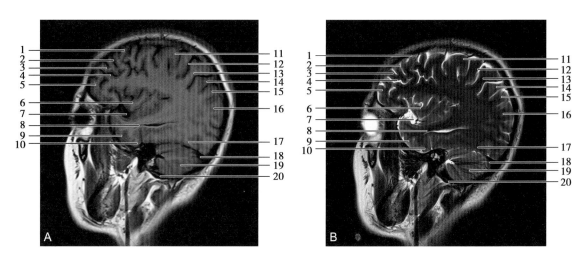

图 1-61　经鼓室的矢状断面 MRI 图

A. T₁WI；B. T₂WI。

1.额上回；2.额上沟；3.额中回；4.额下沟；5.额下回；6.岛叶；7.大脑外侧窝池；8.侧脑室下角；9.颞极；10.枕颞内侧回；11.中央前回；12.中央沟；13.中央后回；14.顶上小叶；15.顶下小叶；16.枕外侧回；17.舌回；18.横窦；19.小脑半球；20.乙状窦。

6. 经颞下颌关节的矢状断面（图 1-62 ）

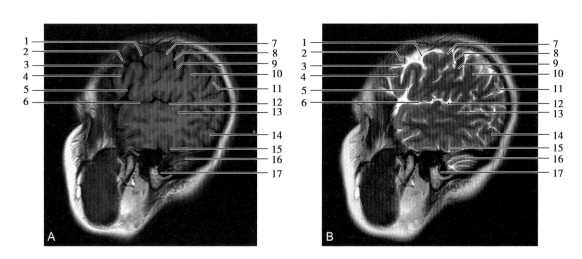

图 1-62　经颞下颌关节的矢状断面 MRI 图

A. T₁WI；B. T₂WI。

1.中央前沟；2.额中回；3.额下沟；4.额下回；5.外侧沟升支；6.外侧沟；7.中央前回；8.中央沟；9.中央后回；10.缘上回；11.角回；12.颞横回；13.颞上沟；14.枕外侧回；15.枕颞外侧回；16.小脑半球；17.乙状窦。

第四节　脑血管影像解剖

一、脑动脉血管影像解剖

脑的动脉来自颈内动脉和椎动脉,且在脑底部吻合形成大脑动脉环(Willis 环)。颅骨和硬膜的血供来自颈外动脉。

(一)颈内动脉系

1. DSA(图 1-63、图 1-64)

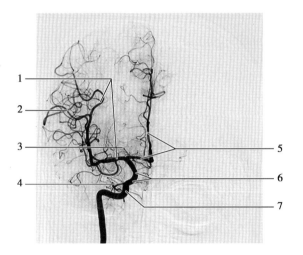

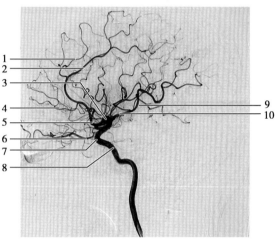

图 1-63　颈内动脉 DSA(前后位)

1. 大脑中动脉;2. 岛叶动脉;3. 豆纹动脉;
4. 眼动脉;5. 大脑前动脉;6. 颈内动脉虹吸部;7. 颈动脉管内的颈内动脉。

图 1-64　颈内动脉 DSA(侧位)

1. 胼缘动脉;2. 胼周动脉;3. 大脑中动脉;
4. 额极动脉;5. 大脑前动脉;6. 眼动脉;7. 颈内动脉虹吸部;8. 颈动脉管内的颈内动脉;
9. 大脑后动脉;10. 后交通动脉。

2. CTA 和 MRA(图 1-65、图 1-66)

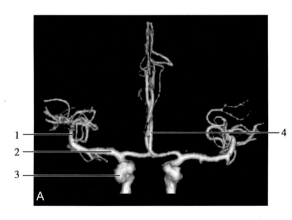

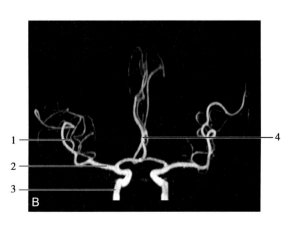

图 1-65　颈内动脉 CTA 和 MRA(前后位)

A. CTA;B. MRA。

1. 岛叶动脉;2. 大脑中动脉;3. 颈内动脉;4. 大脑前动脉。

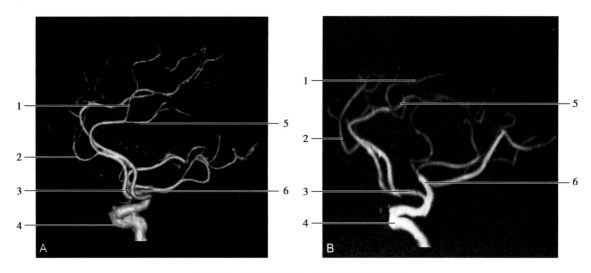

图 1-66　颈内动脉 CTA 和 MRA（侧位）

A. CTA；B. MRA。

1. 胼缘动脉；2. 额极动脉；3. 大脑前动脉；4. 颈内动脉；5. 胼周动脉；6. 大脑中动脉。

（二）椎-基底动脉系

1. DSA（图 1-67、图 1-68）

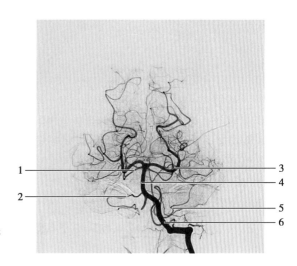

图 1-67　椎动脉 DSA（前后位）

1. 小脑上动脉；2. 小脑下前动脉；3. 大脑后动脉；
4. 基底动脉；5. 小脑下后动脉；6. 椎动脉。

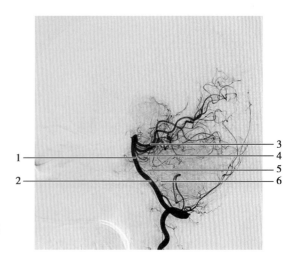

图 1-68　椎动脉 DSA（侧位）

1. 基底动脉；2. 椎动脉；3. 大脑后动脉；4. 小脑上
动脉；5. 小脑下前动脉；6. 小脑下后动脉。

2. CTA 和 MRA（图 1-69、图 1-70）

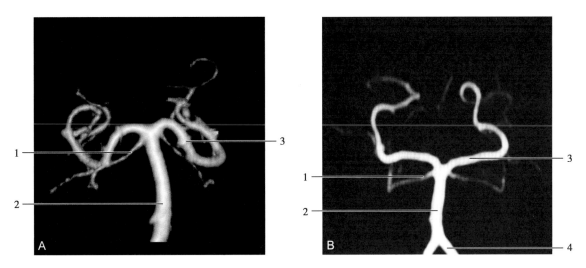

图 1-69　椎-基底动脉 CTA 和 MRA（前后位）

A. CTA；B. MRA。

1. 小脑上动脉；2. 基底动脉；3. 大脑后动脉；4. 椎动脉。

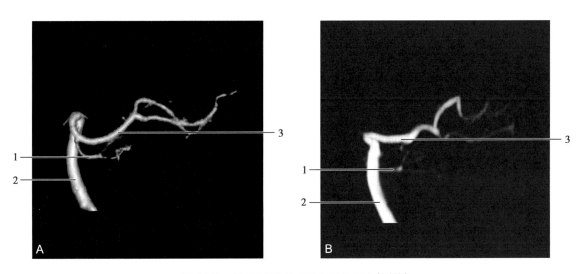

图 1-70　椎-基底动脉 CTA 和 MRA（侧位）

A. CTA；B. MRA。

1. 小脑上动脉；2. 基底动脉；3. 大脑后动脉。

（三）大脑动脉环（图1-71）

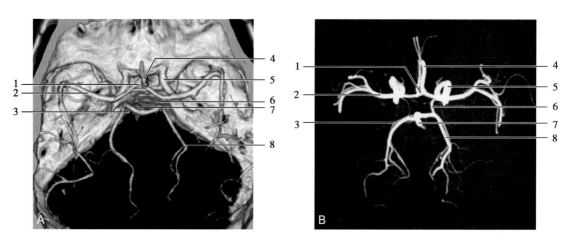

图1-71 大脑动脉环 CTA 和 MRA

A. CTA；B. MRA。

1. 前交通动脉；2. 大脑中动脉；3. 小脑上动脉；4. 大脑前动脉；5. 颈内动脉；6. 后交通动脉；7. 基底动脉；8. 大脑后动脉。

二、脑静脉血管影像解剖

脑的静脉和硬脑膜静脉窦无完整的静脉瓣，但在某些部位（如上矢状窦的静脉入口）却存在防止静脉血倒流的瓣状结构。

1. DSA（图1-72、图1-73）

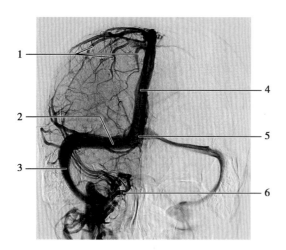

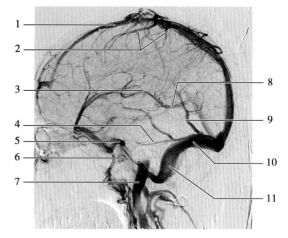

图1-72 DSA 颈内动脉造影静脉期（前后位）

1. 大脑上静脉；2. 横窦；3. 乙状窦；4. 上矢状窦；5. 窦汇；6. 岩下窦。

图1-73 DSA 颈内动脉造影静脉期（侧位）

1. 上矢状窦；2. 大脑上静脉；3. 大脑内静脉；4. 岩上窦；5. 海绵窦；6. 岩下窦；7. 颈静脉球；8. 大脑大静脉；9. 直窦；10. 横窦；11. 乙状窦。

2. CTV 和 MRV（图 1-74、图 1-75）

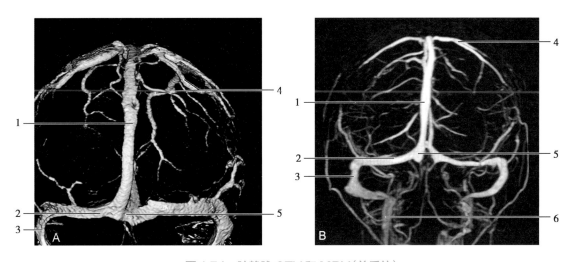

图 1-74 脑静脉 CTV 和 MRV（前后位）

A. CTV；B. MRV。

1. 上矢状窦；2. 横窦；3. 乙状窦；4. 大脑上静脉；5. 窦汇；6. 颈内静脉。

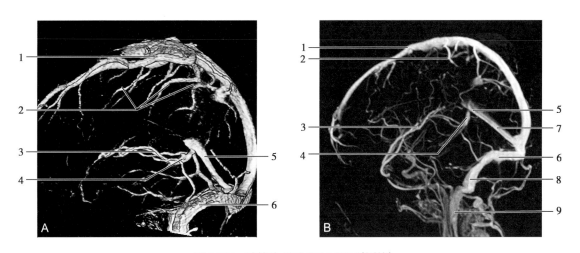

图 1-75 脑静脉 CTV 和 MRV（侧位）

A. CTV；B. MRV。

1. 上矢状窦；2. 大脑上静脉；3. 大脑内静脉；4. 大脑大静脉；5. 直窦；6. 横窦；7. 下矢状窦；8. 乙状窦；9. 颈内静脉。

第五节　蝶鞍区影像解剖

一、CT 解剖

（一）横断面

1. 经垂体中部的横断面（图 1-76）

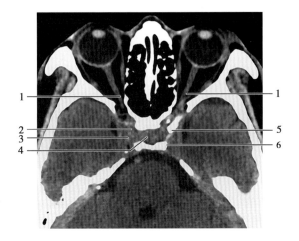

图 1-76　经垂体中部的横断面 CT 图
1. 视神经；2. 颈内动脉；3. 海绵窦；4. 垂体；5. 前床突；6. 鞍背。

2. 经海绵窦下缘的横断面（图 1-77）

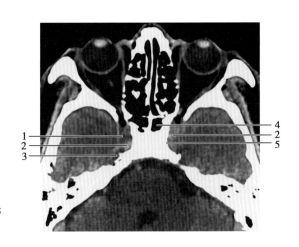

图 1-77　经海绵窦下缘的横断面 CT 图
1. 海绵窦；2. 颈内动脉；3. 三叉神经腔；4. 蝶窦；5. 蝶骨体。

（二）冠状断面

1. 经垂体的冠状断面（图 1-78）

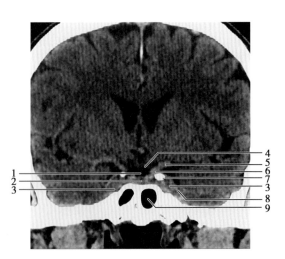

图 1-78　经垂体的冠状断面 CT 图
1. 垂体柄；2. 垂体；3. 海绵窦；4. 视交叉；5. 大脑中动脉；6. 颈内动脉；7. 前床突；8. 海绵窦外侧壁；9. 蝶窦。

2. 经三叉神经腔的冠状断面（图 1-79）

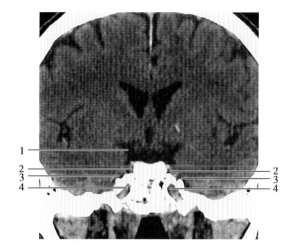

图 1-79　经三叉神经腔的冠状断面 CT 图
1. 鞍上池；2. 海绵窦；3. 三叉神经腔；4. 颈内动脉。

（三）矢状断面
经蝶鞍区正中的矢状断面（图 1-80）

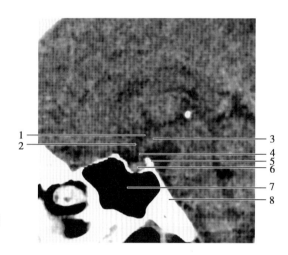

图 1-80　经蝶鞍区正中的矢状断面 CT 图
1. 漏斗隐窝；2. 视交叉；3. 乳头体；4. 垂体柄；5. 鞍背；6. 垂体；7. 蝶窦；8. 斜坡。

二、MRI 解剖

（一）横断面
1. 经垂体上缘的横断面（图 1-81）

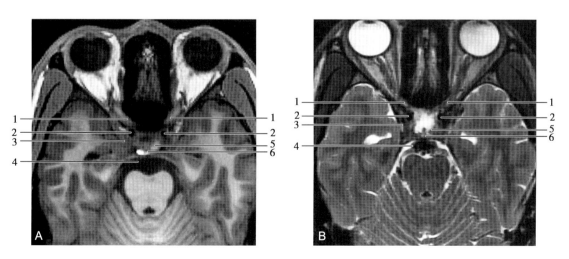

图 1-81　经垂体上缘的横断面 MRI 图
A. T_1WI；B. T_2WI。
1. 视神经；2. 颈内动脉；3. 海绵窦；4. 桥池；5. 垂体；6. 鞍背。

2. 经垂体中部的横断面（图 1-82）

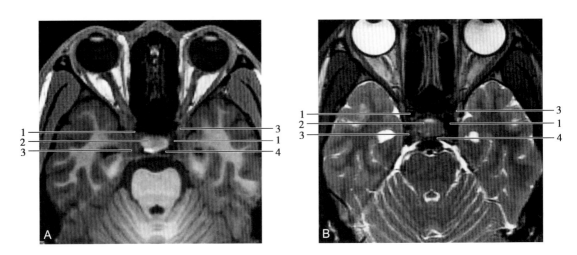

图 1-82 经垂体中部的横断面 MRI 图

A. T_1WI；B. T_2WI。

1. 颈内动脉；2. 垂体；3. 海绵窦；4. 鞍背。

3. 经海绵窦下缘的横断面（图 1-83）

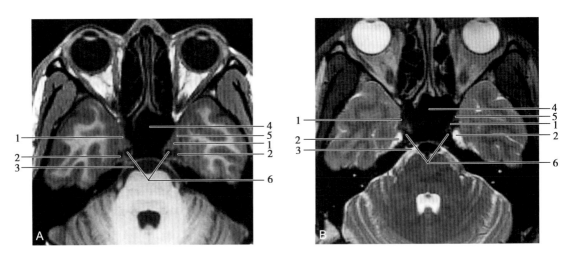

图 1-83 经海绵窦下缘的横断面 MRI 图

A. T_1WI；B. T_2WI。

1. 海绵窦；2. 三叉神经腔；3. 桥池；4. 蝶窦；5. 上颌神经；6. 颈内动脉。

（二）冠状断面

1. 经垂体中部的冠状断面（图 1-84）

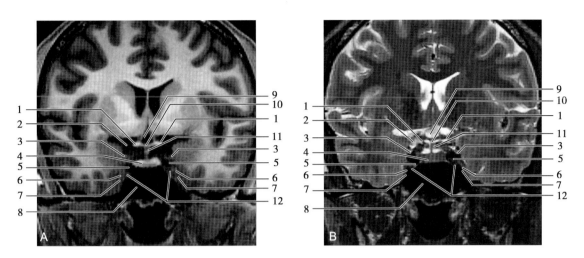

图 1-84　经垂体中部的冠状断面 MRI 图
A. T_1WI；B. T_2WI。

1. 视束；2. 鞍上池；3. 动眼神经；4. 垂体；5. 颈内动脉；6. 眼神经；7. 上颌神经；8. 蝶窦；9. 第三脑室；
10. 视交叉；11. 垂体柄；12. 海绵窦。

2. 经三叉神经腔的冠状断面（图 1-85）

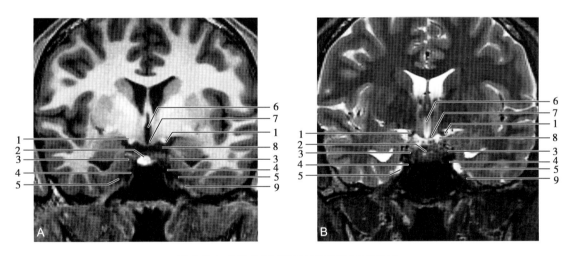

图 1-85　经三叉神经腔的冠状断面 MRI 图
A. T_1WI；B. T_2WI。

1. 视束；2. 垂体后叶；3. 海绵窦；4. 颈内动脉；5. 三叉神经腔；6. 第三脑室；7. 灰结节；8. 鞍上池；9. 下颌神经。

（三）矢状断面
经蝶鞍区正中的矢状断面（图 1-86）

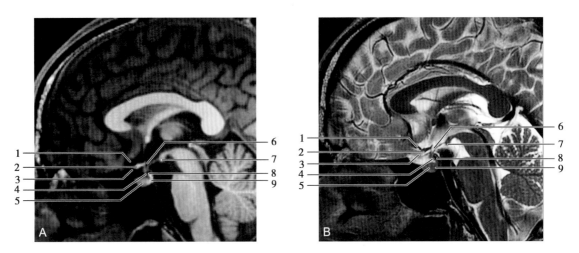

图 1-86　经蝶鞍区正中的矢状断面 MRI 图

A. T$_1$WI；B. T$_2$WI。

1.大脑前动脉；2.视交叉；3.交叉池；4.垂体柄；5.垂体；6.漏斗隐窝；7.乳头体；8.鞍背；9.垂体后叶。

（胡春洪　许昌　黄文华）

第二章 头 颈 部

第一节 概述

一、境界与分区

头颈部以下颌骨下缘、下颌角、乳突尖、上项线和枕外隆凸的连线为界分为头部和颈部。

头部（head）分颅和面两部分。面颅位于脑颅的前下部，容纳视觉、嗅觉和味觉器官，面颅为面部和面侧区，面部主要由眶、鼻腔、口腔以及深部的鼻咽和口咽组成。面侧区主要有腮腺和咀嚼肌等组织器官，以及颌面部唯一的关节——颞下颌关节。

颈部（neck）介于头部、胸部和上肢之间，并与它们相连，以胸骨的颈静脉切迹、胸锁关节、锁骨上缘和肩峰至第 7 颈椎棘突的连线与胸部和上肢分界。颈部分为前方的固有颈部和后方的项部两部分。位于两侧斜方肌前缘之间和脊柱颈段前方的部分称为固有颈部，即通常所指的颈部。两侧斜方肌前缘之后与脊柱颈段之间的部分称为项部，也称颈后区，属于脊柱区的一部分。固有颈部又以胸锁乳突肌的前缘、后缘为界，分为颈前区、胸锁乳突肌区和颈外侧区（图 2-1）。颈前区位于颈前正中线、下颌骨下缘和胸锁乳突肌前缘之间，以舌骨为标志，分为舌骨上区和舌骨下区。前者包括颏下三角和左、右下颌下三角；后者包括颈动脉三角和肌三角。颈外侧区位于胸锁乳突肌后缘、斜方肌前缘和锁骨中 1/3 段上缘之间，又称颈后三角。借肩胛舌骨肌分为后上部的枕三角和前下部的锁骨上三角（锁骨上大窝）。胸锁乳突肌区即为该肌所覆盖的区域。

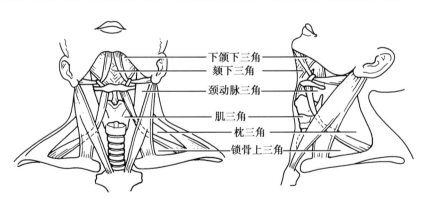

图 2-1 颈部的分区

二、标志性结构

除第一章已述标志性结构外，尚有下述标志性结构对头颈部结构的定位具有重要意义。

1. **下颌角**（angle of mandible） 为下颌底与下颌支后缘相移行部分。下颌角处位置突出，骨质较薄，为骨折的好发部位。

2. **枕外隆凸**（external occipital protuberance） 位于枕骨后正中，为枕骨向后下的隆起，其深面有窦汇。

3. **上项线**（superior nuchal line） 为自枕外隆凸向两侧延伸至乳突的骨嵴，内面与横窦平齐。

4. 舌骨（hyoid bone） 呈 U 形,位于下颌骨颏隆凸的下后方,向后平对第 3、4 颈椎之间的椎间盘。

5. 甲状软骨（thyroid cartilage） 位于舌骨体下方,上缘平对第 4 颈椎椎体上缘,颈总动脉在此高度分为颈内动脉和颈外动脉。在前正中线上,甲状软骨前角上端向前突起形成喉结（laryngeal prominence）,喉结上端更突出,在成年男性特别明显,在女性几乎看不见。

6. 环状软骨（cricoid cartilage） 位于甲状软骨下方,下方有气管相连。环状软骨弓可触及,其两侧平对第 6 颈椎横突,是喉与气管、咽与食管的分界标志。

7. 颈动脉结节（carotid tubercle） 即第 6 颈椎横突末端前方明显的隆起,颈总动脉行经其前方。在胸锁乳突肌前缘中点,平环状软骨弓处以拇指向后压迫,可将颈总动脉压向颈动脉结节,阻断颈总动脉血流。其可作为头面部出血时的临时压迫止血点。

8. 胸锁乳突肌（sternocleidomastoid） 表面被覆皮肤和颈阔肌,其间有颈外静脉、耳大神经和颈横神经以及颈筋膜浅层。该肌起始端两头之间称为锁骨上小窝,位于胸锁关节上方。头向一侧屈,面部转向对侧或仰头时,可见此肌轮廓,是颈部分区的标志。

9. 锁骨上三角（supraclavicular triangle） 是锁骨中 1/3 段上方的凹陷,窝底可扪及锁骨下动脉的搏动、臂丛和第 1 肋。

10. 胸骨上窝（suprasternal fossa） 位于颈静脉切迹上方的凹陷处,是触诊气管的部位。

三、头颈部结构的配布特点

头部结构分为不成对的中线结构和左右对称的成对结构。颅是头部骨架,且提供头颈部多个肌的附着点。颅底有许多神经和血管出入的孔道。面部以壁薄的面颅骨作为支架,围成眶、鼻腔和口腔等。面部中线有不成对的鼻腔和口腔,双侧主要为成对的眼眶、四对鼻旁窦、三对大唾液腺等。面部的浅层有表情肌和丰富的神经、血管,面侧区的重要结构包括腮腺、咀嚼肌及颌面部的结缔组织间隙,感染时炎症等易于相互蔓延。

颈部结构比较复杂,颈部的支持结构是脊柱的颈段,肌多纵行,不仅可使头颈产生复杂灵活的运动,还参与呼吸、吞咽和发音等生理活动;消化管和呼吸道的颈段及甲状腺等位于脊柱颈段的前方,其两侧有纵行排列的大血管和神经;颈根部有胸膜顶、肺尖以及进出胸廓上口的血管和神经干等;颈部各结构之间形成大量组织间隙,间隙内填充有疏松结缔组织;颈部淋巴结较多,主要沿浅静脉和深部血管、神经排列。

第二节　头颈部解剖

一、耳

耳（ear）又称前庭蜗器（vestibulocochlear organ）。耳的结构细小,构造复杂,包括外耳、中耳和内耳（图 2-2）,大部分位于颞骨内。

（一）外耳

外耳（external ear）包括耳郭、外耳道和鼓膜三部分。

1. 耳郭（auricle） 位于头部的两侧,外侧面为不规则的凹面,略朝向前方,有许多隆起和凹陷。其主要形态结构包括:耳轮、对耳轮、三角窝、耳舟(舟状窝)、耳甲、耳轮脚、耳甲艇、耳甲腔、耳屏、对耳屏、耳垂。其中,耳甲艇位于颞骨道上三角的表面,深面为乳突窦。耳甲腔通入外耳门。耳郭的颅面有与外侧面凹陷相对的凸起,且依此命名,如耳甲隆起、三角窝隆起等。

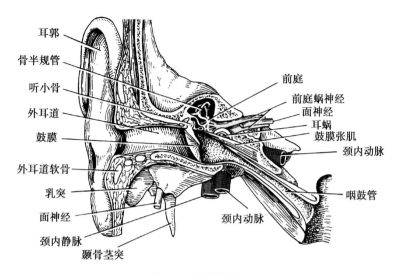

图 2-2 耳的模式图

2. **外耳道**（external acoustic meatus） 为从外耳门到鼓膜的弯曲管道,包括外侧的软骨部和内侧的骨性部,后者是由颞骨鳞部和颞骨鼓部构成的椭圆形短管。外耳道有两个狭窄部位,一个位于软骨部和骨性部的交界处,另一个位于骨性部距耳甲底约 2cm 处,称为峡。外耳道内侧端由呈斜位的鼓膜封闭,故外耳道的底和前壁较顶壁和后壁长。

3. **鼓膜**（tympanic membrane） 为薄而半透明的椭圆形膜,分为松弛部和紧张部。鼓膜周缘大部分以纤维软骨环附着于鼓膜沟。鼓膜因锤骨柄牢固地附着在其内面的中心而凸出,最凸出处称为鼓膜脐。

（二）中耳

中耳（middle ear）位于外耳与内耳之间,由鼓室、咽鼓管、乳突窦和乳突小房构成,充满从鼻腔经咽鼓管进入的气体。

1. **鼓室**（tympanic cavity） 由 6 个壁围成,是颞骨岩部内含气的不规则小腔。

（1）鼓室的壁

1）上壁:为鼓室盖,是颞骨岩部前面的薄骨板,分隔鼓室与颅腔,并向后延伸为乳突窦的顶,向前覆盖鼓膜张肌半管。

2）下壁:又称颈静脉壁,是狭窄而凸起的薄骨板,分隔鼓室与颈内静脉球。下壁的近内侧处有一小孔,有舌咽神经的分支鼓室神经通过。

3）前壁:又称颈动脉壁,即颈动脉管的后壁,借此薄骨壁分隔鼓室与颈内动脉,有上颈鼓神经、下颈鼓神经、鼓支或颈动脉丛的分支穿过。前壁上部有鼓膜张肌半管和咽鼓管骨部开口,两管向前下内斜行,开口于颞骨鳞部和鼓部的交角处。

4）后壁:为乳突壁,其上方有乳突窦的入口,窦口下方有锥隆起（pyramidal eminence）,锥隆起的内下方为鼓窦（tympanic sinus）。

5）内侧壁:又称迷路壁,即内耳的外侧壁。其中部隆起为岬。岬的后上方有卵圆形的前庭窗（fenestra vestibuli）,由镫骨底封闭。岬的后下方有圆形的蜗窗（fenestra cochleae）,由第二鼓膜封闭。

6）外侧壁:由鼓膜和鼓室上隐窝的外侧骨壁构成。鼓室以鼓膜紧张部上缘、下缘平面为界,自上向下依次分为上鼓室（鼓室上隐窝）、中鼓室和下鼓室三部分。

（2）听小骨（auditory ossicles）:为鼓室内的结构,包括锤骨、砧骨和镫骨 3 块,将声波由鼓膜通过鼓室传至前庭窗。锤骨附着于鼓膜,镫骨底附着在前庭窗周缘,砧骨悬于两者之间,并构成关节。

2. **咽鼓管**（auditory tube） 是鼓室通向鼻咽的管道。

3. **乳突窦**（mastoid antrum） 为颞骨岩部内的一个含气窦，其前壁的上部有乳突窦口，内侧有外骨半规管，前下方有面神经管降部，后方有乙状窦，顶为鼓室盖，底部有数个开口与乳突小房相通。乳突窦的外侧壁由颞骨鳞部的道后突组成，是鼓室手术的常用入路。在成年人其位置相当于颅外面的道上三角区，可经耳甲艇触及。该三角的上界为乳突上嵴，位于颅中窝底的平面；前下界构成了外耳道的后上缘，与面神经管降部的位置相当；后界由外耳道后缘的后垂直切线形成，位于乙状窦的前方。

4. **乳突小房**（mastoid cell） 是乳突部的许多含气小房，向前经乳突窦与鼓室相通。

（三）内耳

内耳（internal ear）位于颞骨岩部一系列相互连接的腔隙构成的迷路内，由骨迷路和膜迷路组成，含有听觉和平衡觉感受器。

1. **骨迷路**（bony labyrinth） 由前庭、骨半规管和耳蜗组成，三者均为内衬骨膜的腔隙，内含膜迷路。

（1）前庭（vestibule）：是骨迷路的中央部分，位于鼓室的内侧、耳蜗的后方和骨半规管的前方。其主要形态结构包括前庭窗（椭圆窗）、球囊隐窝、前庭嵴、蜗管隐窝、椭圆囊隐窝、前庭锥体、前庭水管内口。前庭锥体和椭圆囊隐窝区与内耳道的前庭上区相对应。

（2）骨半规管（bony semicircular canals）：为位于前庭后上方的3个半环形的骨管，相互垂直排列，其膨大的末端称为壶腹。前骨半规管位于颞骨岩部弓状隆起的深面，与岩部的长轴垂直而弓向上方，与大脑颞叶的枕颞沟相对应。后骨半规管弓向后方，垂直走行，与颞骨岩部的后面几乎平行。后骨半规管的上端与前骨半规管的后脚合成总骨脚。外骨半规管弓向后外方。

（3）耳蜗（cochlea）：位于前庭的前方，是迷路的最前部，形似蜗牛壳。蜗顶为朝向鼓室内侧壁的前上区；蜗底朝向内耳道底，有很多孔供蜗神经通过。其主要形态结构包括蜗轴、蜗螺旋管、骨螺旋板、蜗管（中阶）、前庭阶、鼓阶、蜗顶、蜗孔、蜗水管内口。

2. **膜迷路**（membranous labyrinth） 是套在骨迷路内封闭的膜性管和囊，分为椭圆囊和球囊、膜半规管以及蜗管三部分。

（1）椭圆囊（utricle）和球囊（saccule）：位于骨迷路的前庭部。椭圆囊是一个不规则的、椭圆形的膨大的囊，经由"Y"形的椭圆球囊管的一个狭长的连合管连接较小的球囊，另有一侧支进入内淋巴管，通向位于颞骨岩部的内淋巴囊。

（2）膜半规管（membranous semicircular duct）：外膜半规管、前膜半规管和后膜半规管的行程与相应的骨半规管一致，其周缘大部分紧贴于骨半规管壁，直径约为骨半规管的1/4。前、后膜半规管的内侧端合成总膜脚进入椭圆囊，膜半规管有相应的膜壶腹。膜壶腹与椭圆囊之间较短的部分称为膜壶腹脚。壶腹膜壁上有一突起的中心区为壶腹嵴，是位觉感受器，能感受头部任意方向倾斜的旋转变速运动的刺激。

（3）蜗管（cochlear duct）：为一个沿骨性耳蜗走行的螺旋形管道，被前庭阶和鼓阶包围，在沿着耳蜗长轴走行的横断面上呈三角形，蜗管上端是封闭的盲端，附着于蜗顶，下端向内侧走行，变窄进入连合管，与球囊相通。基底膜上方有耳蜗的感觉上皮，称为螺旋器，即 Corti 器。

二、眼

眼（eye）也称为视器（visual organ），由眼球和眼副器共同构成（图 2-3）。

（一）眼球

眼球（eyeball）是眼的主要部分，位于眶内前部。

1. **眼球壁** 自外向内依次是眼球纤维膜、眼球血管膜和视网膜。

（1）眼球纤维膜（fibrous tunic of eyeball）：由角膜和巩膜组成。他们共同形成一个保护性的、

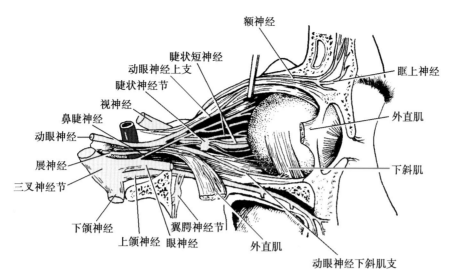

图 2-3 眼球及眶内附属结构

封闭性的囊。角膜（cornea）是眼球纤维膜前部透明的部分，无血管。在角膜缘连接处由巩膜向前凸出，呈穹窿状隆起。巩膜（sclera）是眼球纤维膜后部乳白色不透明的部分，后部有视神经穿出巩膜。

（2）眼球血管膜（vascular tunic of eyeball）：又称为葡萄膜（uvea），是由虹膜、睫状体和脉络膜共同形成的一个连续结构，具有营养眼球内组织和遮光的作用。虹膜（iris）位于眼球血管膜的最前部，呈圆盘形，中央有圆形的瞳孔（pupil）。睫状体（ciliary body）位于角膜和巩膜移行处的内面，通过睫状小带固定晶状体，并经收缩其平滑肌来调节晶状体的曲度。脉络膜（choroid）是一薄且富含血管的色素层，位于眼球的后 5/6。脉络膜覆盖巩膜内表面并向前延伸至锯状缘，在视盘处与视神经周围的脑蛛网膜相延续。

（3）视网膜（retina）：位于眼球后内面，夹在脉络膜与玻璃体之间，向前止于锯状缘。在视神经的起始部有一椭圆形的盘状结构，称为视盘，也称为视神经乳头。在视盘的中央颞下侧是中央视网膜，临床上称为黄斑，由 4 个同心区组成，从内到外依次是中央小凹、中央凹、中央凹旁、中央凹周。中央视网膜外侧的视网膜为外周视网膜。

2. 眼球的内容物 包括房水、晶状体和玻璃体，具有通过传递和折射光线在视网膜形成图像的作用。

（1）房水（aqueous humor）：是由睫状体上皮产生的无色透明液体，从后房经瞳孔流向前房，再经虹膜角膜角进入巩膜静脉窦汇入睫前静脉。也可从前房经睫状肌间进入睫状体外层和脉络膜外层间隙，被导流眼球血管膜的血管吸收。

（2）晶状体（lens）：是一被囊包着的透明的双凸体，具有调节眼焦距的作用。晶状体被睫状突环绕，并通过发自睫状体平坦部的纤维所形成的睫状小带连接到睫状突。

（3）玻璃体（vitreous body）：无色，其内容物主要是水，周围是胶状的均匀层。在后方与视网膜相接触；在前方与睫状体、睫状小带和晶状体相邻。

（二）眼副器

眼副器（accessory organs of eye）为保护、运动和支持眼球的结构，主要包括眼睑、结膜、泪器、眼外肌、眶脂体和眶筋膜等。

1. 眼睑（eyelids） 位于眼球的前方，分上睑和下睑，由眼轮匝肌收缩实现闭合。睑裂的两端分别称为内眦和外眦。

2. 结膜（conjunctiva） 是覆盖于眼睑内面薄而透明的黏膜，按部位分为睑结膜、球结膜和结膜穹窿。当眼睑闭合时，整个结膜形成囊性腔隙，称为结膜囊。

3. **泪器**（lacrimal apparatus） 由泪腺和泪道组成。泪腺位于眼眶外上方的泪腺窝内，包括眶部和眼睑部。泪道包括泪点、泪小管、泪囊和鼻泪管。其中，鼻泪管是一膜性管道，由泪囊向下，走行在由上颌骨、泪骨和下鼻甲围成的骨管中，由膨大的孔向前开口于下鼻道。

4. **眼外肌**（extraocular muscle） 是眼的运动结构，共7块，包括上睑提肌、4个直肌和2个斜肌。

（1）上睑提肌：起自视神经管前上方的蝶骨小翼下，向前下行于上直肌上方，止于上睑板和上睑皮肤。

（2）眼直肌：包括内直肌、外直肌、上直肌、下直肌。其共同起自环绕视神经管上缘、内侧缘和下缘的总腱环。此纤维环向外侧延续，越过眶上裂的下部和内侧部，附着于蝶骨大翼边缘的结节。4个直肌向前行走的方向与名称一致，通过其腱膜附着于角膜缘后方的巩膜。

（3）眼斜肌：包括上斜肌和下斜肌。上斜肌起自视神经管和上直肌附着处上内方的蝶骨体，向前穿过附着于额骨的环状滑车，随后在上直肌下方向后外转折，在上直肌和外直肌之间止于眼球赤道外象限内的巩膜。下斜肌起自上颌骨眶面鼻泪沟外侧，在下直肌和眶底之间向后外上行，止于眼球后赤道后的后下外象限的巩膜。

5. **眶脂体**（adipose body of orbit） 是眼眶内的脂肪组织，填充在眼球、眼外肌和骨膜之间，并在前面由眶隔限制。

6. **眶筋膜**（orbital fasciae） 包括眶骨膜、眼球筋膜鞘、眼肌筋膜鞘和眶隔。其中，眼球筋膜鞘又称Tenon囊，是一层较薄的筋膜，该鞘包绕眼球的大部，向前通过结缔组织松散地附着于巩膜，向后与视神经的硬膜鞘相连接，分隔眶脂体并形成眼窝。

（三）眶

眶（orbit）为底朝前外、尖向后内的一对四棱锥形骨性深腔。眶可分上壁（顶壁）、下壁（底壁）、内侧壁和外侧壁，容纳眼球和附属结构。

1. **上壁** 主要由额骨眶板和蝶骨小翼构成。在前外侧有一狭窄的深窝，称为泪腺窝，容纳泪腺。视神经管位于蝶骨小翼的根部，其内侧与蝶骨体的内侧相连，连接眶顶和颅中窝，内含视神经及其鞘突和眼动脉。

2. **下壁** 主要由上颌骨的眶板构成，薄而大，形成上颌窦的顶。在前外侧与颧骨相接，后内侧与腭骨眶突相接。其后方凭眶下裂与外侧壁分隔。眶下裂上方为蝶骨大翼，下方为上颌骨和腭骨眶突，外侧是颧骨；向后通入颞下窝和翼腭窝，有上颌神经、眶下神经及其伴行血管通过。裂中部有前行的眶下沟，向前导入眶下管，并在面部开口于眶下孔。眶下沟、眶下管和眶下孔内含有眶下神经和血管。

3. **内侧壁** 由前向后由上颌骨额突、泪骨、筛骨眶板和蝶骨体构成，为方形且最薄。两内侧壁几乎是平行的，在其前下份有一长圆形窝，容纳泪囊，称为泪囊窝，此窝向后下经鼻泪管通鼻腔。

4. **外侧壁** 由蝶骨大翼和颧骨额突构成，是眶最厚的壁。外侧壁和上壁在眶前部持续相连，在后部被眶上裂分开，眶上裂位于蝶骨大翼和蝶骨小翼之间，其内侧是蝶骨体。眶上裂连接颅腔和眼眶，有动眼神经、滑车神经、展神经、眼神经的分支和眼上静脉通过。

三、鼻及鼻旁窦

鼻（nose）是呼吸道的起始部，分外鼻、鼻腔和鼻旁窦3部分（图2-4）。鼻腔部分支架骨中含有含气空腔，统称为鼻旁窦。

（一）外鼻

外鼻（external nose）位于面部中央，以鼻骨和鼻软骨为支架，其主要形态结构有鼻根、鼻尖、鼻翼孔。

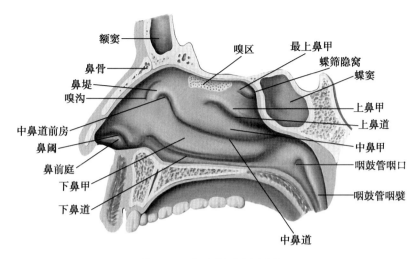

图 2-4 鼻腔外侧壁（右侧）

（二）鼻腔

鼻腔（nasal cavity）为口腔顶与颅底之间的间隙。鼻腔被鼻中隔分为左、右两腔。鼻腔与鼻旁窦相通，并经鼻后孔通向鼻咽部。鼻腔以鼻阈为界分为鼻前庭和固有鼻腔。固有鼻腔包括顶、底、内侧壁和外侧壁。鼻腔顶自前向后由鼻骨、额骨、筛骨的筛板和蝶骨体构成。鼻腔底主要由上颌骨腭突构成。内侧壁是鼻中隔，后者由筛骨垂直板、犁骨和鼻中隔软骨构成。外侧壁的前下方为上颌骨，后部为腭骨垂直板，上部为筛骨迷路。外侧壁上有 3 个大小不同的隆起，即上鼻甲、中鼻甲、下鼻甲。上鼻甲和中鼻甲是筛骨迷路的内侧突起。下鼻甲是一弯曲而薄的独立骨，并与上颌骨鼻面和腭骨垂直板相连。在 3 个鼻甲的下方对应上鼻道、中鼻道、下鼻道。有的人可出现最上鼻甲，位于蝶筛隐窝的外侧壁上，它与上鼻甲之间的沟称为最上鼻道。

（三）鼻旁窦

鼻旁窦（paranasal sinus）包括额窦、蝶窦、筛窦和上颌窦，位于同名骨内，通过小孔开口于鼻腔侧壁。窦壁内被覆黏膜，与鼻腔黏膜相接续，具有明显增加声音共鸣的作用。

1. 额窦（frontal sinus） 位于眉弓的后面，额骨的内板和外板之间。左右各一，大小不等。每侧额窦位于一个三角形区域的深面，其三个点分别是鼻根、鼻根上方 3cm，眶上缘内 1/3 和外 2/3 的交点。每侧的额窦经筛漏斗开口于中鼻道或半月裂孔内侧。

2. 蝶窦（sphenoidal sinus） 是位于蝶骨体内的两个大而不规则的空腔，居于鼻腔上部的后方，与后筛窦毗邻。每侧蝶窦从其前壁较高的位置开口于同侧的蝶筛隐窝。蝶窦可分为 3 种主要类型：①鞍型：最常见类型，窦腔以不同距离超过鞍结节；②鞍前型：窦腔偶尔向后延伸，但不超过鞍结节；③鼻甲型：罕见类型，窦腔小，在蝶鞍前约有 1cm 厚的骨松质与蝶窦分隔。

3. 筛窦（ethmoidal sinus） 是位于筛骨迷路内的许多薄壁小腔，居于鼻腔上部和眶之间，与眶腔仅借很薄的筛骨迷路板或筛骨眶板分隔。小腔的数目和大小不恒定，每侧可有 3 个大窦和 18 个小窦。根据部位分为前、中、后三群筛窦。前群和中群开口于中鼻道（亦可将两者合并为前群）。后群筛窦开口于上鼻甲，紧靠视神经管和视神经。

4. 上颌窦（maxillary sinus） 是最大的鼻旁窦，几乎占据了整个上颌骨体。上颌窦呈三角锥体形，共有 5 个壁。内侧壁构成鼻腔外侧壁的大部分。底壁由上颌骨的牙槽突和部分腭突构成。顶由眶底的大部分构成。前壁由上颌骨的前面构成。后壁由上颌骨的颞下面构成。上颌窦常开口于筛漏斗的下部，进而经半月裂孔（该裂隙构成钩突上缘以上的区域）通向中鼻甲。

四、咽喉

（一）咽

咽（pharynx）为漏斗状肌黏膜性管道，长约 12cm，上起颅底外面，下至环状软骨下缘（第 6 或第 7 颈椎椎体水平），与食管相续。以腭帆游离缘和会厌上缘平面分咽腔为鼻咽、口咽、喉咽三部分（图 2-5）。

1. 鼻咽（nasopharynx） 位于软腭上方，鼻后孔后方，为腭帆游离缘平面以上的部分，侧壁上有咽鼓管圆枕、咽鼓管咽口和咽隐窝。经鼻后孔通鼻腔，经咽鼓管与中耳鼓室相通。鼻咽与口咽可经位于软腭后缘和咽后壁之间的咽峡相交通。

2. 口咽（oropharynx） 为食物和空气的共同通道，介于腭帆游离缘和会厌上缘平面之间，以腭舌弓为界，是面向舌的咽部，经口咽峡通口腔。前面有舌会厌正中襞和会厌谷，外侧壁由腭咽弓和腭扁桃体组成，后方相对于第 2 颈椎和第 3 颈椎上部水平。

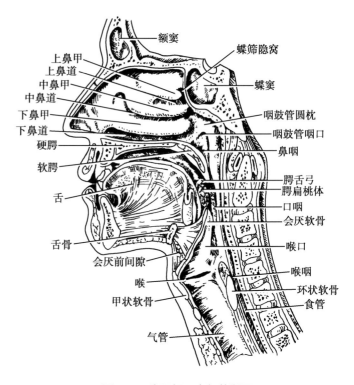

图 2-5　头颈部正中矢状断面

3. 喉咽（laryngopharynx） 位于喉全长的后方，上起会厌上缘，以舌会厌外侧襞与口咽分界，下至环状软骨下缘，向下与食管相续。在喉口的两侧有梨状隐窝。喉咽经喉口与喉相通。

（二）喉

喉（larynx）位于颈前部中份，向上开口于喉咽，并成为喉咽的前壁，向下与气管相接续，平对第 3~6 颈椎高度，以软骨为支架，借软骨连结、喉肌和黏膜构成喉腔，既是呼吸道，又是发音器官（图 2-6）。

1. 喉的软骨 包括不成对的甲状软骨、环状软骨、会厌软骨和成对的杓状软骨等。

（1）甲状软骨（thyroid cartilage）：由两侧板在前面愈合而成，主要结构有前角、喉结、上切迹、上角和下角。

（2）环状软骨（cricoid cartilage）：喉软骨中唯一完整的环形软骨，包括狭窄、弯曲的环状软骨弓和宽阔、扁平的环状软骨板。

（3）会厌软骨（epiglottic cartilage）：形如树叶，上圆下尖，被覆黏膜构成会厌。

（4）杓状软骨（arytenoid cartilage）：呈三棱锥体形，与环状软骨上缘的外侧部相关节。底的前方突起为声带突，后外侧突起为肌突。

2. 喉的连结

（1）环杓关节（cricoarytenoid joint）：由杓状软骨底和环状软骨板上缘外侧部的关节面之间形成的一对滑膜关节，可使杓状软骨在垂直轴上作旋转运动，使声门裂开大或缩小。

（2）环甲关节（cricothyroid joint）：由甲状软骨下角和环状软骨侧面形成的滑膜关节，使甲状软骨在冠状轴上作前倾和复位运动，致使声带紧张或松弛。

（3）弹性圆锥（conus elasticus）：又称环声膜或环甲膜，张于环状软骨上缘、甲状软骨前角后

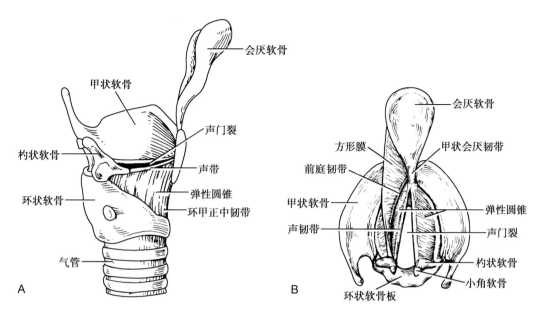

图 2-6 喉的软骨及其连结
A. 外侧面观;B. 上面观。

面中部和杓状软骨声带突之间,其上缘游离,水平方向增厚,称为声韧带。弹性圆锥的前份中部较厚,称为环甲正中韧带。

(4)方形膜(quadrangular membrane):附于甲状软骨后面、会厌软骨侧缘和杓状软骨前内侧,其下缘游离形成前庭韧带(vestibular ligament)。

另外,还有甲状舌骨膜连于甲状软骨和舌骨之间,以及环状软骨气管韧带连于环状软骨下缘和第 1 气管软骨之间。

3. 喉肌 分为喉外肌和喉内肌。

(1)喉外肌:将喉与周围的组织相连,其主要功能是在发声和吞咽时使喉在垂直位上运动,影响喉的长度和口径,导致发音的改变,包括附着于舌骨下的肌(甲状舌骨肌、肩胛舌骨肌、胸骨舌骨肌)和咽下缩肌。

(2)喉内肌:包括环甲肌、环杓后肌、环杓侧肌、杓横肌、杓斜肌、杓会厌肌、甲杓肌及其附属部分、声带肌等,具有改变声门裂大小、调节声带紧张和改变喉口的作用,以调节通气和发音。

4. 喉腔(laryngeal cavity) 上经喉口与喉咽相通,下连气管与肺相通(图 2-7)。喉口由会厌上缘、杓状会厌襞和杓间切迹等围成。喉腔侧壁上具有前后方向的上、下两对黏膜皱襞,上面一对称前庭襞(又称假声带),下面一对称声带(又称声襞)。两侧前庭襞之间的裂隙称前庭裂;两侧声带及杓状软骨底和声带突之间的裂隙称声门裂,其前 2/3 为膜间部,是喉腔最狭窄的部位。喉腔还借前庭裂和声门裂平面分为喉前庭、喉中间腔和声门下腔三部分。喉中间腔向两侧延伸,位于前庭襞和声带之间的梭形隐窝称喉室。声韧带、声带肌和喉黏膜共同构成声带,声带和声门裂合称声门。

五、甲状腺及甲状旁腺

(一) 甲状腺

甲状腺(thyroid gland)是内分泌器官,位于颈前正中,喉与气管上部的前面和两侧(图 2-8)。甲状腺可分为左叶、右叶和中间的峡部,约半数的人存在从甲状腺峡向上伸出的锥状叶。甲状腺峡常位于第 2~4 气管软骨环的前面。甲状腺侧叶的后内侧与喉、气管、咽、食管和喉返神经等相邻;后外侧与颈动脉鞘和颈交感干等毗邻。

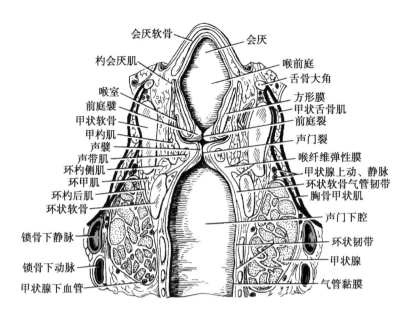

图 2-7　喉的冠状断面解剖结构示意图（前半后面观）

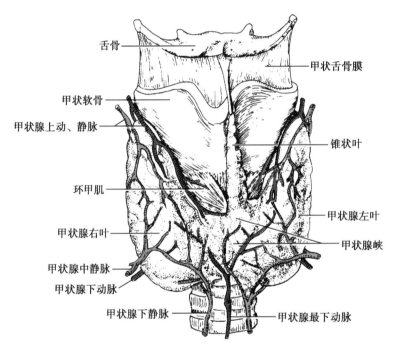

图 2-8　甲状腺及其血管（前面观）

　　甲状腺的血供丰富,动脉包括来自颈外动脉的甲状腺上动脉和来自锁骨下动脉的甲状颈干的甲状腺下动脉,有的人还有甲状腺最下动脉;静脉包括汇入颈内静脉的甲状腺上静脉、甲状腺中静脉和注入头臂静脉的甲状腺下静脉。

　　（二）甲状旁腺

　　甲状旁腺（parathyroid gland）位于甲状腺侧叶真、假被膜之间,也可埋入甲状腺实质内或背膜外的结缔组织中,通常为上、下两对扁椭圆形小体,黄豆粒大小。甲状旁腺分泌甲状旁腺激素,有升高血钙、调节钙磷代谢的作用。

六、颈部筋膜及筋膜间隙

（一）颈部筋膜

颈部筋膜分为颈浅筋膜和颈深筋膜。颈浅筋膜位于真皮和颈深筋膜之间的疏松组织,含有大量脂肪以及颈阔肌等。颈深筋膜又称颈筋膜,包绕颈部的肌和脏器,可分为浅、中、深三层（图 2-9、图 2-10）。颈动脉鞘（carotid sheath）为颈深筋膜包绕颈总动脉、颈内动脉、颈内静脉、迷走神经和颈袢而形成的结构,并与相邻的筋膜层借疏松结缔组织相联系。颈部的筋膜各层在舌骨上、下形成很多间隙,这些间隙都是潜在性的,由疏松结缔组织填充。

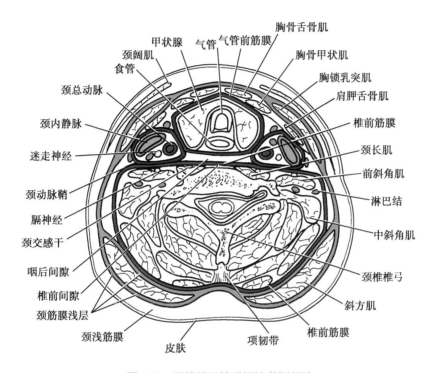

图 2-9　颈筋膜及筋膜间隙（横断面）

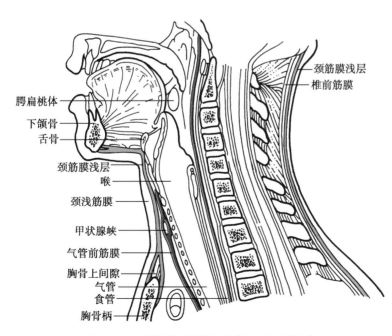

图 2-10　颈筋膜及筋膜间隙（正中矢状断面）

57

（二）筋膜间隙

1. 胸骨上间隙（suprasternal space） 为颈筋膜浅层在胸骨柄上方 3~4cm 分为深、浅两层时形成的筋膜间隙，向下分别附着于胸骨柄的前缘、后缘以及锁间韧带，经胸锁乳突肌后方与锁骨上间隙相通。间隙内有少量的结缔组织、颈前静脉的下部、颈静脉弓、胸锁乳突肌胸骨头，有时还有淋巴结。

2. 气管前间隙（pretracheal space） 位于气管前筋膜与气管颈部之间，上自舌骨和附着于舌骨的条状肌及其筋膜、甲状软骨，向下至上纵隔的前部。内有甲状腺峡、气管前淋巴结、甲状腺下静脉、甲状腺奇静脉丛、甲状腺最下动脉、头臂干（或称无名动脉）及左头臂静脉，小儿气管前间隙内有胸腺上部。

3. 咽后间隙（retropharyngeal space） 位于颊咽筋膜与椎前筋膜之间，间隙内充满疏松结缔组织。该间隙向上达颅底，向下通后纵隔，其外侧为颈动脉鞘；其延伸至咽外侧壁的部分，称为咽旁间隙，内有淋巴结及疏松结缔组织。

4. 椎前间隙（prevertebral space） 位于椎前筋膜与脊柱之间，其内有颈长肌、头长肌和颈交感干及少许疏松结缔组织。

5. 下颌下间隙（submandibular space） 在下颌下三角内，其顶为覆盖下颌舌骨肌下面的筋膜，底为颈筋膜浅层，其前、后界分别为二腹肌的前、后腹。间隙内主要有下颌下腺及其周围的神经、血管和淋巴结等。此间隙经下颌舌骨肌后缘与舌下间隙相通，并向后通至咽旁间隙。

七、颈部淋巴结

颈部的淋巴结（lymph node）和淋巴管（lymphatic vessel）较为丰富，除收集头颈部淋巴外，还收集部分胸部和上肢的淋巴。根据颈部淋巴结所在部位和排列方向，可分为颈上部淋巴结和颈部淋巴结两大淋巴结群（图 2-11）。

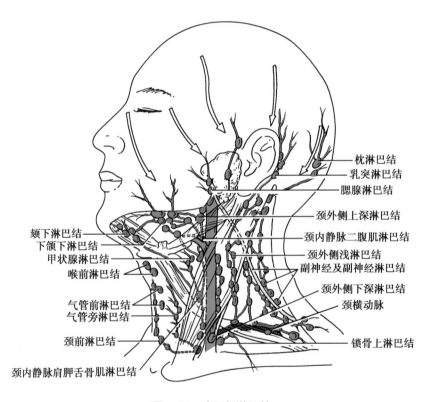

枕淋巴结
乳突淋巴结
腮腺淋巴结
颈外侧上深淋巴结
颈内静脉二腹肌淋巴结
颈外侧浅淋巴结
副神经及副神经淋巴结
颈外侧下深淋巴结
颈横动脉
锁骨上淋巴结

颏下淋巴结
下颌下淋巴结
甲状腺淋巴结
喉前淋巴结
气管前淋巴结
气管旁淋巴结
颈前淋巴结
颈内静脉肩胛舌骨肌淋巴结

图 2-11 头颈部淋巴结

（一）颈上部淋巴结

此群淋巴结又称头部淋巴结,位置较浅,位于头、颈部交界处,主要引流头面部淋巴,其输出管直接或间接注入颈外侧深淋巴结群。自后向前包括枕淋巴结、乳突淋巴结、腮腺淋巴结、下颌下淋巴结、颏下淋巴结五群。

（二）颈部淋巴结

位置较深,常沿血管、神经或器官附近纵行排列,其输出管组成颈干。左、右颈干分别汇入胸导管或右淋巴导管。颈部淋巴结主要包括颈前淋巴结及颈外侧淋巴结。

1. 颈前淋巴结（anterior cervical lymph node）　位于颈动脉鞘及舌骨和胸锁乳突肌前缘之间。可分为颈前浅淋巴结和颈前深淋巴结。

（1）颈前浅淋巴结:沿颈前静脉排列,收纳舌骨下区浅淋巴管回流的淋巴,其输出管注入颈外侧下深淋巴结,或直接注入锁骨上淋巴结。

（2）颈前深淋巴结:位于颈部器官周围,包括喉前淋巴结、甲状腺淋巴结、气管前淋巴结和气管旁淋巴结,输出管注入颈外侧深淋巴结。

2. 颈外侧淋巴结（lateral cervical lymph node）　以颈筋膜浅层为界分为颈外侧浅淋巴结和颈外侧深淋巴结。

（1）颈外侧浅淋巴结:位于胸锁乳突肌表面,沿颈外静脉排列,收纳枕部、耳后及腮腺淋巴结引流的淋巴,输出管注入颈外侧深淋巴结。

（2）颈外侧深淋巴结:主要沿颈内静脉排列的淋巴结群,上达颅底,下至颈根部。通常以肩胛舌骨肌下腹为界,分为上、下两群。颈外侧上深淋巴结位于胸锁乳突肌的深面,颈内静脉上段周围,包括颈内静脉二腹肌淋巴结、颈内静脉肩胛舌骨肌淋巴结、副神经淋巴结;颈外侧下深淋巴结沿颈内静脉下段排列,包括锁骨上淋巴结、咽后淋巴结。

第三节　耳影像解剖

一、CT 解剖

（一）横断面

1. 经颈动脉管的横断面（图 2-12）　岩尖部可见颈动脉管,为自岩尖向外后方走行的较粗骨性管道。颈动脉管外侧为咽鼓管,咽鼓管骨部为含气管道。颈静脉窝位于颈动脉管后方,形态不规则。鼓室位于颈动脉管外侧,正常时含气,向外与外耳道相通。鼓膜正常时不易清楚显示,为细线状软组织影,分隔鼓室与外耳道,炎症时可增厚。外耳道前下方为颞下颌关节。外耳道后方为颞骨乳突部,其内可见含气乳突小房。

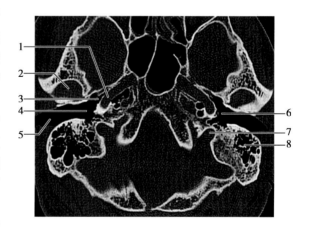

图 2-12　经颈动脉管的横断面 CT 图
1. 颈动脉管;2. 颞下颌关节;3. 咽鼓管;4. 鼓膜;
5. 外耳道;6. 鼓室;7. 颈静脉窝;8. 乳突小房。

2. 经蜗窗的横断面（图 2-13）　蜗窗位于耳蜗的后下缘,表现为耳蜗底周后壁上一个较小凹陷。耳蜗内后方可见蜗水管,为内口较宽、外口较窄,呈喇叭状的骨性管道,双侧对称,呈倒"八"字形。鼓室内近前外侧壁可见点状骨性密度影,为锤骨颈,其后方的横行条形骨性密度影为砧骨长脚。鼓室后壁乳突内可见面神经管乳突段的断面,管壁骨质较厚,管内呈软组织密度,气化型及硬化型乳突较好辨认。

3. 经耳蜗的横断面(图 2-14)　耳蜗为螺旋形结构,分为底周、中周及顶周,正常时在该层面至少应见到两周螺旋形结构。耳蜗外侧壁向鼓室内的突起为匙突。砧骨长脚内侧点状骨性密度影为镫骨,二者之间的缝隙为砧镫关节。镫骨前、后脚偶可显示。鼓室后壁可见向前的尖状突起,为锥隆起。锥隆起内侧、鼓室后壁形成一个凹陷,称为鼓室窦或鼓室隐窝,又称锥隐窝。锥隆起外侧、鼓室后壁形成一个凹陷,称为面神经隐窝或面隐窝,其内有面神经管第二膝通过。耳蜗内后方可见蜗水管。

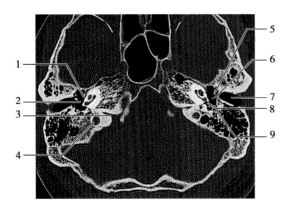

图 2-13　经蜗窗的横断面 CT 图
1. 耳蜗;2. 鼓室;3. 蜗水管;4. 颈静脉窝;
5. 锤骨颈;6. 砧骨长脚;7. 外耳道;8. 蜗窗;
9. 面神经管。

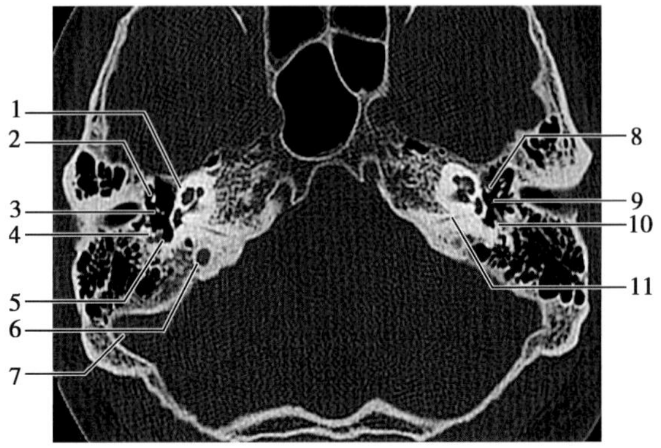

图 2-14　经耳蜗的横断面 CT 图
1. 耳蜗;2. 锤骨颈;3. 砧镫关节;4. 面神经管
第二膝;5. 鼓室窦;6. 颈静脉窝;7. 乙状窦;
8. 匙突;9. 镫骨;10. 锥隆起;11. 蜗水管。

4. 经前庭窗的横断面(图 2-15)　鼓室腔内可见两块听小骨,锤骨头呈类圆形,居前方;砧骨体及砧骨短脚呈三角形,居后方,砧骨短脚指向后外方。锤骨头与砧骨体之间的缝隙为砧锤关节。颞骨岩部内侧可见骨性管道,为内耳道。内耳道底部与耳蜗底周相邻。耳蜗外侧缘可见由前内走向后外方的细长骨性管道,为面神经管鼓室段,部分管壁可不完整。耳蜗后外方骨迷路中椭圆形低密度区为前庭,其外侧骨壁可见一缺口为前庭窗,前庭窗有时可见一细线状骨性密度影为镫骨足板,可表现为不连续。前庭后方可见由前内向后外方斜行的条形骨管影,与颞骨岩部长轴平行,为后骨半规管断面。

5. 经外骨半规管的横断面(图 2-16)

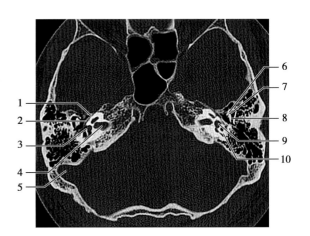

图 2-15　经前庭窗的横断面 CT 图
1. 耳蜗;2. 面神经管鼓室段;3. 前庭窗;4. 内
耳道;5. 乙状窦;6. 锤骨头;7. 砧锤关节;8. 砧
骨;9. 前庭;10. 后骨半规管。

该层面上外骨半规管可完整显示,表现为环形骨管,其内侧为前庭上部。外骨半规管后方的点状骨管断面为后骨半规管的断面。前庭后方颞骨岩部后缘可见一斜行骨管,前方为盲端,为前庭水管,双侧较对称,呈“八”字形。于内耳道底的前上缘可见面神经管迷路段,向前外方走行,至外侧增宽,形成膝状神经节,即面神经管第一膝。膝状神经节神经纤维向后、外、下方转折,进入面神经管鼓室段,位于外骨半规管的下方。该层面显示内耳道较完全,可呈管状、喇叭状或壶腹状,以管状居多,正常双侧基本对称,宽度多在 4~6mm 范围。乳突窦(鼓窦)为上鼓室后方扩大的气腔,经乳突窦入口与上鼓室相通,乳突窦入口为一狭长的气道。乳突窦内可见由前内向外后走行的岩鳞隔,为细线状的骨性结构。

6. 经前骨半规管的横断面(图 2-17) 此层面前骨半规管断面为环形骨管影,前方为前脚,后方为后脚,其后脚与后骨半规管上脚共脚,称为总骨脚。在前骨半规管前、后脚之间可见一横行低密度线穿过,此结构为弓下动脉管,或称岩乳管。此层面向上层面,前骨半规管呈条形骨管影,由前外走向后内,与颞骨岩部长轴垂直。

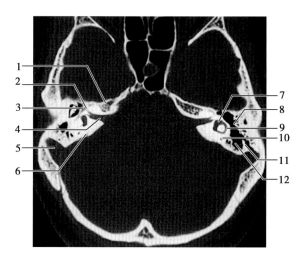

图 2-16 经外骨半规管的横断面 CT 图
1. 岩尖;2. 面神经管迷路段;3. 面神经管第一膝;4. 内耳道;5. 乙状窦;6. 前庭水管;7. 前庭;8. 乳突窦入口;9. 外骨半规管;10. 后骨半规管;11. 岩鳞隔;12. 乳突窦。

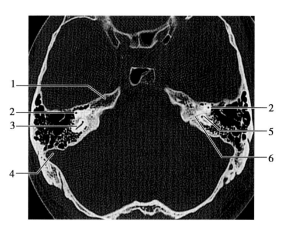

图 2-17 经前骨半规管的横断面 CT 图
1. 岩尖;2. 前骨半规管;3. 后骨半规管;4. 乙状窦;5. 总骨脚;6. 弓下动脉管。

(二)冠状断面

由前向后,依次如下所示。

1. 经岩尖的冠状断面(图 2-18) 岩尖部致密骨性密度影为耳蜗前部。耳蜗下方圆形管道为颈动脉管。耳蜗外侧可见部分鼓室。颞骨岩部与枕骨之间的骨缝为岩枕裂。

2. 经耳蜗的冠状断面(图 2-19) 正常时在该层面可见到两周耳蜗螺旋形结构。耳蜗下方

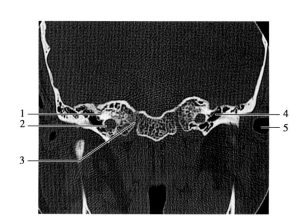

图 2-18 经岩尖的冠状断面 CT 图
1. 耳蜗;2. 颈动脉管;3. 岩枕缝;4. 鼓室;5. 外耳道。

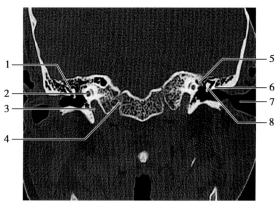

图 2-19 经耳蜗的冠状断面 CT 图
1. Prussak 间隙;2. 耳蜗;3. 颈动脉管;4. 岩枕缝;5. 面神经管第一膝;6. 鼓室盾板;7. 外耳道;8. 锤骨。

的管状骨性结构为颈动脉管。膝状神经节即面神经管第一膝(膝部)位于耳蜗的外上方,紧邻耳蜗边缘,呈条形。在此层面略后层面,面神经管呈两个小环形影,两个小环形影位置接近,形似眼镜,内侧者为面神经管迷路段,外侧者为面神经管鼓室段。鼓室内可见锤骨,鼓膜隐约可见,锤骨柄紧邻鼓膜。上鼓室外壁下部逐渐变尖,并向内下方延伸指向鼓室,该结构称为鼓室盾板。锤骨与鼓室外侧壁之间存在一条形含气间隙,称 Prussak 间隙。

3. 经前庭窗的冠状断面(图 2-20) 骨迷路中心可见类椭圆形低密度影,为前庭;其上方条形低密度影为前骨半规管前脚,外侧条形低密度影为外骨半规管前脚。外骨半规管前脚下缘可见点状低密度影,为面神经管鼓室段的断面,有时骨管管壁可不完整,面神经在外骨半规管下缘形成一切迹。前庭外侧壁偏下方有一缺口,为前庭窗,前庭窗有时可见一细线状骨性密度影,为镫骨足板,可表现为不连续影。前庭下方弧形低密度影为耳蜗的底周。前庭内侧骨性管道为内耳道,可呈管状、喇叭状或壶腹状,以管状居多,正常双侧基本对称,上下垂直径宽度多为 3~5mm。内耳道底部可见横行骨嵴,为横嵴,将内耳道分为上、下两部分。鼓室内听小骨呈 L 形,外侧较长部分为砧骨,内侧较短部分为镫骨头及镫骨前、后脚的重叠影像,指向前庭窗,砧镫关节为二者的连接处,即 L 的拐角处。前骨半规管外侧含气腔为乳突窦入口,其外上方可见向内下斜行的线状骨性密度影,为岩鳞隔。

4. 经蜗窗的冠状断面(图 2-21) 前庭下缘有一指向外下方的缺口,为蜗窗。前庭上方及外侧仍可见前骨半规管及外骨半规管断面。内耳道底部可见一较细骨性管道影,外侧达前庭下部,为单孔,其内走行后壶腹神经,为前庭下神经分支。

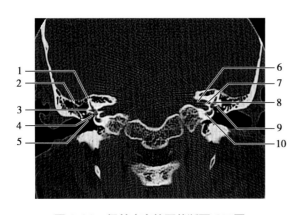

图 2-20 经前庭窗的冠状断面 CT 图
1. 前骨半规管;2. 岩鳞隔;3. 外骨半规管;
4. 前庭窗;5. 砧镫关节;6. 内耳道;7. 横嵴;
8. 前庭;9. 面神经管鼓室段;10. 耳蜗。

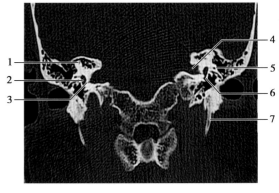

图 2-21 经蜗窗的冠状断面 CT 图
1. 前骨半规管;2. 前庭;3. 单孔;4. 内耳道;
5. 外骨半规管;6. 蜗窗;7. 颞骨茎突。

5. 经总骨脚的冠状断面(图 2-22) 前骨半规管后脚与后骨半规管上脚共脚形成总骨脚,总骨脚外侧横行的骨性管道为外骨半规管的后脚。前骨半规管顶端下方可见横行细线状低密度管道,为弓下动脉管。外骨半规管下缘骨性突起为锥隆起,其内侧为鼓室窦,外侧为面神经隐窝,其内有面神经管第二膝通过。颈静脉窝位于颞骨岩部下方,呈一类半圆形的骨性凹陷。

6. 经后骨半规管的冠状断面(图 2-23) 后骨半规管呈弧形骨性管道影,凸面向外侧。其下方可见垂直向下走行的骨管,为面神经管乳突段。枕骨大孔上方两侧可见颈静脉结节,其下骨性管道断面为舌下神经管。

(三)斜矢状断面

由内向外,重建基线平行于面神经管鼓室段(图 2-24)。

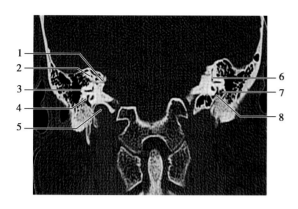

图 2-22　经总骨脚的冠状断面 CT 图

1. 弓下动脉管；2. 前骨半规管；3. 外骨半规管；4. 锥隆起；5. 颈静脉窝；6. 总骨脚；7. 面神经管第二膝；8. 鼓室窦。

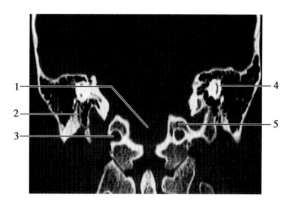

图 2-23　经后骨半规管的冠状断面 CT 图

1. 枕骨大孔；2. 面神经管乳突段；3. 舌下神经管；4. 后骨半规管；5. 颈静脉结节。

1. 经内耳道的斜矢状断面（图 2-25）　颞骨岩部内骨性管道断面为内耳道。颞骨岩部后部下缘细线状骨性管道为前庭水管。颞骨岩部下部为乳突部，其内可见含气的乳突小房。乳突前缘条形骨性管道为颈动脉管。乳突下缘类半圆形骨性凹陷为颈静脉窝。乳突后下方类半圆形骨性凹陷为乙状窦。

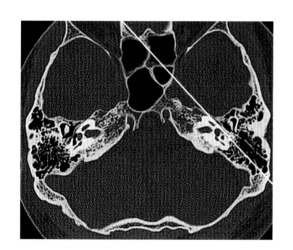

图 2-24　耳部 CT 斜矢状断面重建基线

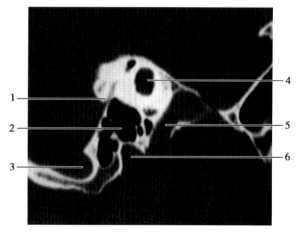

图 2-25　经内耳道的斜矢状断面 CT 图

1. 前庭水管；2. 乳突小房；3. 乙状窦；4. 内耳道；5. 颈动脉管；6. 颈静脉窝。

2. 经总骨脚的斜矢状断面（图 2-26）　内耳道中部可见一横行骨嵴，为横嵴，将内耳道分为上、下两部分。内耳道后方可见一细小骨性管道影，为单孔，其内走行后壶腹神经。内耳道前方弧形结构为耳蜗。内耳道后方为总骨脚，总骨脚上方为前骨半规管后脚，总骨脚后方为后骨半规管上脚，该层面可清楚显示二者融合形成总骨脚。总骨脚下方可见后骨半规管下脚。

3. 经前庭的斜矢状断面（图 2-27）　耳蜗呈螺旋状结构位于前部，其上方可见两个骨性管道断面，位于前方的为面神经管迷路段，位于后方的为前庭上神经管，耳蜗后方不规则形低密度区为前庭，向后突出的管状结构为外骨半规管内侧部分断面。前庭后方弧形骨性管道影为后骨半规管。颞骨岩部上缘的骨管断面为前骨半规管。

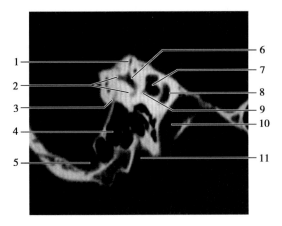

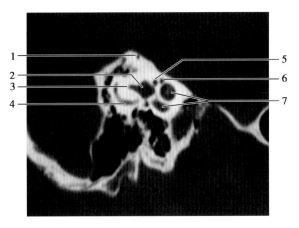

图 2-26　经总骨脚的斜矢状断面 CT 图

1. 前骨半规管；2. 后骨半规管；3. 前庭水管；4. 乳突小房；5. 乙状窦；6. 总骨脚；7. 横嵴；8. 耳蜗；9. 单孔；10. 颈动脉管；11. 颈静脉窝。

图 2-27　经前庭的斜矢状断面 CT 图

1. 前骨半规管；2. 前庭；3. 外骨半规管；4. 后骨半规管；5. 前庭上神经管；6. 面神经管迷路段；7. 耳蜗。

4. 经面神经管的斜矢状断面（图 2-28） 该层面显示面神经管最佳，可较完整地显示面神经管在颞骨内的走行。面神经管弯曲走行，最前上方较宽，为面神经管第一膝（膝部），向后延伸为水平走行略向下倾斜的鼓室段（水平段），位于外半规管下方，向下方转折处为面神经管第二膝，再向下延伸为乳突段（垂直段），其下端开口于茎乳孔。外骨半规管上方几乎与其垂直的骨性管道为前骨半规管。

5. 经上鼓室的斜矢状断面（图 2-29） 上鼓室内可见两块听小骨，锤骨居前部，上端为锤骨头，下方变细为锤骨柄。锤骨头后方与砧骨体相连，二者之间为砧锤关节。砧骨体后方与砧骨短脚相连，砧骨短脚后部逐渐变尖，指向砧骨窝。上鼓室下方为中鼓室，上鼓室前壁与中鼓室前壁之间的裂隙为岩鼓裂。中鼓室前壁上端向后形成的骨棘为鼓前棘，中鼓室后壁上端向前突出的骨棘为鼓后棘。上鼓室后方经乳突窦入口与乳突窦相通。

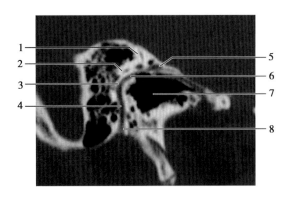

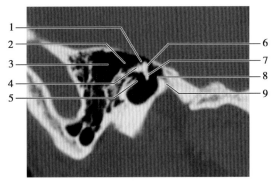

图 2-28　经面神经管的斜矢状断面 CT 图

1. 前骨半规管；2. 外骨半规管；3. 面神经管第二膝；4. 面神经管乳突段；5. 面神经管第一膝；6. 面神经管鼓室段；7. 鼓室；8. 茎乳孔。

图 2-29　经上鼓室的斜矢状断面 CT 图

1. 砧锤关节；2. 乳突窦入口；3. 乳突窦；4. 砧骨短脚；5. 鼓后棘；6. 锤骨头；7. 锤骨柄；8. 鼓前棘；9. 岩鼓裂。

二、MRI 解剖

（一）横断面

1. 经内耳道上部的横断面（图 2-30） 面神经内耳道段和前庭上神经几乎呈平行走行,面神经位于内耳道前方,前庭上神经位于后方,在内耳道内走行中二者位置关系几乎保持不变。横断面显示迷路动脉多为一半环形血管襻进入内耳道内。

2. 经内耳道下部的横断面（图 2-31） 蜗神经和前庭下神经呈 V 字形汇入前庭蜗神经总干,蜗神经位于前方,前庭下神经位于后方。

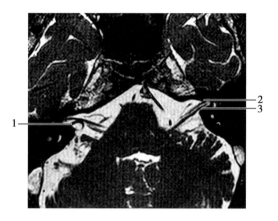

图 2-30 经内耳道上部的横断面 MRI 图（T₂WI）

1. 迷路动脉;2. 面神经;3. 前庭上神经。

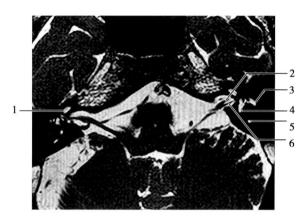

图 2-31 经内耳道下部的横断面 MRI 图（T₂WI）

1. 耳蜗;2. 蜗神经;3. 外骨半规管;4. 前庭;5. 后骨半规管;6. 前庭下神经。

（二）冠状断面

1. 经内耳道前部的冠状断面（图 2-32） 面神经内耳道段和蜗神经上下排列,呈双线状,面神经位于上方。

2. 经内耳道后部的冠状断面（图 2-33） 可见前庭上、下神经在内耳道中上下排列,呈 V 字形,前庭上神经位于上方。

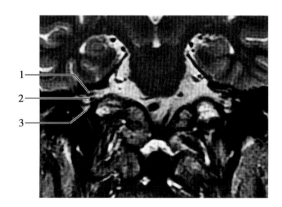

图 2-32 经内耳道前部的冠状断面 MRI 图（前部）

1. 面神经;2. 蜗神经;3. 耳蜗。

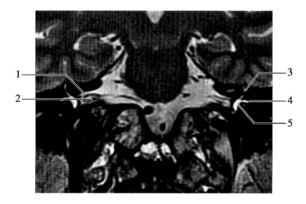

图 2-33 经内耳道后部的冠状断面 MRI 图（后部）

1. 前庭上神经;2. 前庭下神经;3. 前骨半规管;4. 外骨半规管;5. 前庭。

（三）斜矢状断面

重建基线垂直于内耳道长轴。

1. 经内耳道外侧的斜矢状断面（图 2-34） 内耳道内四条神经完全分离,面神经位于前上象限,前庭上神经位于后上象限,蜗神经位于前下象限,前庭下神经位于后下象限。前庭上、下神经的分离通常只能在接近内耳道底部见到。

2. 经内耳道内侧的斜矢状断面（图 2-35） 内耳门区四条神经位于内耳道的后下部较多见。蜗神经和前庭上、下神经融合成前庭蜗神经,断面可表现为新月形、逗号形、矩形或圆形,以新月形多见。蜗神经和前庭上、下神经形状可分辨,蜗神经和前庭上神经呈较粗圆形影,前庭下神经位于二者之间,为较细圆形影。面神经位于前庭蜗神经的前方、前上方或上方,以前方较多见,多位于前庭蜗神经形成的浅沟的前方。

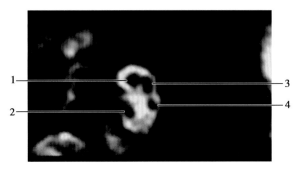

图 2-34　经内耳道外侧的斜矢状断面 MRI 图
1. 面神经;2. 蜗神经;3. 前庭上神经;4. 前庭下神经。

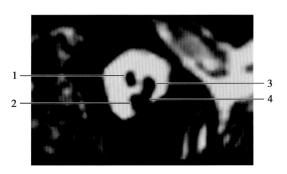

图 2-35　经内耳道内侧的斜矢状断面 MRI 图
1. 面神经;2. 蜗神经;3. 前庭上神经;4. 前庭下神经。

第四节　眼影像解剖

一、CT 解剖

（一）横断面
1. 经滑车的横断面（图 2-36）

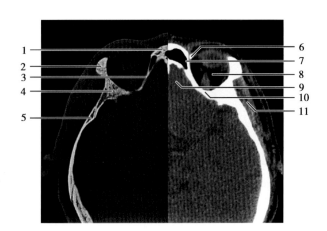

图 2-36　经滑车的横断面 CT 图
1. 额骨;2. 额骨眶突;3. 眼眶内壁;4. 蝶骨大翼;5. 颞骨鳞部;6. 滑车;7. 额窦;8. 眶内脂肪;9. 颅前窝;10. 眼眶上壁;11. 颞窝。

2. 经眼上静脉的横断面（图 2-37）

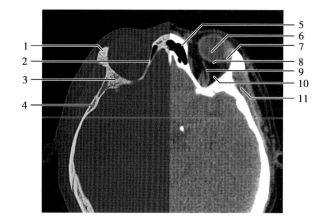

图 2-37 经眼上静脉的横断面 CT 图
1. 额骨眶突；2. 眼眶内壁；3. 蝶骨大翼；4. 颞骨鳞部；5. 额窦；6. 眼球；7. 泪腺；8. 眼球壁；9. 眼上静脉；10. 眶内脂肪；11. 颞窝。

3. 经上斜肌的横断面（图 2-38）

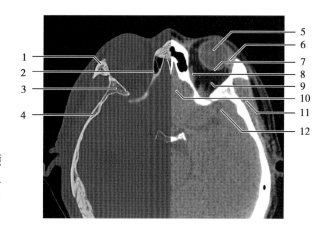

图 2-38 经上斜肌的横断面 CT 图
1. 额骨眶突；2. 眼眶内壁；3. 蝶骨大翼；4. 颞骨鳞部；5. 眼球；6. 泪腺；7. 眼球壁；8. 上斜肌；9. 眶内脂肪；10. 颅前窝；11. 颞窝；12. 颅中窝。

4. 经视神经管的横断面（图 2-39）

图 2-39 经视神经管的横断面 CT 图
1. 筛窦；2. 颧骨眶突；3. 蝶骨大翼；4. 眶尖；5. 眶上裂；6. 视神经管；7. 前床突；8. 前房；9. 晶状体；10. 泪囊；11. 泪腺；12. 玻璃体；13. 眼球壁；14. 内直肌；15. 视神经；16. 肌锥内间隙；17. 外直肌；18. 颞窝；19. 颅中窝。

5. 经眶上裂的横断面（图 2-40）

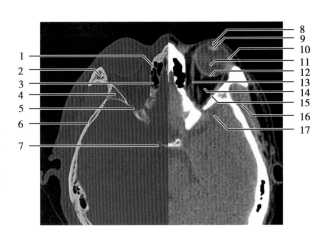

图 2-40　经眶上裂的横断面 CT 图
1. 眼眶内壁；2. 颧骨眶突；3. 筛窦；4. 蝶骨大翼；5. 眶上裂；6. 颞骨鳞部；7. 鞍背；8. 前房；9. 晶状体；10. 泪腺；11. 玻璃体；12. 眼球壁；13. 内直肌；14. 肌锥内间隙；15. 外直肌；16. 颞窝；17. 颅中窝。

6. 经眶下裂的横断面（图 2-41）

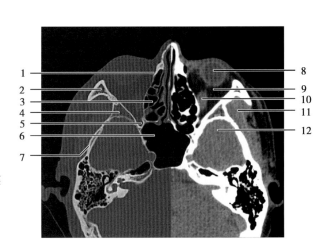

图 2-41　经眶下裂的横断面 CT 图
1. 眼眶内壁；2. 颧骨眶突；3. 筛窦；4. 蝶骨大翼；5. 眶下裂；6. 蝶窦；7. 颞骨鳞部；8. 眼球；9. 眶内脂肪；10. 下直肌；11. 颞窝；12. 颅中窝。

7. 经翼腭窝的横断面（图 2-42）

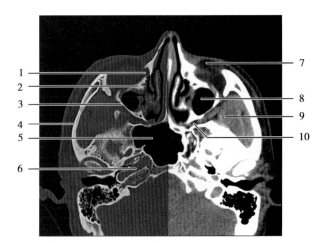

图 2-42　经翼腭窝的横断面 CT 图
1. 鼻泪管；2. 眼眶下壁；3. 上颌窦后壁；4. 颧弓；5. 蝶窦；6. 颈动脉管；7. 面部软组织；8. 上颌窦；9. 颞下窝；10. 翼腭窝。

（二）冠状断面
1. 经泪囊窝的冠状断面（图 2-43）

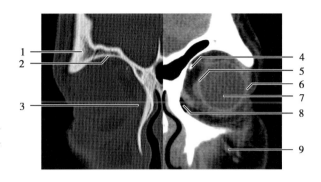

图 2-43　经泪囊窝的冠状断面 CT 图
1. 额骨眶突；2. 眼眶上壁；3. 泪囊窝；4. 滑车；5. 眼球壁；6. 泪腺；7. 眼球；8. 泪囊；9. 面部软组织。

2. 经下斜肌的冠状断面（图 2-44）

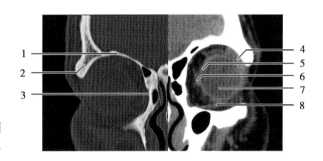

图 2-44　经下斜肌的冠状断面 CT 图
1. 眼眶上壁；2. 额骨眶突；3. 眼眶内壁；4. 泪腺；5. 眼球壁；6. 内直肌；7. 眼球；8. 下斜肌。

3. 经筛前动脉管的冠状断面（图 2-45）

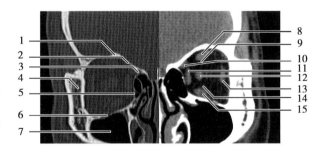

图 2-45　经筛前动脉管的冠状断面 CT 图
1. 眼眶上壁；2. 内上隅角；3. 筛前动脉管；4. 额骨眶突；5. 眼眶内壁；6. 眶下管；7. 上颌窦；8. 眼上肌群；9. 眼上静脉；10. 上斜肌；11. 内直肌；12. 视神经；13. 外直肌；14. 肌锥内间隙；15. 下直肌。

4. 经眶下裂前部的冠状断面（图 2-46）

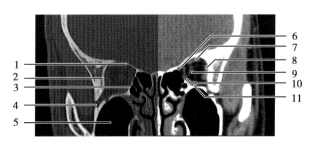

图 2-46　经眶下裂前部的冠状断面 CT 图
1. 眼眶上壁；2. 眼眶外壁；3. 眼眶内壁；4. 眶下裂；5. 上颌窦；6. 上斜肌；7. 眼上肌群；8. 外直肌；9. 视神经；10. 内直肌；11. 下直肌。

5. 经眶下裂后部的冠状断面（图 2-47）

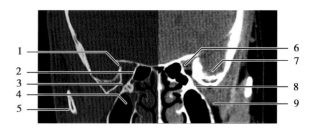

图 2-47　经眶下裂后部的冠状断面 CT 图
1. 眶上裂；2. 筛骨纸板；3. 眶下裂；4. 上颌窦；5. 颧弓；6. 眶尖；7. 颅中窝；8. 翼腭窝；9. 颞下窝。

二、MRI 解剖

（一）横断面
1. 经眼上肌群的横断面（图 2-48）

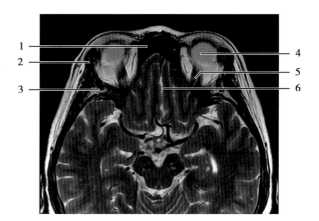

图 2-48　经眼上肌群的横断面 MRI 图
（T$_2$WI）
1. 额窦；2. 额骨眶突；3. 蝶骨大翼；4. 眼球；5. 眼上肌群；6. 颅前窝。

2. 经眼球上部的横断面（图 2-49）

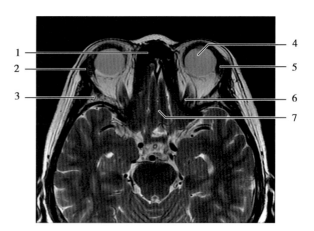

图 2-49　经眼球上部的横断面 MRI 图
（T$_2$WI）
1. 额窦；2. 额骨眶突；3. 蝶骨大翼；4. 眼球；5. 泪腺；6. 上直肌；7. 颅前窝。

3. 经眼球中部的横断面（图2-50）

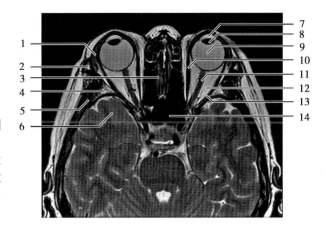

图 2-50　经眼球中部的横断面 MRI 图（T$_2$WI）

1. 泪腺；2. 颧骨眶突；3. 筛窦；4. 蝶骨大翼；5. 颞骨；6. 颅中窝；7. 前房；8. 晶状体；9. 玻璃体；10. 内直肌；11. 视神经；12. 肌锥内间隙；13. 外直肌；14. 蝶窦。

4. 经眼球下部的横断面（图2-51）

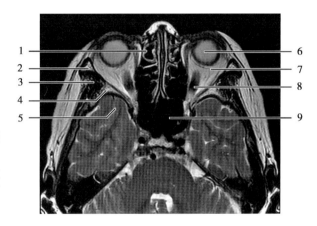

图 2-51　经眼球下部的横断面 MRI 图（T$_2$WI）

1. 筛窦；2. 颧骨眶突；3. 颞窝；4. 蝶骨大翼；5. 颅中窝；6. 眼球；7. 眶内脂肪；8. 下直肌；9. 蝶窦。

5. 经翼腭窝的横断面（图2-52）

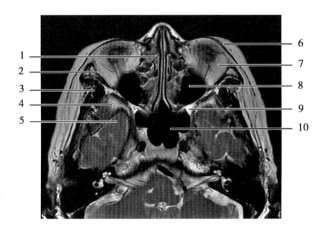

图 2-52　经翼腭窝的横断面 MRI 图（T$_2$WI）

1. 筛窦；2. 颧骨眶突；3. 颞窝；4. 蝶骨大翼；5. 颅中窝；6. 面部软组织；7. 眶内脂肪；8. 上颌窦；9. 翼腭窝；10. 蝶窦。

（二）冠状断面

1. 经下斜肌的冠状断面（图2-53）

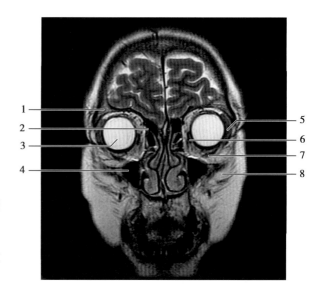

图2-53　经下斜肌的冠状断面MRI图
（T₂WI）

1. 额骨眶突；2. 筛窦；3. 眼球；4. 上颌窦；
5. 泪腺；6. 内直肌；7. 下斜肌；8. 面部软组织。

2. 经筛前动脉管的冠状断面（图2-54）

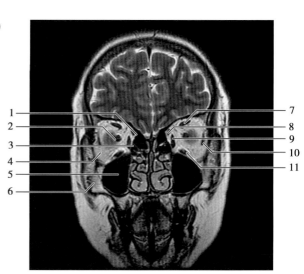

图2-54　经筛前动脉管的冠状断面
MRI图（T₂WI）

1. 筛前动脉管；2. 视神经；3. 筛窦；4. 肌锥内间隙；5. 上颌窦；6. 颧骨眶突；7. 上直肌；8. 上斜肌；9. 内直肌；10. 外直肌；
11. 下直肌。

3. 经眶下裂的冠状断面（图2-55）

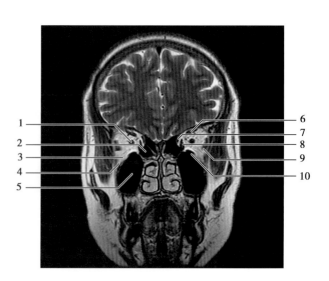

图2-55　经眶下裂的冠状断面MRI图
（T₂WI）

1. 视神经；2. 筛窦；3. 眶内脂肪；4. 眶下裂；5. 上颌窦；6. 上直肌；7. 上斜肌；8. 内直肌；9. 外直肌；10. 下直肌。

4. 经眶尖的冠状断面（图 2-56）

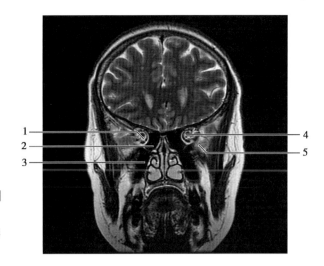

图 2-56　经眶尖的冠状断面 MRI 图
（T$_2$WI）
1. 眶尖；2. 筛窦；3. 上颌窦；4. 视神经；
5. 颅中窝。

5. 经视神经管颅口的冠状断面（图 2-57）

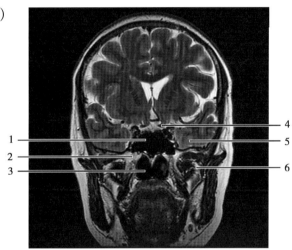

图 2-57　经视神经管颅口的冠状断面
MRI 图（T$_2$WI）
1. 蝶窦；2. 蝶骨翼突；3. 鼻腔；4. 视神经；
5. 颅中窝；6. 颞下窝。

第五节　鼻及鼻旁窦影像解剖

一、CT 解剖

（一）横断面

1. 经额窦的横断面（图 2-58）

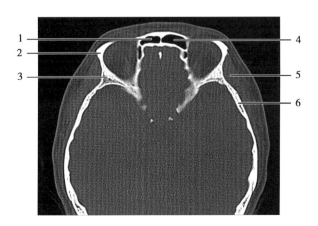

图 2-58　经额窦的横断面 CT 图
1. 额窦；2. 额骨眶突；3. 蝶骨大翼；4. 额
窦间隔；5. 颞窝；6. 颞骨鳞部。

2. 经筛窦上部的横断面（图 2-59）

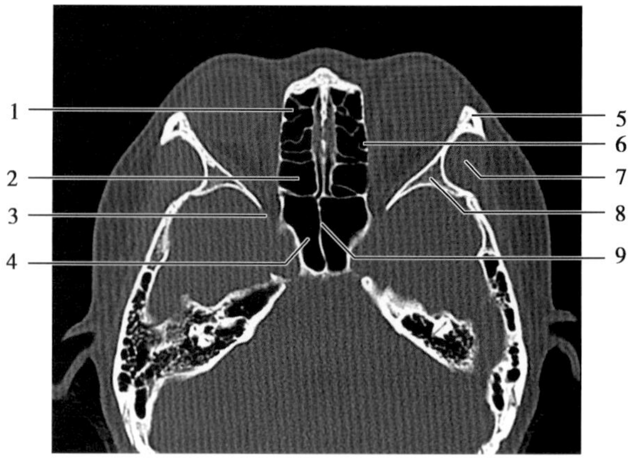

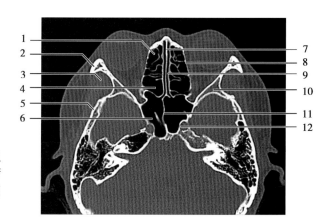

图 2-59　经筛窦上部的横断面 CT 图
1. 前组筛窦；2. 后组筛窦；3. 眶上裂；4. 蝶窦；5. 颧骨眶突；6. 筛骨纸板；7. 颞窝；8. 蝶骨大翼；9. 蝶窦间隔。

3. 经筛窦下部的横断面（图 2-60）

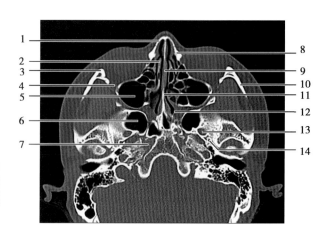

图 2-60　经筛窦下部的横断面 CT 图
1. 前组筛窦；2. 颧骨眶突；3. 颞窝；4. 后组筛窦；5. 颞骨鳞部；6. 蝶窦；7. 鼻中隔；8. 筛骨纸板；9. 鼻腔；10. 蝶骨大翼；11. 蝶窦间隔；12. 颈动脉管。

4. 经上颌窦上部的横断面（图 2-61）

图 2-61　经上颌窦上部的横断面 CT 图
1. 鼻骨；2. 上鼻甲；3. 颧骨眶突；4. 眶下裂；5. 上颌窦；6. 蝶窦；7. 破裂孔；8. 上颌骨额突；9. 鼻中隔；10. 颧弓；11. 总鼻道；12. 翼腭窝；13. 卵圆孔；14. 棘孔。

5. 经上颌窦中部的横断面（图 2-62）

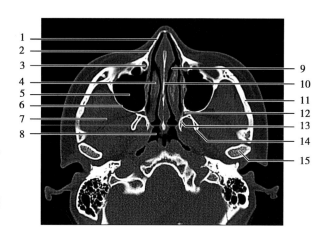

图 2-62 经上颌窦中部的横断面 CT 图
1. 鼻骨；2. 上颌骨额突；3. 鼻泪管；4. 中鼻甲；5. 上颌窦；6. 上颌窦后壁；7. 颞下窝；8. 鼻咽；9. 鼻腔；10. 骨性鼻中隔；11. 颧弓；12. 翼腭窝；13. 翼突内侧板；14. 翼突外侧板；15. 下颌骨髁突。

6. 经上颌窦底部的横断面（图 2-63）

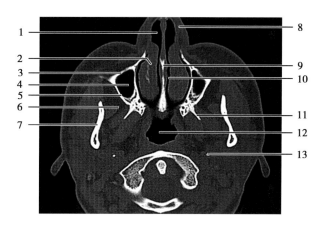

图 2-63 经上颌窦底部的横断面 CT 图
1. 鼻前庭；2. 下鼻甲；3. 上颌窦前壁；4. 上颌窦；5. 上颌窦后壁；6. 颞下窝；7. 下颌骨；8. 鼻翼；9. 鼻中隔；10. 鼻腔；11. 翼突外侧板；12. 鼻咽；13. 颞骨茎突。

（二）冠状断面
1. 经额窦的冠状断面（图 2-64）

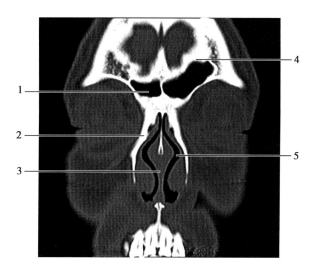

图 2-64 经额窦的冠状断面 CT 图
1. 额窦；2. 上颌骨额突；3. 鼻中隔；4. 额骨；5. 鼻腔。

2. 经鼻泪管的冠状断面（图 2-65）

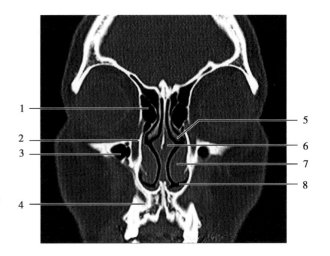

图 2-65　经鼻泪管的冠状断面 CT 图
1. 筛窦；2. 鼻泪管；3. 上颌窦；4. 上颌骨牙槽突；5. 中鼻甲；6. 鼻中隔；7. 下鼻甲；8. 下鼻道。

3. 经窦口鼻道复合体的冠状断面（图 2-66）

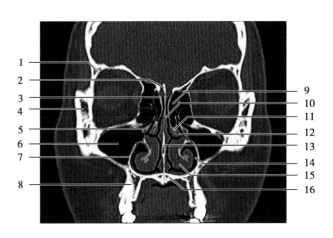

图 2-66　经窦口鼻道复合体的冠状断面 CT 图
1. 额骨眶突；2. 鸡冠；3. 筛板；4. 颧骨眶突；5. 钩突；6. 上颌窦；7. 上颌窦内壁；8. 上颌骨牙槽突；9. 筛窦；10. 总鼻道；11. 中鼻甲；12. 中鼻道；13. 鼻中隔；14. 下鼻道；15. 下鼻甲；16. 硬腭。

4. 经眶下裂的冠状断面（图 2-67）

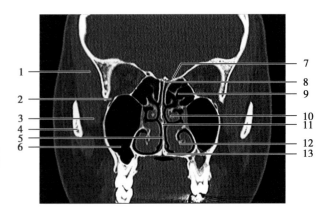

图 2-67　经眶下裂的冠状断面 CT 图
1. 颞窝；2. 眶下裂；3. 颞下窝；4. 颧弓；5. 总鼻道；6. 上颌窦；7. 颅前窝底；8. 嗅沟；9. 筛窦；10. 中鼻甲；11. 鼻中隔；12. 下鼻甲；13. 硬腭。

5. 经圆孔的冠状断面（图 2-68）

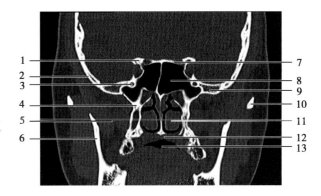

图 2-68　经圆孔的冠状断面 CT 图
1. 前床突；2. 颞骨鳞部；3. 圆孔；4. 蝶骨翼
突；5. 颞下窝；6. 下颌骨升支；7. 视神经管；
8. 蝶窦；9. 蝶骨大翼；10. 颧弓；11. 下鼻甲；
12. 软腭；13. 口腔。

6. 经卵圆窝的冠状断面（图 2-69）

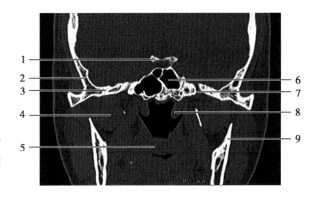

图 2-69　经卵圆窝的冠状断面 CT 图
1. 鞍背；2. 颞骨鳞部；3. 蝶骨大翼；4. 颞下
窝；5. 软腭；6. 蝶窦；7. 卵圆孔；8. 咽鼓管圆
枕；9. 下颌骨升支。

二、MRI 解剖

（一）横断面
1. 经额窦的横断面（图 2-70）

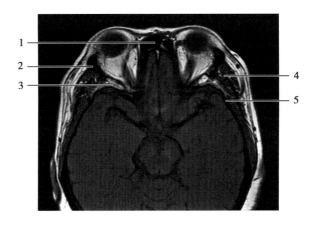

图 2-70　经额窦的横断面 MRI 图（T$_1$WI）
1. 额窦；2. 额骨眶突；3. 蝶骨大翼；4. 颞窝；
5. 颞骨鳞部。

2. 经筛窦上部的横断面（图2-71）

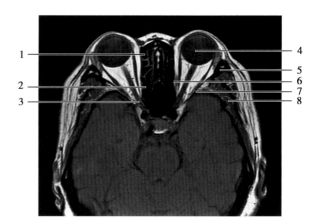

图 2-71　经筛窦上部的横断面 MRI 图
（T$_1$WI）
1. 前组筛窦；2. 后组筛窦；3. 眶尖；4. 眼球；5. 颧骨眶突；6. 眼眶内壁；7. 眼眶外壁；8. 颞窝。

3. 经筛窦下部的横断面（图2-72）

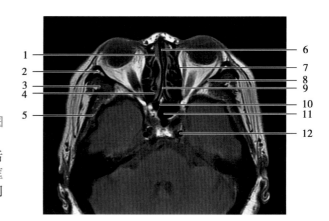

图 2-72　经筛窦下部的横断面 MRI 图
（T$_1$WI）
1. 前组筛窦；2. 颧骨眶突；3. 颞窝；4. 后组筛窦；5. 颞骨鳞部；6. 鼻中隔；7. 眼眶内壁；8. 眼眶外壁；9. 鼻腔；10. 蝶窦间隔；11. 蝶窦；12. 颈内动脉。

4. 经上颌窦上部的横断面（图2-73）

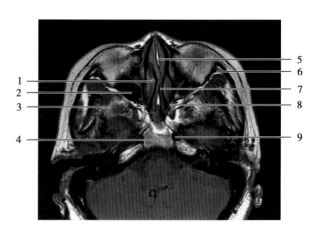

图 2-73　经上颌窦上部的横断面 MRI
图（T$_1$WI）
1. 中鼻甲；2. 上颌窦；3. 颞下窝；4. 斜坡；5. 鼻中隔；6. 颧骨眶突；7. 总鼻道；8. 翼腭窝；9. 颈内动脉。

5. 经上颌窦中部的横断面（图2-74）

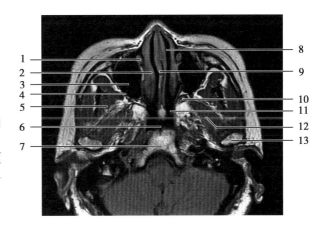

图 2-74 经上颌窦中部的横断面 MRI
图（T₁WI）

1.鼻泪管；2.下鼻甲；3.上颌窦；4.上颌窦后壁；5.颞下窝；6.鼻咽；7.斜坡；8.鼻腔；9.鼻中隔；10.翼腭窝；11.鼻后孔；12.翼外肌；13.下颌骨髁突。

6. 经上颌窦底部的横断面（图2-75）

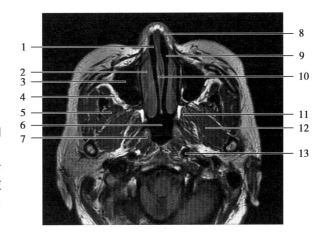

图 2-75 经上颌窦底部的横断面 MRI
图（T₁WI）

1.鼻前庭；2.下鼻甲；3.上颌窦；4.窦后脂肪间隙；5.颞下窝；6.鼻咽；7.咽鼓管圆枕；8.鼻翼；9.鼻腔；10.鼻中隔；11.翼内肌；12.翼外肌；13.颈内动脉。

（二）冠状断面
1. 经额窦的冠状断面（图2-76）

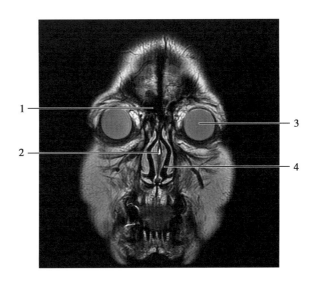

图 2-76 经额窦的冠状断面 MRI 图
（T₂WI）

1.额窦；2.鼻中隔；3.眼球；4.鼻腔。

2. 经前组筛窦的冠状断面(图 2-77)

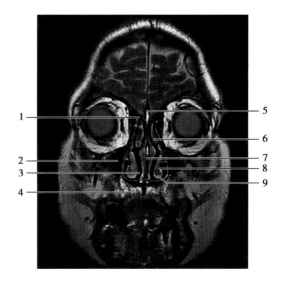

图 2-77　经前组筛窦的冠状断面 MRI 图
（T₂WI）

1. 筛窦；2. 上颌窦；3. 鼻腔；4. 上颌骨牙
槽突；5. 鸡冠；6. 中鼻甲；7. 鼻中隔；8. 下
鼻道；9. 下鼻甲。

3. 经窦口鼻道复合体的冠状断面(图 2-78)

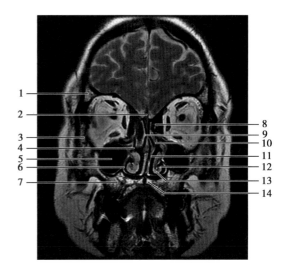

图 2-78　经窦口鼻道复合体的冠状断面
MRI 图（T₂WI）

1. 额骨眶突；2. 鸡冠；3. 颧骨眶突；4. 钩突；
5. 上颌窦；6. 上颌窦内壁；7. 上颌骨牙槽
突；8. 筛窦；9. 鼻中隔；10. 中鼻甲；11. 总
鼻道；12. 下鼻道；13. 下鼻甲；14. 硬腭。

4. 经眶下裂的冠状断面(图 2-79)

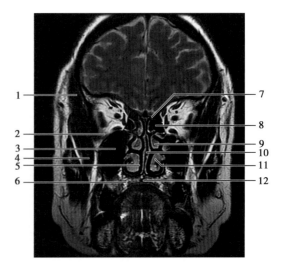

图 2-79　经眶下裂的冠状断面 MRI 图
（T₂WI）

1. 颞窝；2. 眶下裂；3. 上颌窦；4. 颞下窝；
5. 总鼻道；6. 上颌骨牙槽突；7. 颅前窝底；
8. 筛窦；9. 中鼻甲；10. 鼻中隔；11. 下鼻
甲；12. 硬腭。

5. 经后组筛窦的冠状断面（图 2-80）

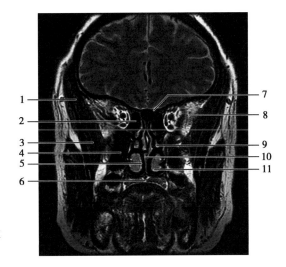

图 2-80　经后组筛窦的冠状断面 MRI 图
（T₂WI）

1. 颞窝；2. 后组筛窦；3. 颞下窝；4. 上颌窦；
5. 总鼻道；6. 硬腭；7. 颅前窝底；8. 蝶骨大
翼；9. 中鼻甲；10. 鼻中隔；11. 下鼻甲。

6. 经蝶窦的冠状断面（图 2-81）

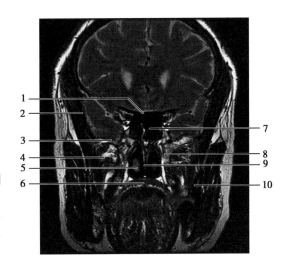

图 2-81　经蝶窦的冠状断面 MRI 图
（T₂WI）

1. 颅前窝底；2. 颞骨鳞部；3. 颅中窝底；
4. 颞下窝；5. 下鼻甲；6. 软腭；7. 蝶窦；
8. 蝶骨翼突；9. 鼻中隔；10. 下颌骨。

第六节　咽喉影像解剖

一、CT 解剖

（一）横断面

1. 经鼻咽的横断面（图 2-82）　此层面主要显示上颌窦中部及鼻咽部结构。鼻咽两侧壁可见咽鼓管圆枕对称性突入咽腔内，其前方可见咽鼓管咽口，鼻咽腔通过咽鼓管咽口、咽鼓管与中耳鼓室相通。咽鼓管圆枕后上方与咽后壁之间有一凹陷，称咽隐窝，呈闭塞或裂隙状，咽隐窝是鼻咽癌的好发部位，癌肿常向前侵蚀咽鼓管咽口，使中耳腔压力降低，腔内积液，导致分泌性中耳炎。咽隐窝外侧后方为脂肪间隙，称咽旁间隙，其后方可见颈内动脉和颈内静脉，寰椎前弓前方为头长肌。鼻咽顶部和后壁移行相连，呈倾斜的圆拱形，常合称顶后壁，此壁黏膜下有丰富的淋巴组织，称咽扁桃体，也称增殖体或腺样体，在儿童时期可呈生理性增大，幼儿时期发育较快，3~6岁时增生最旺盛，10 岁左右开始逐渐萎缩。

2. 经软腭的横断面（图 2-83） 该层面口咽腔呈不规则四边形，其前部主要为下颌骨和舌，下颌支前外侧可见粗大的咬肌，下颌支后侧可见腮腺，腮腺内含有大量脂肪成分，故在 CT 上呈低密度，其内可见颈外动脉、下颌后静脉及面神经穿过。它们在腮腺内的排列为：下颌后静脉和颈外动脉纵向平行，并位于颈外动脉外侧，面神经主干位于最外侧。软腭前部呈水平位，后部斜向下，称为腭帆，腭帆垂向下的突出称为腭垂或悬雍垂，位于口咽腔前部中央。

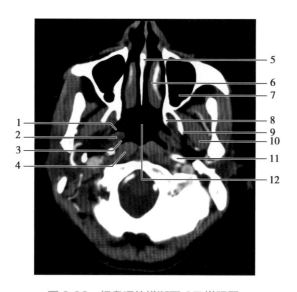

图 2-82 经鼻咽的横断面 CT 增强图
1. 咽鼓管咽口；2. 咽鼓管圆枕；3. 咽隐窝；
4. 头长肌；5. 鼻中隔；6. 下鼻甲；7. 上颌窦；
8. 翼突内侧板；9. 翼突外侧板；10. 翼外肌；
11. 颈内动脉；12. 鼻咽腔。

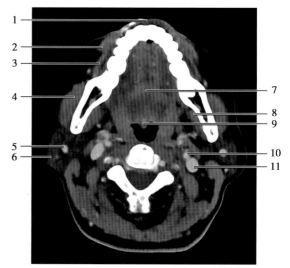

图 2-83 经软腭的横断面 CT 增强图
1. 上唇；2. 降口角肌；3. 口轮匝肌；4. 咬肌；
5. 下颌后静脉；6. 腮腺；7. 舌；8. 翼内肌；
9. 腭垂；10. 颈内动脉；11. 颈内静脉。

3. 经口咽的横断面（图 2-84） 该层面口咽断面近似方形，向前经咽峡通向口腔，后方为咽后壁。口咽上界为软腭，下界为会厌上缘水平。下颌骨断面呈弓形位于前部，构成口的前界，其正后方可见颏舌肌、舌下腺，后内方为下颌下间隙及位于其中的下颌下腺。下颌角与胸锁乳突肌之间的间隙为鳃裂囊肿的好发部位。口咽腔位于层面的中心，其后壁与椎前筋膜之间为咽后间隙。咽侧壁与胸锁乳突肌之间有颈动脉鞘。

4. 经会厌的横断面（图 2-85） 该层面下颌骨体部呈倒 V 形。下颌下腺位于舌骨两侧，呈卵圆形，位于下颌体下缘及二腹肌前、后腹所围成的下颌下三角内，其大小一般仅为腮腺的一半，密度较腮腺高，CT 值约为 30~40HU，这是由于腺体分泌的唾液较少及包含的脂肪成分较少。舌骨呈弧形，位于喉和会厌前方；会厌位于舌骨

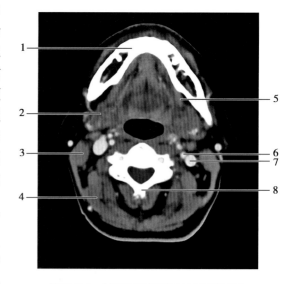

图 2-84 经口咽的横断面 CT 增强图
1. 下颌骨；2. 下颌下腺；3. 胸锁乳突肌；4. 头夹肌；5. 下颌舌骨肌；6. 颈内动脉；7. 颈内静脉；8. 棘突。

后面,呈新月形,是喉口前方的弧形稍高密度影。会厌为弹性软骨,钙化少见;会厌两侧为杓状会厌襞,前方为会厌谷,会厌谷为异物容易停留处。会厌后方为喉咽腔。颈外动脉位于颈内动脉前内侧,颈内静脉位于两者后方。

5. 经舌骨体的横断面(图2-86) 该层面舌骨位于下颌骨下方,呈马蹄形。舌骨中间称为体部,向后延伸的长突为大角,向上的短突为小角。舌骨在CT图像上是十分重要的一个解剖标志,除了标志喉起始外,舌骨大角后外方常指示颈总动脉分叉起始处。舌骨与下颌骨之间可见颏舌骨肌和下颌舌骨肌,舌骨后外侧为下颌下间隙及下颌下腺。舌和下颌骨之间有细长的舌下腺,位于下颌舌骨肌与舌之间的舌下间隙内,因舌下腺体积较小,且密度与舌类似,故正常情况下CT扫描常不能良好显示。咽侧壁后外侧为颈动脉鞘及胸锁乳突肌。

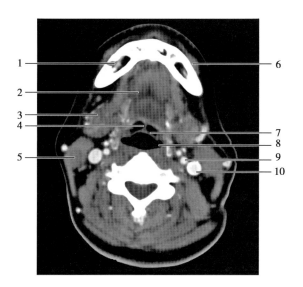

图 2-85 经会厌的横断面 CT 增强图
1. 下颌骨;2. 颏舌肌;3. 下颌下腺;4. 舌会厌正中襞;5. 胸锁乳突肌;6. 降口角肌;7. 杓状会厌襞;8. 梨状隐窝;9. 颈内动脉;10. 颈内静脉。

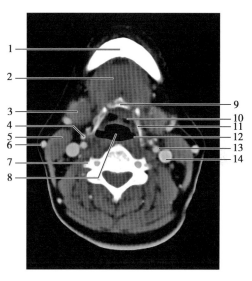

图 2-86 经舌骨体的横断面 CT 增强图
1. 下颌骨;2. 下颌舌骨肌;3. 下颌下腺;4. 颈外动脉;5. 胸锁乳突肌;6. 颈外静脉;7. 横突;8. 喉前庭;9. 舌骨体;10. 会厌谷;11. 舌骨大角;12. 梨状隐窝;13. 颈内动脉;14. 颈内静脉。

6. 经杓状会厌襞的横断面(图2-87)此层面两侧甲状软骨板呈倒置的 V 字形,构成喉的侧壁支架。两侧斜行的杓状会厌襞将喉腔和喉腔外侧的梨状隐窝分隔。杓状会厌襞起自会厌侧壁,向喉至杓状软骨尖部构成喉前庭两侧壁。在此层面上,位于甲状软骨板后内侧的脂肪间隙为喉旁间隙。

7. 经前庭襞的横断面(图2-88) 此层面喉腔侧壁上部有一对突入喉腔的黏膜皱襞,即前庭襞,位于声带上方。前庭襞连接于甲状软骨前角和杓状软骨声带突上部之间,双侧前庭襞基本对称。两侧前庭襞之间的裂隙称为前庭裂,较声门裂宽大。胸锁乳突肌深面为颈动脉鞘。

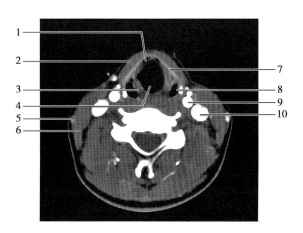

图 2-87 经杓状会厌襞的横断面 CT 增强图
1. 喉旁间隙;2. 甲状舌骨肌;3. 杓状会厌襞;4. 喉前庭;5. 颈外静脉;6. 胸锁乳突肌;7. 甲状软骨;8. 梨状隐窝;9. 颈总动脉;10. 颈内静脉。

83

8. 经声带的横断面（图2-89） 此层面上声带呈带状,位于咽腔侧壁。两侧声带前端融合处为前连合,前连合增厚常提示肿瘤浸润。两侧声带及杓状软骨底和声带突之间的裂隙称为声门裂,其前2/3为膜间部,是喉腔最狭窄的部位。声门处黏膜下组织较疏松,炎症时容易出现水肿,特别是儿童常出现喉头水肿,引起喉阻塞,导致呼吸困难甚至窒息。颈动脉鞘内颈内静脉位于后外侧,颈总动脉位于前内侧,两者之间的后方为迷走神经。

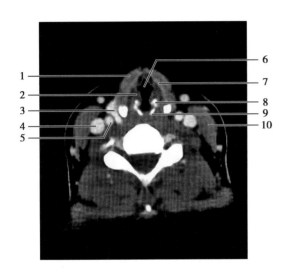

图 2-88　经前庭襞的横断面 CT 增强图
1. 甲状舌骨肌;2. 前庭襞;3. 甲状腺;4. 颈内静脉;
5. 颈总动脉;6. 喉前庭;7. 甲状软骨;8. 杓状软骨;
9. 环状软骨;10. 胸锁乳突肌。

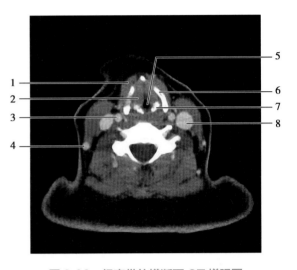

图 2-89　经声带的横断面 CT 增强图
1. 甲状舌骨肌;2. 声带;3. 颈总动脉;4. 颈外静脉;
5. 声门;6. 甲状软骨;7. 环状软骨;8. 颈内静脉。

9. 经环状软骨的横断面（图2-90）
环状软骨居前部中央,呈印戒状,由高约2~3cm 的后软骨板与高约5~7mm 的前弓构成,前窄后宽、前低后高,成人环状软骨常有完整的钙化或骨化。环状软骨所围绕的圆形透亮影为声门下腔,下通气管。环状软骨弓前方的软组织为舌骨下肌群,外后方是甲状腺两侧叶。环状软骨板后方为咽与食管移行部。甲状腺的后外侧为颈总动脉和颈内静脉,胸锁乳突肌位于它们的外侧。

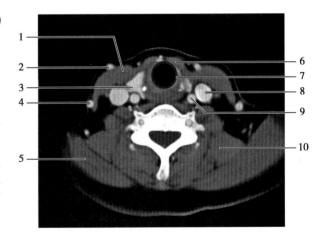

图 2-90　经环状软骨的横断面 CT 增强图
1. 胸锁乳突肌;2. 颈前静脉;3. 甲状腺;4. 颈外静脉;5. 斜方肌;6. 胸骨舌骨肌;7. 环状软骨;8. 颈内静脉;9. 颈总动脉;10. 肩胛提肌。

（二）矢状断面

1. 经颈部正中的矢状断面（图2-91）
咽上达颅底,下缘在环状软骨下缘与食管相通。经颈部正中的矢状断面可清晰显示口咽、喉咽内的结构及其和周围结构的毗邻关系。喉咽内以前庭襞和声带分隔,前庭襞以上部分称喉前庭,声带以下称声门下腔,两者之间狭长的间隙称为喉室。

2. 经颈动脉分叉处的矢状断面（图2-92） 此层面清晰显示颈总动脉分成前部的颈外动脉和后部的颈内动脉,下颌下腺位于下颌体下缘及二腹肌前、后腹所围成的下颌下三角内,其密度等于或稍低于肌肉组织。

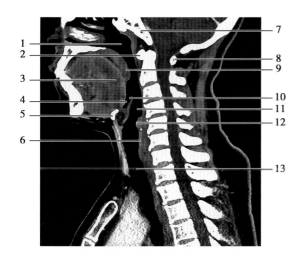

图 2-91　经颈部正中的矢状断面 CT 增强重建图

1. 鼻咽;2. 寰椎前弓;3. 舌根;4. 会厌谷;
5. 舌骨;6. 环状软骨;7. 斜坡;8. 寰椎后弓;
9. 软腭;10. 会厌;11. 喉咽;12. 杓状软骨;
13. 气管。

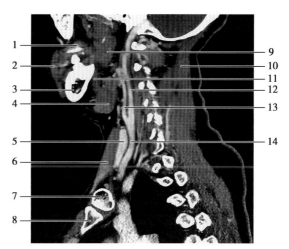

图 2-92　经颈动脉分叉处的矢状断面 CT 增强重建图

1. 颊肌;2. 口轮匝肌;3. 下颌骨;4. 下颌下腺;5. 甲状腺;6. 胸锁乳突肌;7. 锁骨;8. 胸骨柄;9. 翼外肌;10. 头夹肌;11. 翼内肌;12. 颈内动脉;13. 颈外动脉;14. 颈总动脉。

3. 经胸锁乳突肌的矢状断面(图 2-93)　该层面靠颈部外侧,前上部可见咬肌、下颌支及颞下颌关节,上部可见含气的乳突小房,其下方可见低密度腮腺,后上方可见头下斜肌。胸锁乳突肌呈条状由前下斜行向后上方。

(三) 冠状断面

经腮腺内下颌后静脉的冠状断面(图 2-94)　该层面主要显示较低密度腮腺位于外上方,下颌后静脉较垂直穿过其内,将其分为深、浅两部分;下方层面显示居外侧的胸锁乳突肌,居内侧的颈总动脉,两者之间可见粗大的颈内静脉,两侧常不等大,变异较大。

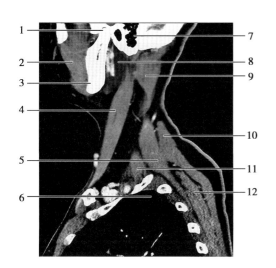

图 2-93　经胸锁乳突肌的矢状断面 CT 增强重建图

1. 颞下颌关节;2. 咬肌;3. 下颌骨;
4. 胸锁乳突肌;5. 后斜角肌;6. 肺尖;
7. 乳突;8. 腮腺;9. 头下斜肌;10. 斜方肌;11. 中斜角肌;12. 菱形肌。

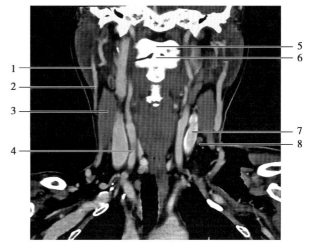

图 2-94　经腮腺内下颌后静脉的冠状断面 CT 增强重建图

1. 腮腺;2. 下颌后静脉;3. 胸锁乳突肌;4. 颈总动脉;5. 寰椎前弓;6. 枢椎齿状突;7. 颈内静脉;
8. 颈部正常小淋巴结。

二、MRI 解剖

（一）横断面

1. 经鼻咽的横断面（图 2-95） 此层面主要显示鼻咽腔及其毗邻结构。鼻咽顶部黏膜厚度一般不超过 1cm，鼻咽两侧壁可见咽鼓管圆枕，咽隐窝多呈裂隙状。

2. 经软腭的横断面（图 2-96） 此层面软腭位于口咽腔前部中央。口咽两侧壁为腭扁桃体，淋巴组织丰富。腮腺位于面部两侧，外耳道前下方，富含脂肪，故在 T_1WI 和 T_2WI 上均为高信号，常以下颌后静脉作为腮腺浅、深叶的分界标志。

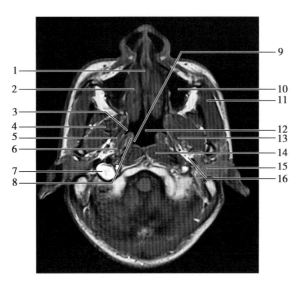

图 2-95　经鼻咽的横断面 MRI 图（T_1WI）

1. 鼻中隔；2. 下鼻甲；3. 咽鼓管咽口；4. 翼外肌；5. 腭帆张肌；6. 腭帆提肌；7. 颈内静脉；8. 咽鼓管圆枕；9. 咽隐窝；10. 上颌窦；11. 咬肌；12. 鼻咽腔；13. 翼内肌；14. 头长肌；15. 腮腺；16. 咽旁间隙。

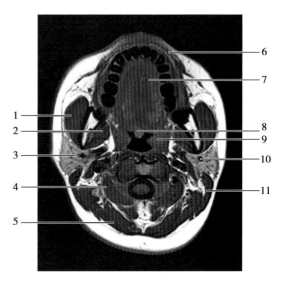

图 2-96　经软腭的横断面 MRI 图（T_1WI）

1. 咬肌；2. 翼内肌；3. 腮腺；4. 头下斜肌；5. 头半棘肌；6. 口轮匝肌；7. 颏舌肌；8. 腭垂；9. 腭扁桃体；10. 下颌后静脉；11. 胸锁乳突肌。

3. 经口咽的横断面（图 2-97） 口咽腔上续鼻咽部，向前通喉咽部。口咽的前壁主要为舌根部，舌根的后下方有会厌，两者之间有三条黏膜皱襞。正中的一条为舌会厌正中襞，两侧各有一条舌会厌外侧襞，两舌会厌外侧襞与舌会厌正中襞之间的凹陷称为会厌谷。口咽侧壁为腭扁桃体。

4. 经会厌的横断面（图 2-98） 下颌下腺在 T_1WI 和 T_2WI 上信号稍高于肌肉，位于下颌体部下缘以及二腹肌前、后腹所围成的下颌下间隙内。会厌两侧为杓状会厌襞，前方为会厌谷，后方为喉咽腔。

5. 经舌骨体的横断面（图 2-99） 此层面舌骨呈弧形，中间为体部，向后外延伸的长突称为大角，向上的短突称为小角。

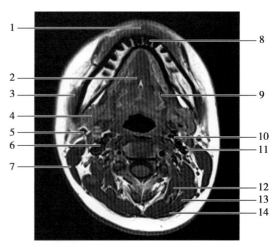

图 2-97　经口咽的横断面 MRI 图（T_1WI）

1. 口轮匝肌；2. 颏舌肌；3. 咬肌；4. 下颌下腺；5. 下颌后静脉；6. 颈内动脉；7. 胸锁乳突肌；8. 下颌骨牙槽；9. 舌骨舌肌；10. 颈外动脉；11. 颈内静脉；12. 头半棘肌；13. 头夹肌；14. 斜方肌。

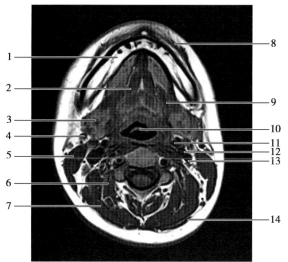

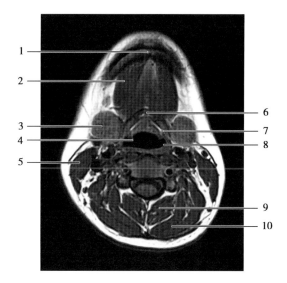

图 2-98 经会厌的横断面 MRI 图（T₁WI）
1. 下颌骨；2. 颏舌肌；3. 下颌下腺；4. 下颌后静脉；
5. 胸锁乳突肌；6. 头半棘肌；7. 头夹肌；8. 降口角肌；
9. 下颌舌骨肌；10. 会厌；11. 颈外动脉；12. 颈内动脉；
13. 颈总静脉；14. 斜方肌。

图 2-99 经舌骨体的横断面 MRI 图（T₁WI）
1. 下颌骨；2. 下颌舌骨肌；3. 下颌下腺；4. 杓状会
厌襞；5. 胸锁乳突肌；6. 舌骨体；7. 舌骨大角；8. 梨
状隐窝；9. 颈半棘肌；10. 头半棘肌。

6. 经杓状会厌襞的横断面（图 2-100） 连接杓状软骨尖和会厌软骨的黏膜皱襞称为杓状
会厌襞，其外侧为梨状隐窝。

7. 经前庭襞的横断面（图 2-101） 前庭襞是喉腔侧壁上部突入喉腔的黏膜皱襞，它连接于
甲状软骨前角和杓状软骨声带突之间，内含前庭韧带、肌纤维和黏膜。两侧前庭襞之间的裂隙即
为前庭裂，位于声门裂上方并较声门裂宽。

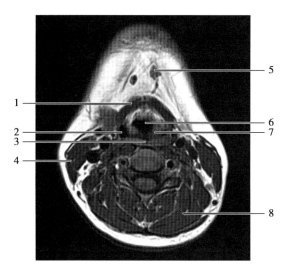

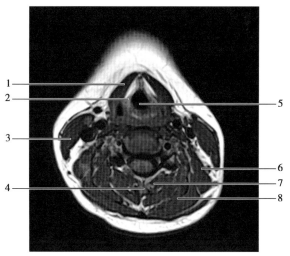

图 2-100 经杓状会厌襞的横断面 MRI 图（T₁WI）
1. 甲状软骨；2. 梨状隐窝；3. 咽下缩肌；4. 胸锁乳
突肌；5. 颏下淋巴结；6. 喉前庭；7. 杓状会厌襞；
8. 头半棘肌。

图 2-101 经前庭襞的横断面 MRI 图（T₁WI）
1. 甲状软骨板；2. 前庭襞；3. 胸锁乳突肌；4. 棘突；5. 前
庭裂；6. 肩胛提肌；7. 颈棘肌；8. 颈半棘肌。

8. 经声带的横断面（图 2-102） 声门裂为两侧声带和杓状软骨之间的裂隙，是喉腔最狭窄
的部分，呈带状。两侧声带前端融合成前连合，声带在 T₁WI 和 T₂WI 上均呈中等信号，较肌肉信

号高。甲状软骨、环状软骨和杓状软骨均为透明软骨,含有胶原蛋白和较高密度质子,在 T_1WI 和 T_2WI 上均为中等至高信号,若软骨发生钙化,显示为极低信号。

9. 经环状软骨的横断面(图 2-103) 环状软骨呈卵圆形,为透明软骨。环状软骨弓的上缘与甲状软骨下缘之间为弹性圆锥,环状软骨下缘与第一气管软骨环相连。声门裂平面以下至环状软骨下缘的喉腔称为声门下腔。

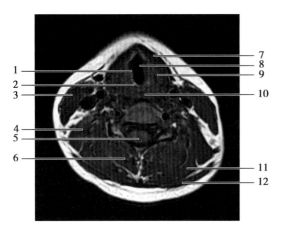

图 2-102 经声带的横断面 MRI 图(T_1WI)
1. 声带;2. 杓状软骨;3. 胸锁乳突肌;4. 肩胛提肌;5. 颈髓;6. 颈棘肌;7. 胸骨舌骨肌;8. 声门;9. 甲状软骨;10. 咽下缩肌;11. 颈半棘肌;12. 斜方肌。

图 2-103 经环状软骨的横断面 MRI 图(T_1WI)
1. 颈前静脉;2. 甲状腺;3. 颈内静脉;4. 颈总动脉;5. 斜方肌;6. 胸骨舌骨肌;7. 环状软骨;8. 胸锁乳突肌;9. 椎动脉;10. 肩胛提肌。

(二)矢状断面

1. 经颈部正中的矢状断面(图 2-104) 此层面可显示咽全长,上达颅底,下至环状软骨下缘。腭呈穹窿状,分为前 2/3 的硬腭和后 1/3 的软腭,硬腭为骨质信号,软腭信号与肌肉类似。舌肌呈低信号,肌间有脂肪间隙,呈高信号,此层面显示舌较为理想。

2. 经颈动脉分叉处的矢状断面(图 2-105) 在此层面上清晰显示颈总动脉分成前部的颈

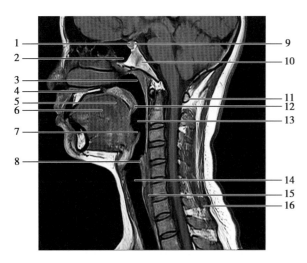

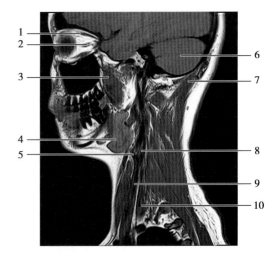

图 2-104 经颈部正中的矢状断面 MRI 图(T_1WI)
1. 腺垂体;2. 蝶窦;3. 鼻咽腔;4. 硬腭;5. 舌上纵肌;6. 舌横肌;7. 会厌;8. 杓横肌、杓斜肌;9. 神经垂体;10. 斜坡;11. 寰椎后弓;12. 软腭;13. 口咽腔;14. 喉咽腔;15. 食管;16. 棘突。

图 2-105 经颈动脉分叉处的矢状断面 MRI 图(T_1WI)
1. 上直肌;2. 视神经;3. 翼内肌;4. 下颌下腺;5. 颈外动脉;6. 小脑;7. 头半棘肌;8. 颈内动脉;9. 颈总动脉;10. 颈内静脉。

外动脉和后部的颈内动脉,在 T_1WI 和 T_2WI 上呈流空信号;下颌下腺位于下颌体下缘及二腹肌前、后腹所围成的下颌下三角内,其信号在 T_1WI 和 T_2WI 上均高于肌肉组织。

3. 经胸锁乳突肌的矢状断面(图 2-106) 该层面靠颈部外侧,前上部可见咬肌、下颌支及颞下颌关节,上部充气的乳突小房在 T_1WI 和 T_2WI 均为极低信号,其下方可见腮腺。

（三）冠状断面

经腮腺内下颌后静脉的冠状断面(图 2-107) 该层面主要显示较高信号的腮腺位于外上方,下颌后静脉较垂直穿过其内,将其分为深、浅两部分;下方层面显示居外侧的胸锁乳突肌,居内侧的颈总动脉,两者之间可见粗大的颈内静脉。

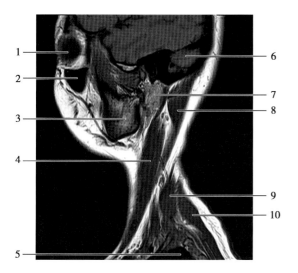

图2-106 经胸锁乳突肌的矢状断面MRI图(T_1WI)
1.眼球;2.上颌窦;3.下颌骨;4.胸锁乳突肌;5.肺尖;6.小脑;7.腮腺;8.头下斜肌;9.后斜角肌;10.斜方肌。

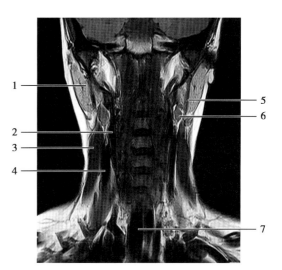

图 2-107 经腮腺内下颌后静脉的冠状断面 MRI图(T_1WI)
1.腮腺;2.颈内动脉;3.胸锁乳突肌;4.颈内静脉;5.下颌后静脉;6.淋巴结;7.气管。

第七节 甲状腺及甲状旁腺影像解剖

一、CT 解剖

（一）横断面

经甲状腺峡部的横断面(图 2-108) 在此层面,甲状腺由左、右两侧叶和两者间的峡部构成,位于环状软骨下缘,平扫时密度较高,CT 值约为 120HU,甲状腺血供非常丰富,静脉注射对比剂后显著强化。由于甲状旁腺较小,正常甲状旁腺 CT 平扫或增强检查均不能获得理想效果。

（二）冠状断面

经垂直于喉室正中的冠状断面(图 2-109) 在此层面,从上到下清晰显示鼻咽、口咽、喉咽、甲状腺。

二、MRI 解剖

（一）横断面

经甲状腺峡部的横断面(图 2-110) 在此层面,甲状腺两侧叶在气管前方通过峡部相连。

（二）冠状断面

经垂直于喉室正中的冠状断面（图 2-111） 在此层面，从上到下清晰显示鼻咽、口咽、喉咽、甲状腺。

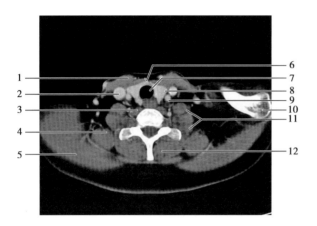

图 2-108 经甲状腺峡部的横断面 CT 增强图

1. 胸锁乳突肌；2. 颈内静脉；3. 颈长肌；4. 肩胛提肌；5. 斜方肌；6. 甲状腺峡部；7. 气管；8. 甲状腺；9. 颈总动脉；10. 锁骨肩峰端；11. 斜角肌；12. 颈半棘肌。

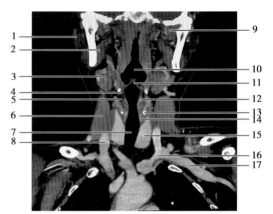

图 2-109 经垂直于喉室正中的冠状断面 CT 增强重建图

1. 腮腺；2. 翼内肌；3. 下颌下腺；4. 杓状会厌襞；5. 梨状隐窝；6. 胸锁乳突肌；7. 气管；8. 颈内静脉；9. 翼外肌；10. 口咽；11. 会厌；12. 杓状软骨；13. 甲状软骨；14. 环状软骨；15. 甲状腺；16. 头臂静脉；17. 左锁骨下静脉。

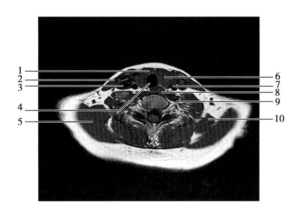

图 2-110 经甲状腺峡部的横断面 MRI 图（T₁WI）

1. 甲状腺峡部；2. 胸锁乳突肌；3. 颈内静脉；4. 气管；5. 斜方肌；6. 甲状腺；7. 颈总动脉；8. 食管；9. 椎动脉；10. 肩胛提肌。

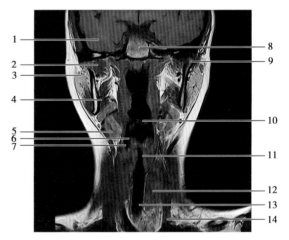

图 2-111 经垂直于喉室正中的冠状断面 MRI 图（T₁WI）

1. 颞叶；2. 翼外肌；3. 腮腺；4. 翼内肌；5. 下颌下腺；6. 杓状会厌襞；7. 梨状隐窝；8. 斜坡；9. 下颌头；10. 会厌；11. 杓状软骨；12. 甲状腺；13. 气管；14. 颈内静脉。

第八节　颈部间隙及颈部淋巴结影像解剖

一、CT 解剖

（一）横断面

经颈部间隙及颈部淋巴结的横断面（图 2-112）　在此层面，可显示颈浅筋膜、颈筋膜浅层、气管前筋膜及椎前筋膜的解剖位置，可显示气管前间隙、咽后间隙及椎前间隙，可见颈前淋巴结及颈外侧淋巴结。

（二）矢状断面

经颈部间隙及颈部淋巴结的矢状断面（图 2-113）　在此层面，可显示颈浅筋膜、颈筋膜浅层及下颌下间隙等解剖结构，可见颈上部淋巴结（下颌下淋巴结）。

（三）冠状断面

经颈部间隙及颈部淋巴结的冠状断面（图 2-114）　在此层面，可显示颈上部淋巴结及颈筋膜浅层、锁骨上间隙内的颈前静脉末段，锁骨上间隙经胸锁乳突肌后方与胸骨上间隙相通。

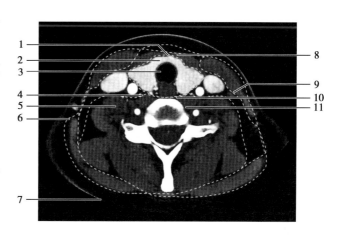

图 2-112　经颈部间隙及颈部淋巴结的横断面 CT 增强图

1.气管前筋膜；2.甲状腺峡部；3.气管；4.椎前筋膜；5.颈长肌；6.颈筋膜浅层；7.颈浅筋膜；8.气管前间隙；9.颈外侧浅淋巴结；10.咽后间隙；11.颈外侧深淋巴结。

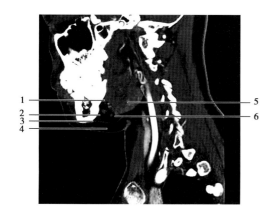

图 2-113　经颈部间隙及颈部淋巴结的矢状断面 CT 增强图

1.下颌舌骨肌；2.下颌下间隙；3.颈筋膜浅层；4.颈浅筋膜；5.下颌下腺；6.颈上部淋巴结（下颌下淋巴结）。

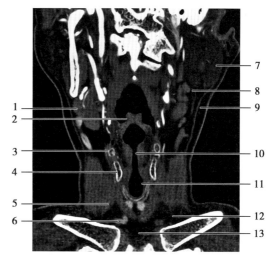

图 2-114　经颈部间隙及颈部淋巴结的冠状断面 CT 增强图

1.下颌下腺；2.会厌；3.杓状软骨；4.环状软骨；5.胸锁乳突肌胸骨头；6.颈前静脉；7.腮腺；8.颈上部淋巴结（腮腺淋巴结）；9.颈筋膜浅层；10.喉；11.气管；12.锁骨上间隙；13.胸骨上间隙。

二、MRI 解剖

(一)矢状断面

经颈部间隙及颈部淋巴结的矢状断面(图 2-115) 在此层面,可显示颈筋膜浅层、气管旁颈前深淋巴结、锁骨上间隙及其内走行的颈前静脉末段。

(二)冠状断面

经颈部间隙及颈部淋巴结的冠状断面(图 2-116) 在此层面,可显示颈外侧浅淋巴结、颈外侧深淋巴结及下颌下淋巴结。

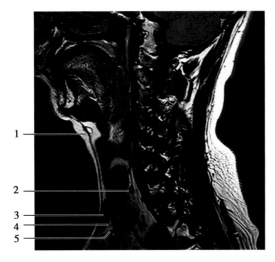

图 2-115 经颈部间隙及颈部淋巴结的矢状断面 MRI 图(T_1WI)
1. 颈筋膜浅层;2. 颈前深淋巴结;3. 胸锁乳突肌锁骨头;4. 锁骨上间隙;5. 颈前静脉。

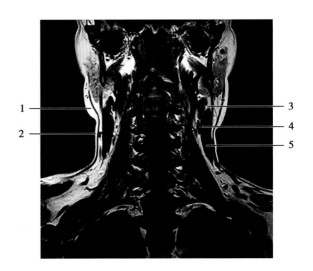

图 2-116 经颈部间隙及颈部淋巴结的冠状断面 MRI 图(T_1WI)
1. 颈筋膜浅层;2. 颈外侧浅淋巴结;3. 下颌下淋巴结;4. 颈外侧深淋巴结;5. 胸锁乳突肌。

第九节　颈部血管影像解剖

颈总动脉是颈部的主要动脉干,左侧起自主动脉弓,右侧起自头臂干。二者行走于颈动脉间隙,经胸锁关节后方,沿食管、气管和喉的外侧,颈内静脉内侧,上行至甲状软骨上缘平面分为颈内动脉、颈外动脉。其中颈外动脉向前依次发出甲状腺上动脉、舌动脉和面动脉;向后依次发出枕动脉和耳后动脉;向内侧壁发出咽升动脉、上颌动脉和颞浅动脉。椎动脉是行经颈部的又一重要动脉,左、右侧椎动脉分别起自左、右侧锁骨下动脉,上行穿第 6 至第 1 颈椎横突孔,经寰椎横突孔上面弯向内,绕过寰椎后方,穿寰枕后膜及硬脊膜经枕骨大孔入颅。颈部静脉收集头颈部静脉血,注入同侧颈内静脉及锁骨下静脉,然后在胸锁关节后方汇合成头臂静脉,左、右头臂静脉再汇合成上腔静脉。

一、颈部动脉血管影像解剖

(一)颈部动脉 CTA MIP 成像(图 2-117)
(二)颈部动脉 CTA VR 成像(图 2-118)

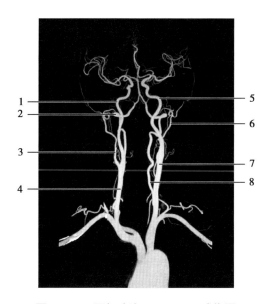

图 2-117　颈部动脉 CTA MIP 成像图

1. 右侧颈内动脉；2. 右侧椎动脉；3. 右侧颈外动脉；4. 右侧颈总动脉；5. 左侧颈内动脉；6. 左侧颈外动脉；7. 左侧颈总动脉；8. 左侧椎动脉。

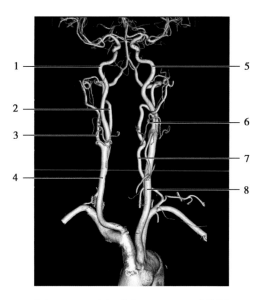

图 2-118　颈部动脉 CTA VR 成像图

1. 右侧颈内动脉；2. 右侧椎动脉；3. 右侧颈外动脉；4. 右侧颈总动脉；5. 左侧颈内动脉；6. 左侧颈外动脉；7. 左侧椎动脉；8. 左侧颈总动脉。

（三）颈部动脉 MRA 成像（图 2-119、图 2-120）

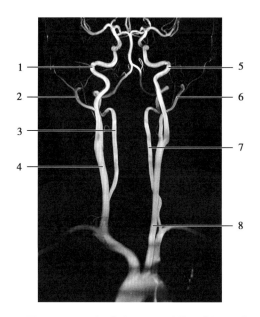

图 2-119　颈部动脉 MRA 成像图（前后位）

1. 右侧颈内动脉；2. 右侧颈外动脉；3. 右侧椎动脉；4. 右侧颈总动脉；5. 左侧颈内动脉；6. 左侧颈外动脉；7. 左侧椎动脉；8. 左侧颈总动脉。

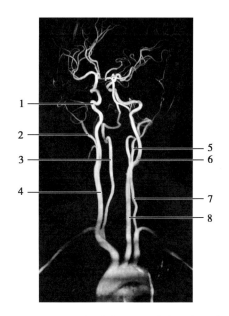

图 2-120　颈部动脉 MRA 成像图（斜位）

1. 右侧颈内动脉；2. 右侧颈外动脉；3. 右侧椎动脉；4. 右侧颈总动脉；5. 左侧颈外动脉；6. 左侧颈内动脉；7. 左侧椎动脉；8. 左侧颈总动脉。

（四）弓上血管整体 DSA（图 2-121）

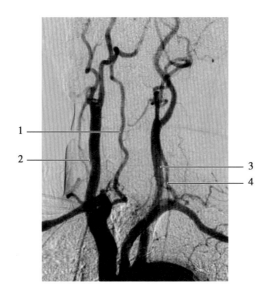

图 2-121　弓上血管整体 DSA 图
1. 右侧椎动脉；2. 右侧颈总动脉；
3. 左侧颈总动脉；4. 左侧椎动脉。

二、颈部静脉血管影像解剖

（一）颈内静脉 CTV VR 成像（图 2-122）

（二）颈内静脉 DSA（图 2-123）

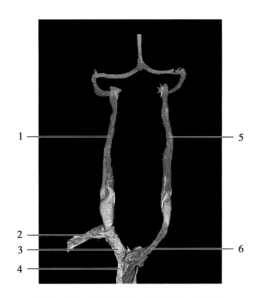

图 2-122　颈内静脉 CTV VR 成像图
1. 右侧颈内静脉；2. 右侧锁骨下静
脉；3. 右侧头臂静脉；4. 上腔静脉；
5. 左侧颈内静脉；6. 左侧头臂静脉。

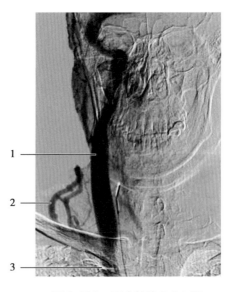

图 2-123　颈内静脉 DSA 图
1. 右侧颈内静脉；2. 右颈部浅表静
脉；3. 右侧头臂静脉。

（宿连政　鲜军舫　王余广）

第三章 胸 部

第一节 概述

一、境界与分区

胸部（thorax）上界以颈静脉切迹、胸锁关节、锁骨上缘、肩峰至第 7 颈椎棘突的连线与颈部分界；下界以剑突向两侧沿肋弓、第 11 肋前端、第 12 肋下缘至第 12 胸椎棘突的连线与腹部分界；上部两侧以三角肌前、后缘与上肢分界。

胸壁（thoracic wall）分为胸前区、胸外侧区、胸背区。胸前区（胸前部）位于前正中线和腋前线之间。胸外侧区（胸外侧部）位于腋前线与腋后线之间。胸背区是脊柱区的一部分，位于腋后线与后正中线之间。胸腔（thoracic cavity）分为中部和左部、右部三部，即中部的纵隔和两侧的肺及胸膜。

二、标志性结构

1. 颈静脉切迹（jugular notch） 为胸骨柄上缘中部的切迹，成人颈静脉切迹后方约平对第 2、第 3 胸椎之间。

2. 胸骨角（sternal angle） 为胸骨柄和胸骨体连接处，是胸部的重要标志，经胸骨角的横断面的标志性意义包括：①上、下纵隔的分界平面；②平对第 4 胸椎下缘；③平对主动脉弓的起端和止端；④平对气管杈；⑤奇静脉弓在此平面向前汇入上腔静脉；⑥左主支气管于此平面与食管交叉；⑦胸导管在此平面由右行转向左行；⑧平第 2 胸肋关节，是计数肋的标志性平面。

3. 剑突（xiphoid process） 对应剑胸结合平面，后方平对第 9 胸椎；上端两侧与第 7 肋软骨相接。

4. 肋（rib）和肋间隙（intercostal space） 根据肋和肋间隙可定位显示心的结构：①平第 2 肋间横断面，可见二腔（右心房、右心室）、一口（肺动脉口）；②平第 3 肋横断面，可见三腔（左、右心房与右心室）、二口（主、肺动脉口）；③平第 3 肋间横断面，可见四腔（左、右心房与左、右心室）、一口（主动脉口）；④平第 4 肋至第 4 肋间横断面，可见四腔（左、右心房和左、右心室）、二口（左、右房室口）；⑤平第 5 肋横断面，可见三腔（右心房和左、右心室）；⑥平第 5 肋间横断面，可见二腔（左、右心室）。

5. 肋弓（costal arch） 由第 7~10 肋软骨连结而成，肋弓最低点平对第 3 腰椎。

6. 乳头（nipple） 男性乳头平对第 4 肋间隙，女性乳头的位置变化较大。

三、胸部结构的配布特点

胸部由胸壁、胸腔及其内容物组成。胸壁以胸廓为支架，外部覆以皮肤、筋膜和肌肉等软组织，内面衬胸内筋膜。胸壁和膈围成胸腔。胸腔两侧部容纳肺及其表面的胸膜和胸膜腔，中部为纵隔，内有心、出入心的大血管、食管和气管等结构。

由于膈向上膨凸，故胸部表面的界线与其胸腔的范围并不一致。肝、脾和肾等腹腔脏器隔着膈位于胸壁下部,胸膜顶、肺尖和小儿胸腺向上凸入颈根部。

第二节　胸部解剖

一、纵隔

(一) 概述

1. 位置与境界　纵隔(mediastinum)是左、右纵隔胸膜之间的所有器官、结构及结缔组织的总称。纵隔位于胸腔正中偏左,上窄下宽、前短后长,将胸腔分隔为左、右两部分。纵隔前界为胸骨和肋软骨内侧部,后界为脊柱胸段,两侧为纵隔胸膜,上为胸廓上口,下为膈。

2. 分区　四分法最常用,以胸骨角至第4胸椎椎体下缘的平面为界,将纵隔分为上纵隔和下纵隔。下纵隔又以心包的前、后壁为界分为前、中、后纵隔。胸骨与心包前壁之间为前纵隔,心包后壁与脊柱之间为后纵隔,心包、心和出入心的大血管所占据的区域为中纵隔(图3-1)。

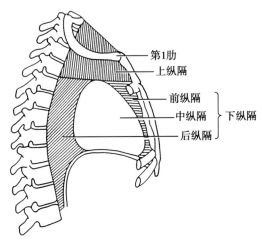

图 3-1　纵隔的分区

(二) 上纵隔

上纵隔(superior mediastinum)由前至后大致分为三层。前层(胸腺-静脉层)主要有胸腺,左、右头臂静脉和上腔静脉;中层(动脉层)有主动脉弓及其三大分支、膈神经和迷走神经;后层有食管、气管、胸导管和左喉返神经等(图3-2)。

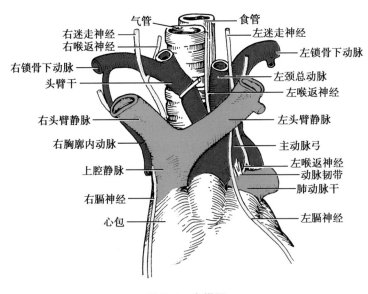

图 3-2　上纵隔

(三) 下纵隔

下纵隔(inferior mediastinum)分为前、中、后纵隔。

1. 前纵隔(anterior mediastinum)　是位于心包前壁与胸骨体之间的窄隙,内有胸膜腔前部、胸腺或胸腺遗迹下部、纵隔前淋巴结、疏松结缔组织以及胸骨心包韧带。

2. 中纵隔（middle mediastinum） 是以心包前、后壁为界的区域，内含心、心包、出入心的大血管根部、膈神经、心包膈血管、奇静脉弓、心丛及淋巴结等。

（1）心包（pericardium）：为包裹心和出入心大血管根部的纤维浆膜囊，分内、外两层，外层为纤维心包，内层为浆膜心包。浆膜心包又分为壁层和脏层，壁层衬贴于纤维心包的内面，脏层（心外膜）覆于心肌的外面。浆膜心包的壁层和脏层之间的间隙为心包腔（pericardial cavity），含有少量浆液，心包积液时可压迫心。位于升主动脉、肺动脉与上腔静脉、左心房前壁之间的间隙称心包横窦（transverse sinus of pericardium），可通过一个手指。心和大血管手术时，可在心包横窦处钳夹升主动脉和肺动脉，以暂时阻断血流。位于左肺静脉、右肺静脉、下腔静脉、左心房后壁和心包后壁之间的间隙称心包斜窦（oblique sinus of pericardium）。位于心包前壁与下壁反折处的间隙称心包前下窦（anteroinferior sinus of pericardium），深 1~2cm，是心包腔的最低部位，心包积液首先积聚于此。

出入心包大血管的配置特点：升主动脉居中，其左前方为肺动脉，右侧为上腔静脉，右后下方为下腔静脉，右上、下肺静脉位于上腔静脉和右心房的后方，左上、下肺静脉在胸主动脉的前方向内行，汇入左心房（图 3-3）。

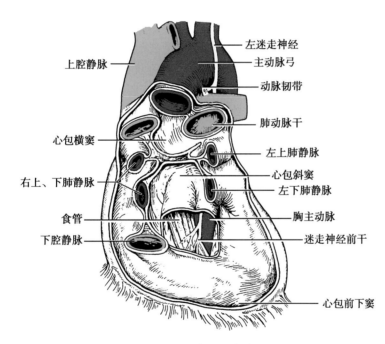

左迷走神经
主动脉弓
动脉韧带
上腔静脉
肺动脉干
心包横窦
左上肺静脉
心包斜窦
右上、下肺静脉
左下肺静脉
食管
胸主动脉
下腔静脉
迷走神经前干
心包前下窦

图 3-3　心包和心包窦

（2）心（heart）：呈倒置圆锥形，前后略扁。心底朝向右后上方，与上腔静脉、下腔静脉和左、右肺静脉相连。心尖朝向左前下方，圆钝游离，体表投影位于左侧第 5 肋间隙锁骨中线内侧 1~2cm。心表面借冠状沟、前室间沟、后室间沟和后房间沟分为左心房、右心房、左心室和右心室。

1）位置和毗邻：心周围裹以心包，前方对向胸骨体和第 2~6 肋软骨，后方平第 5~8 胸椎。约 2/3 位于身体正中矢状面的左侧，1/3 位于右侧。心的毗邻关系大致与心包相同。

心的体表投影用四点的连线表示：左上点在左侧第 2 肋软骨下缘距胸骨侧缘约 1.2cm 处，右上点在右侧第 3 肋软骨上缘距胸骨侧缘约 1cm 处，左下点在左侧第 5 肋间隙距前正中线 7~9cm 处，右下点在右侧第 6 胸肋关节处。左、右上点的连线为心上界，左、右下点的连线为心下界，左上、左下点间向左微凸的弧形线为心左界，右上、右下点间向右微凸的弧形线为心右界。心瓣膜的体表投影和心脏听诊部位不同（图 3-4）。

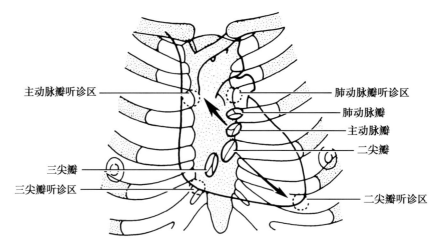

图 3-4　心的体表投影

2）心腔：心有四个腔，左心房和右心房位于后上部，左心室和右心室位于前下部。

左心房有四个入口，分别为左上、下肺静脉口和右上、下肺静脉口，出口是左房室口，通向左心室；左心室入口即左房室口，周缘附有二尖瓣，其前瓣、后瓣借腱索分别与前、后乳头肌相连，出口称主动脉口，其周缘有主动脉瓣；二尖瓣环、二尖瓣、腱索和乳头肌在功能和结构上密切关联，称二尖瓣复合体（mitral complex）。

右心房有三个入口，为上腔静脉口、下腔静脉口和冠状窦口，出口为右房室口，通向右心室。右心室入口即右房室口，周缘附有三尖瓣，三尖瓣的前瓣、后瓣和隔侧瓣借腱索与心室壁上的乳头肌相连，出口称肺动脉口，其周缘有肺动脉瓣；三尖瓣环、三尖瓣、腱索和乳头肌合称三尖瓣复合体（tricuspid complex）。

3）血管：心的血液供应来自左、右冠状动脉。

左冠状动脉（left coronary artery）起自左冠窦，分为前室间支和旋支。前室间支（anterior interventricular branch）沿前室间沟下行，分布于左心室前壁、部分右心室前壁和室间隔前 2/3 部。旋支（circumflex branch）沿冠状沟左行，分布于左心房、左心室左侧面和膈面。

右冠状动脉（right coronary artery）起自右冠窦，沿冠状沟行至房室交点处分为后室间支和右缘支。后室间支（posterior interventricular branch）分布于右心房、右心室和室间隔后 1/3 部。右缘支（right marginal branch）较粗大、恒定，沿心锐缘左行分布至附近心室壁，是冠状动脉造影确定心缘的标志血管。心的静脉主要注入冠状窦（coronary sinus），冠状窦开口于右心房。

3. 后纵隔（posterior mediastinum）　是指位于胸骨角平面以下、膈以上、心包后壁与下部胸椎之间的部分。在后纵隔内，上、下纵行排列的器官有食管、胸导管、胸主动脉、奇静脉、半奇静脉、副半奇静脉、迷走神经、内脏大神经、内脏小神经、胸交感干以及纵隔后淋巴结。

食管全长有三个生理性狭窄，狭窄范围约为 1.5~1.7cm，除第 1 狭窄位于颈部（咽和食管交界处）外，其余 2 个狭窄均位于胸部，即与左主支气管相交处（第 2 个狭窄）和穿膈的食管裂孔处（第 3 个狭窄）。第 2 个狭窄位于胸骨角平面或第 4、第 5 胸椎椎体水平，因主动脉弓、左主支气管分别从其左壁和前方跨过，又称支气管-主动脉狭窄。

二、肺

肺（lung）位于胸腔内、纵隔两侧，左右各一，借肺根和肺韧带与纵隔相连。左肺由斜裂分为上、下两叶。右肺由斜裂和水平裂分为上、中、下三叶。

（一）肺门

肺门（hilum of lung）为两肺纵隔面中部的凹陷，又称第一肺门，有主支气管、肺动脉、肺静脉、支气管动脉、支气管静脉、淋巴管和肺丛等出入(图3-5)。各肺叶的叶支气管和肺血管的分支或属支等结构出入肺叶处,称第二肺门。

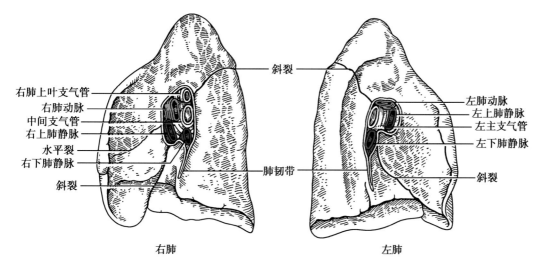

右肺上叶支气管
右肺动脉
中间支气管
右上肺静脉
水平裂
右下肺静脉
斜裂

斜裂

左肺动脉
左上肺静脉
左主支气管
左下肺静脉

肺韧带

斜裂

右肺　　　　　　　　　　　　　左肺

图 3-5　肺与肺门结构

(二)肺根

肺根(root of lung)为出入肺门各结构被结缔组织包绕后的总称。肺根主要结构排列关系:①由前向后依次为上肺静脉、肺动脉、主支气管和下肺静脉。②自上而下,左肺根依次为左肺动脉、左主支气管、左上肺静脉和左下肺静脉;右肺根依次为右肺上叶支气管、右肺动脉、中间段支气管、右上肺静脉和右下肺静脉。此外,两肺门处尚有数个支气管肺门淋巴结(bronchopulmonary hilar lymph node)。

(三)支气管肺段

每个肺段支气管的分支与其所属的肺组织构成一个支气管肺段(bronchopulmonary segment),简称肺段。依肺段支气管的分布,左、右肺通常各有10个段。左肺上叶的尖段支气管和后段支气管以及下叶内侧底段支气管和前底段支气管常共干,因此左肺也可分为8个肺段(图3-6、表3-1)。

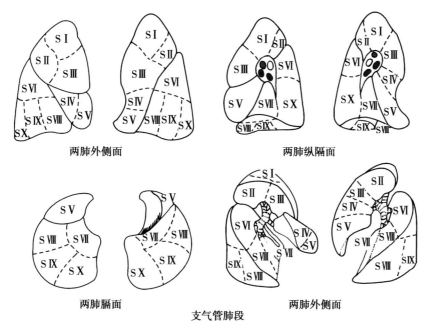

两肺外侧面　　　　　　　　两肺纵隔面

两肺膈面　　　　　　　　两肺外侧面

支气管肺段

图 3-6　肺段模式图

1. 右肺肺段 比较恒定,可分为 10 个段。

(1) 上叶 3 个段

1) 尖段(SⅠ):为右肺尖的部分,常以第 1 肋压迹和尖前切迹的平面与前段和后段分界。

2) 后段(SⅡ):位于右肺尖下方的后外侧部。

3) 前段(SⅢ):位于右肺尖下方的前内侧部。

(2) 中叶 2 个段

1) 外侧段(SⅣ):位于中叶的外侧部。

2) 内侧段(SⅤ):位于中叶内侧部。

(3) 下叶 5 个段

1) 上段(SⅥ):位于下叶的上部,为下叶中最大的一段。

2) 内侧底段(SⅦ):位于下叶的内下部。

3) 前底段(SⅧ):位于下叶的前下部。

4) 外侧底段(SⅨ):位于下叶下部的后外侧部。

5) 后底段(SⅩ):位于下叶的后下部。

2. 左肺肺段 左肺常分为 8 个肺段。

(1) 上叶 4 个段

1) 尖后段(SⅠ+SⅡ):包括肺尖及上叶的后上部。

2) 前段(SⅢ):位于上叶上部的前下部、尖后部的前下方,为尖前切迹与第一心切迹之间的区域。

3) 上舌段(SⅣ):位于上叶下部(舌叶)的上半部。

4) 下舌段(SⅤ):位于上叶的最下部。

(2) 下叶 4 个段

1) 上段(SⅥ):位于下叶的上部。

2) 内前底段(SⅦ+SⅧ):位于下叶下部的前内侧部。

3) 外侧底段(SⅨ):位于下叶基底的后外侧部。

4) 后底段(SⅩ):位于下叶的后下部。

表 3-1 肺段的名称

肺叶	右肺	左肺
上叶	尖段(SⅠ) 后段(SⅡ) 前段(SⅢ)	尖后段(SⅠ+SⅡ) 前段(SⅢ) 上舌段(SⅣ) 下舌段(SⅤ)
中叶	外侧段(SⅣ) 内侧段(SⅤ)	
下叶	上段(SⅥ) 内侧底段(SⅦ) 前底段(SⅧ) 外侧底段(SⅨ) 后底段(SⅩ)	上段(SⅥ) 内前底段(SⅦ+SⅧ) 外侧底段(SⅨ) 后底段(SⅩ)

(四) 肺内管道

支气管、肺动脉和肺静脉是肺内的主要管道结构。

1. 支气管 气管分为左、右主支气管。右主支气管较短粗,与气管方向较为一致,入右肺门后,发出短的上叶支气管,本干下行进入斜裂称中间段支气管。中间段支气管又分为右肺中、下叶支气管。左主支气管较细长,入左肺门后,分为上、下叶支气管,分别进入左肺上、下叶(图3-7)。

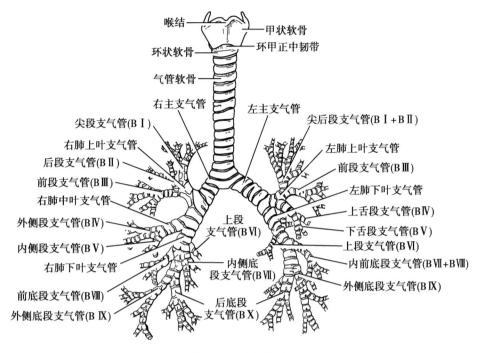

图 3-7 支气管树

（1）右肺上叶支气管（right superior lobar bronchus）:入上叶后向外上方发出尖段支气管（BⅠ）,分布于右肺尖段;向后外上方发出后段支气管（BⅡ）,分布于右肺后段;向前下方发出前段支气管（BⅢ）,分布于右肺前段。

（2）右肺中叶支气管（right middle lobar bronchus）:分为外侧段支气管（BⅣ）和内侧段支气管（BⅤ）,分别分布于右肺中叶的外侧段和内侧段。

（3）右肺下叶支气管（right inferior lobar bronchus）:先发出上段支气管（BⅥ）,分布于右肺下叶上段,再发出内侧底段支气管（BⅦ）、前底段支气管（BⅧ）、外侧底段支气管（BⅨ）和后底段支气管（BⅩ）分别分布于右肺下叶底部的内侧底段、前底段、外侧底段和后底段。

（4）左肺上叶支气管（left superior lobar bronchus）:先分为上、下两干,上干分为尖后段支气管（BⅠ+BⅡ）和前段支气管（BⅢ）。尖后段支气管再分为尖段支气管（BⅠ）和后段支气管（BⅡ）,分布于左肺上叶的尖段和后段。前段支气管（BⅢ）近水平方向走行,分布于前段。下干亦称舌干（或舌叶支气管）,行向前下方分为上舌段支气管（BⅣ）和下舌段支气管（BⅤ）,分布于上舌段和下舌段。

（5）左肺下叶支气管（left inferior lobar bronchus）:先向后外侧发出上段支气管（BⅥ）,分布于左肺下叶的上段。本干行向下后外,再分为内侧底段支气管（BⅦ）、前底段支气管（BⅧ）、外侧底段支气管（BⅨ）和后底段支气管（BⅩ）。内侧底段支气管与前底段支气管常共干,称为内前底段支气管（BⅦ+BⅧ）。

2. 肺动脉 肺动脉干由右心室发出后,在主动脉弓下方分为左、右肺动脉（图3-8）。

（1）右肺动脉（right pulmonary artery）:入肺门后立即分出右肺上叶动脉（或称前干）,本干继续走行于中间段支气管前方和右上肺静脉后方,常发出返支进入右肺上叶,在斜裂处发出右肺中叶动脉。

1）右肺上叶动脉：分为 3 支,与同名肺段支气管伴行,即尖段动脉(A_1)、后段动脉(A_2)和前段动脉(A_3)。

2）右肺中叶动脉：分为外侧段动脉(A_4)和内侧段动脉(A_5),走行于同名肺段支气管上方,分别分布于外侧段和内侧段。

3）右肺下叶动脉：在斜裂处发出上段动脉(A_6),本干继续下行并转向同名支气管的外后方,称为基底动脉干。基底动脉干呈辐射状依次分出内侧底段动脉(A_7)、前底段动脉(A_8)、外侧底段动脉(A_9)和后底段动脉(A_{10}),并与相应的肺段支气管伴行,分别分布于同名肺段。

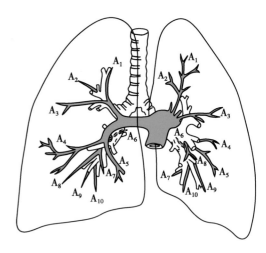

图 3-8　肺动脉与支气管的位置关系
A_1. 尖段动脉；A_2. 后段动脉；A_3. 前段动脉；A_4. 外侧段动脉；A_5. 内侧段动脉；A_6. 上段动脉；A_7. 内侧底段动脉；A_8. 前底段动脉；A_9. 外侧底段动脉；A_{10}. 后底段动脉。

（2）左肺动脉（left pulmonary artery）：进入肺门后,即呈弓形(左肺动脉弓)从左主支气管的前上方绕至左肺上叶支气管的后下方,易名为左肺下叶动脉,在斜裂处分出舌动脉干,然后沿舌叶支气管的后方降入左肺下叶。左肺动脉分支变化较多。

1）左肺上叶动脉：至左肺上叶的动脉不形成总干,左肺动脉在绕左肺上叶支气管前发出前段动脉(A_3),在绕左肺上叶支气管处发出尖后段动脉(A_{1+2})。在左肺上叶支气管后外侧发出舌动脉干,舌动脉干再发出上、下舌段动脉(A_4、A_5),分别进入上、下舌段。

2）左肺下叶动脉：发出上段动脉(A_6),然后再分为内前底段动脉(A_{7+8})和外后底段动脉(A_{9+10})。上段动脉(A_6)在左肺上段支气管的上方与之伴行,分布于左肺上段,内前底段动脉(A_{7+8})与同名肺段支气管伴行分布于内前底段,外后底段动脉(A_{9+10})再分为外侧底段动脉(A_9)和后底段动脉(A_{10}),于同名肺段支气管的外侧进入相应的肺段。

3. 肺静脉　没有瓣膜,起源于肺泡壁的毛细血管网,收集含氧丰富的动脉血。肺静脉有段内支和段间支两种属支,段内支常行于亚段或更细段支气管间,段间支行于肺段之间,引流相邻两肺段的动脉血。两肺的静脉最后汇集成右上肺静脉、右下肺静脉、左上肺静脉和左下肺静脉四条肺静脉,出肺门后位于肺根的前下部,从两侧穿过心包进入左心房(图 3-9)。

（1）右上肺静脉（right superior pulmonary vein）：收集右肺上、中叶的静脉,经过上腔静脉的后方注入左心房。右肺上叶的静脉由尖段静脉(V_1)、后段静脉(V_2)和前段静脉(V_3)汇集形成。尖段静脉有上、下两支,上支为段内静脉,下支为段间静脉,分隔尖段和前段。后段静脉(V_2)有段间静脉、段内静脉和叶间静脉三种属支。其中段间静脉有两支,一支称尖支,分隔尖段和后段,另一支称后段间支,分隔后段和前段。中叶的静脉汇集为外侧段静脉(V_4)和内侧段静脉(V_5),多数经右上肺静脉注入左心房。

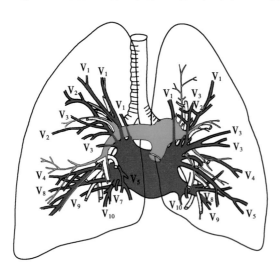

图 3-9　支气管、肺动脉和肺静脉的分布
V_1. 尖段静脉；V_2. 后段静脉；V_3. 前段静脉；V_4. 外侧段静脉；V_5. 内侧段静脉；V_7. 内侧底段静脉；V_8. 前底段静脉；V_9. 外侧底段静脉；V_{10}. 后底段静脉。

（2）右下肺静脉（right inferior pulmonary vein）：引流右肺下叶的动脉血,经过右心房的后方汇入左心房。右肺下叶的静脉先汇集成上段静脉（V_6）、底段上静脉和底段下静脉,底段上、下静脉汇合成底段总静脉,底段总静脉再与上段静脉合成右下肺静脉。底段上静脉由前底段静脉（V_8）形成或由前底段静脉和外侧底段静脉（V_9）汇合形成,底段下静脉由后底段静脉（V_{10}）形成或由后底段静脉（V_{10}）和外侧底段静脉汇合形成。内侧底段静脉（V_7）为最细小的底段静脉,可汇入底段总静脉、右下肺静脉、底段上静脉、底段下静脉中的任何一支。

（3）左上肺静脉（left superior pulmonary vein）:由尖后段静脉、前段静脉和舌静脉干共同汇成。尖后段静脉（V_{1+2}）有走行于尖后段和前段之间的段间支,其他均为段内支。前段静脉（V_3）有上、下两支,上支为段内静脉,下支为段间静脉,分隔前段和上舌段。舌静脉干由上、下舌段静脉汇合形成,上舌段静脉（V_4）居上、下舌段之间,下舌段静脉（V_5）位于下舌段的下方,为段内静脉。

（4）左下肺静脉（left inferior pulmonary vein）:上段静脉（V_6）有三个属支,即内侧支、上支及外侧支,内、外侧支经肺段间,为上段与底段之间的段间静脉。内前底段静脉（V_{7+8}）形成底段上静脉,有上支和基底支两个属支,基底支是重要的段间静脉,分隔内前底段与外侧底段。外侧底段静脉（V_9）属段间静脉,多汇入底段上静脉。后底段静脉（V_{10}）分为外侧支与内侧支,均为段内静脉,多汇入底段下静脉。

三、胸腔脏器淋巴结

胸腔脏器淋巴结较多,分布广泛,且淋巴结排列不规则,各淋巴结群间也无明显界线,主要有以下几群。

（一）纵隔前淋巴结

纵隔前淋巴结（anterior mediastinal lymph node）位于上纵隔前部和前纵隔内,沿出入心的大血管、动脉韧带和心包前方排列,可分为上、下两群。上群位于大血管前方,称纵隔前上淋巴结;下群位于心包前面,称纵隔前下淋巴结或心包前淋巴结。纵隔前淋巴结收纳胸腺、心包前部、心、纵隔胸膜、膈前部和肝上面的淋巴,其输出管注入支气管纵隔干。其中,位于主动脉弓周围和动脉韧带周围的淋巴结分别称为主动脉弓淋巴结（lymph node of aortic arch）和动脉韧带淋巴结（lymph node of arterial ligament）,它们与左迷走神经、左膈神经和左喉返神经关系密切,若淋巴结肿大,可压迫这些神经,引起膈活动异常和喉返神经麻痹症状。左肺上叶肺癌常转移到动脉韧带淋巴结（图3-10）。

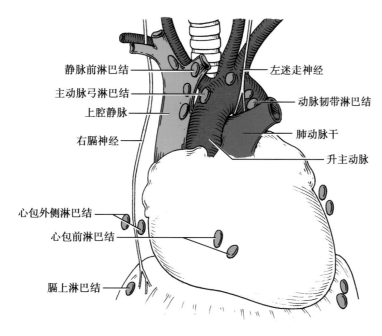

静脉前淋巴结
主动脉弓淋巴结
上腔静脉
右膈神经
左迷走神经
动脉韧带淋巴结
肺动脉干
升主动脉
心包外侧淋巴结
心包前淋巴结
膈上淋巴结

图 3-10　纵隔前淋巴结

（二）纵隔后淋巴结

纵隔后淋巴结（posterior mediastinal lymph node）位于上纵隔后部和后纵隔内。其中，肺食管旁淋巴结（pulmonary juxtaesophageal lymph node）位于食管两侧，心包后方，胸主动脉前方，收纳食管胸部、心包后部、膈后部和肝的部分淋巴，其输出管注入胸导管，部分注入气管旁淋巴结和气管支气管淋巴结（图3-11）。

（三）心包外侧淋巴结和肺韧带淋巴结

心包外侧淋巴结（lateral pericardial lymph node）位于心包与纵隔胸膜之间，沿心包膈血管排列，收纳心包和纵隔胸

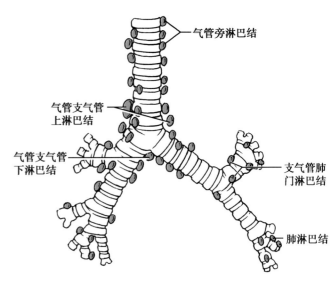

图 3-11　纵隔后淋巴结

膜的淋巴。肺韧带淋巴结（lymph node of pulmonary ligament）位于肺韧带两层胸膜之间，接纳肺下叶底部的淋巴，其输出管注入气管支气管淋巴结。肺下叶肿瘤可转移到此淋巴结。

（四）气管支气管淋巴结

气管支气管淋巴结（tracheobronchial lymph node）位于气管权和主支气管周围，收纳肺、主支气管、气管权和食管的淋巴，其输出管注入气管旁淋巴结。

（五）气管旁淋巴结

气管旁淋巴结（paratracheal lymph node）位于气管周围，收纳气管胸部和食管的部分淋巴，其输出管注入支气管纵隔干。

（六）肺的淋巴结

肺有浅、深两组淋巴管。浅淋巴管位于脏胸膜深面，深淋巴管位于各级支气管周围。肺泡和肺泡管壁无淋巴管。浅、深淋巴管在肺内较少吻合，主要在肺门处相互吻合，回流入支气管肺门淋巴结。肺的淋巴结包括位于肺内支气管周围的肺淋巴结和位于肺门的支气管肺门淋巴结。支气管肺门淋巴结的淋巴流入隆嵴下淋巴结（气管支气管下淋巴结）和气管旁下淋巴结（气管支气管上淋巴结）。

有关纵隔淋巴结的分组方法有多种，目前临床较常采用2009年国际肺癌研究学会（International Association for the Study of Lung Cancer，IASLC）针对肺癌TNM分期的IASLC分区法，其优点是命名简洁方便，便于理解记忆，有利于CT和MRI对纵隔淋巴结的定位和淋巴结清扫术的区域选择与记录（图3-12、表3-2）。

四、胸膜和胸膜腔

（一）胸膜

胸膜（pleura）属于浆膜，分为脏胸膜和壁胸膜。脏胸膜（visceral pleura）被覆于肺的表面，与肺紧密结合，并伸入叶间裂内。壁胸膜（parietal pleura）贴附在胸内筋膜内面、膈上面和纵隔侧面，并突至颈根部，分为肋胸膜、膈胸膜、纵隔胸膜和胸膜顶。

（二）胸膜腔

胸膜腔（pleural cavity）为脏、壁胸膜围成的密闭窄隙，左右各一，腔内为负压，并有少量浆液。肺韧带（pulmonary ligament）为双层胸膜，上连肺根，下部可达肺的下缘，有固定肺的作用。脏、壁胸膜在肺根和肺韧带处相互移行。

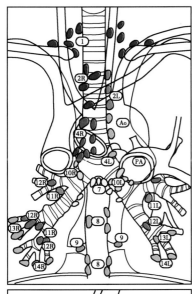

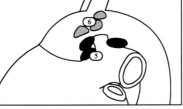
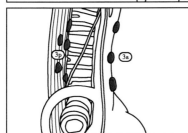

锁骨上区

● 1:锁骨上淋巴结

上纵隔淋巴结

上区

● 2R:右气管旁上淋巴结
● 2L:左气管旁上淋巴结
● 3a:血管前淋巴结
● 3p:气管后淋巴结
● 4R:右气管旁下淋巴结
● 4L:左气管旁下淋巴结

动脉淋巴结

主动脉肺动脉区

● 5:主动脉下淋巴结
● 6:主动脉旁淋巴结

下纵隔淋巴结

隆嵴下区

● 7:隆嵴下淋巴结

下区

● 8:食管旁淋巴结
● 9:肺韧带淋巴结

N1 淋巴结

肺门/叶间区

○ 10:支气管肺门淋巴结
● 11:肺叶间淋巴结

周围区

● 12:肺叶淋巴结
○ 13:肺段淋巴结
● 14:亚段淋巴结

图 3-12　纵隔及肺淋巴结 IASLC 图谱
Ao. 主动脉;PA. 肺动脉。

表 3-2　纵隔及肺淋巴结 IASLC 分区

IASLC 分区	淋巴结名称	位置
1	锁骨上淋巴结	环状软骨下缘与锁骨、胸骨柄的上缘之间,以气管中线分为右锁骨上淋巴结(1R 区)和左锁骨上淋巴结(1L 区)两群淋巴结
		上纵隔淋巴结
2R	右气管旁上淋巴结	气管左缘的右侧,上界为气管中线右侧肺尖和胸膜顶、胸骨上缘,下界为头臂静脉下缘和气管的交界
2L	左气管旁上淋巴结	气管左缘的左侧,上界为气管中线左侧肺尖和胸膜顶、胸骨上缘,下界为主动脉弓上缘
3a	血管前淋巴结	位于上腔静脉和左颈总动脉前方,上界为胸骨上缘,下界为气管隆嵴
3p	气管后淋巴结	位于食管与脊椎之间,上界为胸骨上缘,下界为气管隆嵴
4R	右气管旁下淋巴结	气管左缘的右侧,上界为头臂静脉下缘和气管的交界,下界为奇静脉弓下缘
4L	左气管旁下淋巴结	位于气管左缘的左侧和肺动脉韧带内侧之间,上界为主动脉弓上缘,下界为左肺动脉上缘

续表

IASLC 分区	淋巴结名称	位置
		动脉淋巴结
5	主动脉下淋巴结（主-肺动脉窗淋巴结）	位于肺动脉韧带、主动脉或左肺动脉的外侧，上界为主动脉弓下缘，下界为左肺动脉上缘
6	主动脉旁淋巴结	升主动脉和主动脉弓的前方和两侧，上界为经主动脉弓上缘的水平线，下界为主动脉弓下缘
		下纵隔淋巴结
7	隆嵴下淋巴结	气管隆嵴下方，左侧下界为左肺下叶支气管上缘；右侧下界为中间段支气管下缘
8	食管旁淋巴结	食管周围（除隆嵴下淋巴结外），上界左侧为左肺下叶支气管上缘，右侧为中间段支气管下缘，下界为膈
9	肺韧带淋巴结	肺韧带内，上界为下肺静脉，下界为膈
		N1 淋巴结
10	支气管肺门淋巴结	位于主支气管和肺门血管（肺静脉近端和肺动脉主干）周围。上界右侧为奇静脉弓下缘，左侧为左肺动脉上缘，下界两侧均为肺叶间
11	肺叶间淋巴结	位于肺叶支气管起始部之间。
12	肺叶淋巴结	肺叶支气管周围
13	肺段淋巴结	肺段支气管周围
14	亚段淋巴结	肺亚段支气管周围

（三）胸膜隐窝

壁胸膜与脏胸膜之间大部分互相贴近，故胸膜腔是潜在的腔隙。但在某些部位，壁胸膜相互转折，深呼吸时，肺缘也不能伸入其内，这些部位的胸膜腔称为胸膜隐窝（pleural recess），主要有肋膈隐窝和肋纵隔隐窝（图3-13）。胸膜隐窝部的壁胸膜有时可见含脂肪的突起，称脂肪皱襞。

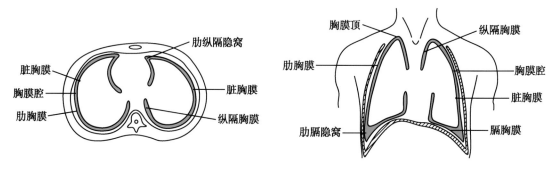

图 3-13　胸膜及胸膜腔

第三节　胸部影像解剖

一、X 线解剖

充满气体的肺组织与胸廓其他组织有着明显的密度差异，在 X 线片上形成了鲜明的对比，胸部 X 线所见是胸部各种组织和器官的重叠影像，通常包括后前位和侧位，无法站立的患者需拍摄卧位前后位，它是胸部疾病影像诊断的基础。

（一）胸廓

胸廓的影像包括软组织和骨骼（图 3-14、图 3-15）。

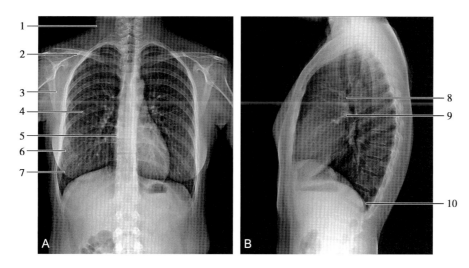

图 3-14　女性胸部后前位、侧位片

A. 后前位；B. 侧位。

1.胸锁乳突肌；2.锁骨；3.肩胛骨；4.后肋；5.胸椎；6.前肋；7.乳房；8.左肺门；9.右肺门；10.后肋膈角。

1. 软组织　胸廓软组织包括皮肤、皮下脂肪和肌肉等。

（1）皮下脂肪：两侧胸壁及肩部皮下脂肪（subcutaneous fat）在后前位胸片上表现为条状低密度透亮影，前后壁皮下脂肪在侧位及斜位片上也表现为条状低密度透亮影。

（2）胸锁乳突肌：胸锁乳突肌（sternocleidomastoid）为起于两侧乳突、止于锁骨胸骨端及胸骨近端的软组织影，呈自乳突向内下斜行的带状影。

（3）锁骨上皮肤皱褶：为与锁骨平行、宽约 2~5mm 的伴随锁骨上缘的中等密度的软组织阴影，是锁骨上皮肤和皮下组织的投影。

（4）胸大肌：在后前位片上两侧中肺野外带显示为扇形的密度均匀的中等密度阴影，其外下缘锐利，呈一斜线与腋前皮肤皱褶相连，胸大肌所覆盖区域的肺纹理依然清晰可见，需与肺内实变影相鉴别。

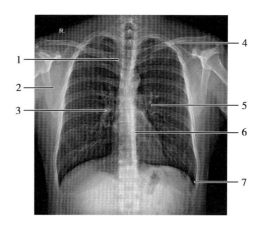

图 3-15　男性胸部后前位片

1. 胸锁关节；2. 肩胛骨；3. 右肺门；4. 锁骨；5. 左肺门；6. 胸椎椎体；7. 侧肋膈角。

（5）乳房：乳房阴影包括乳腺及乳头。女性乳房及乳头易于显示，表现为两下胸部较对称的球形致密影，下缘呈弧形且向外延伸至腋部；男性乳头常表现为位于双侧第 5 前肋间腋中线位置的结节状高密度影，当对侧显示不清楚时易误诊为肺内结节病灶。

（6）伴随阴影：肺尖部沿第 2 后肋的下缘 1~2mm 宽的线状影，为胸膜在肺尖部的反折线及胸膜外肋骨下的软组织影所形成，双侧常对称分布。

2. 骨骼

（1）肋骨：肋骨有 12 对，后段位于胸椎两侧，与相应平面胸椎横突形成肋横突关节，呈水平位走行，前段则自外上向内下斜行，故肋骨前、后段不在同一平面上。肋骨之间的区域称为肋间隙,肋骨和肋间隙通常作为肺部病灶或胸腔积液定位标志。第 1~10 肋骨前端与肋软骨相连,肋软骨未钙化时不显影,使肋骨呈游离状,第 11、12 肋骨前端游离。25~30 岁开始出现肋软骨钙化,多数从第 1 肋开始钙化,然后自下而上其他肋骨依次发生钙化,发生于第 1 肋软骨的钙化通常表现为密度不均匀、形态不规则的结节状高密度影,易误为肺尖区病变。有时可见到颈肋、叉状肋、肋骨联合及第 12 肋发育短小等肋骨先天性发育异常。胸部外伤时,可能需加拍肋骨切线位或斜位,以更好地显示骨折线。

（2）锁骨:锁骨横贯于胸腔的前上方、两肺尖区,略呈 S 形弯曲,与第 1 肋骨前部影像相重叠。外端与肩峰构成肩锁关节,内端与胸骨构成胸锁关节。在正位胸片上双侧胸锁关节间隙是否对称是判断投照体位是否标准的参考指标。

（3）肩胛骨:肩胛骨位于胸廓的后外上方,标准后前位胸片上应当投影于肺野之外,内缘较直,外缘呈斜行,肩峰与锁骨形成肩锁关节。

（4）胸骨:由胸骨柄、胸骨体和剑突组成。正位胸片上,胸骨大部分与纵隔重叠,不易分辨。侧位片上,在前部可见胸骨柄、胸骨体和剑突,胸骨柄与胸骨体交界处(胸骨角)往往呈透亮影。

（5）胸椎:正位片上,胸椎位于纵隔阴影之内,第 1~4 胸椎影像清晰可见,其余椎体与心脏及大血管影重叠而隐约可见,其横突可突出于纵隔轮廓之外。

（二）气管与支气管

1. 气管 正位片上,起自第 6 颈椎椎体下缘平面,为一纵行分布的低密度气柱状阴影,与脊柱重叠,位于中上纵隔中部,气管下段左缘稍凹,为主动脉弓压迫所致。侧位片上,气管由前上方斜向后下,前、后壁平行,后壁与肺接触形成气管后影带,宽约 5mm,气管杈在侧位上不明显。老年人气管软骨环可以钙化,呈气管边缘虚线样钙化或横行的钙化线。

2. 左、右支气管 正位片上,气管于第 5~6 胸椎平面分出左、右主支气管,形成气管杈,分叉角度约为 60°~85°,不应超过 90°,大于 90° 是左心房扩大的标志。右主支气管分出右肺上叶支气管及右肺下叶支气管,是气管异物常发生的部位,右肺中叶支气管无法清晰显示;左主支气管分出左肺上叶支气管及左肺下叶支气管。侧位片上,两主支气管重叠,右主支气管的右肺上叶支气管轴位像呈圆形透亮环,位于上方;左主支气管的左肺上叶支气管轴位像呈椭圆形透亮环,位居下方。两环之间的部位相当于气管杈的侧位影像。

（三）肺

在胸片上两侧肺表现为透亮区域,称为肺野,两侧肺野透光度基本一致。为便于肺内病变的定位,横向将两侧肺野以第 2、4 前肋分为上、中、下肺野,纵向将两侧肺野等分为内、中、外带。

1. 右肺 右肺分为上、中、下三个肺叶。上叶位于前上部,上缘达肺尖,下缘以水平裂与中叶分隔,后缘以斜裂与下叶分界。中叶位于前下部,上缘以水平裂与上叶分界,下缘以斜裂与下叶分隔,内缘达右心缘,当中叶发生炎症时,右心缘往往显示不清。下叶位于后下部,以斜裂与上叶及中叶分界。正位片上,上叶下部与下叶上部重叠,下叶下部与中叶重叠,肋膈角为下叶所独占,所以正位片较难定位病变所在的具体肺叶(斜裂在正位片无法显示,水平裂在正位片可显影)。侧位片上,可通过水平裂、斜裂划分出上、中、下叶,可以更好地定位病变的位置。

2. 左肺 左肺以斜裂为界分为上、下两叶。上叶相当于右肺上、中叶所占的肺野,位于左肺前部。下叶相当于右肺下叶所占的肺野,位于左肺后下部,斜裂在侧位片易于显示。

3. 肺纹理 由肺血管(肺动脉、肺静脉)、支气管、淋巴管及少量间质组织构成,以肺动脉及其分支为主。X 线表现为自肺门向外呈放射状分布的树枝状影,伴支气管走行,肺纹理自肺门向外带越来越细,肺野外围几乎不能辨认。立位胸片上,因重力作用,下肺野纹理较上肺野纹理多而粗;卧位胸片上,因回心血流量增加而致上肺野纹理较下肺野纹理多而粗,右肺下野纹理较左肺下野纹理多而粗。肺静脉较粗,密度较低,以右肺下野明显。而正常支气管、淋巴管及间质组织不显影。

4. 肺门　又称肺根部的投影,是肺和纵隔的通道。X线上肺门的结构由肺动脉、肺静脉、支气管及淋巴组织组成,以肺动脉及肺静脉的大分支为主要组成成分,尤以肺动脉为主。左、右肺门均包括肺门上部、下部两部分,右肺门上部主要由右上肺动脉、上肺静脉干组成,右肺门下部主要由右下肺动脉干组成;左肺门上部主要由左肺动脉弓形成,左肺门下部主要由左下肺动脉及分支构成。肺门上、下部之间的夹角称为肺门角,通常左肺门高于右肺门,侧位时,两肺门影大部重叠(见图3-14、图3-15)。

(四)纵隔

纵隔位于胸腔中线,介于两肺胸膜之间,前壁为胸骨和相关肋软骨,后壁为脊柱及相关肋骨,上界为胸廓入口,下界为膈肌,两侧为纵隔胸膜及肺门,其中包括心脏、大血管、气管、支气管、食管、淋巴组织、脂肪、神经及胸腺等组织和结构。

1. 后前位片　后前位片上,纵隔为两肺之间的高密度区,上窄下宽,上纵隔两侧较平直,右侧主要由右头臂静脉、上腔静脉及升主动脉构成;左侧主要由左头臂静脉、左锁骨下动脉、左颈总动脉、主动脉弓、降主动脉构成。下纵隔两侧呈弧形,分别为右心缘及左心缘。心脏、大血管、胸骨及胸椎相重叠表现为高密度,气管及左、右支气管因含气体而显示为低密度,气管居中,隆突角清晰可见。胸腺位于前上纵隔,上缘界限不清,下缘可凸出纵隔旁并与其成角,此现象称为船帆征,此征象常见于婴幼儿。深吸气时,纵隔宽度缩小,呼气时复原,胸腺形状亦随呼吸的改变而改变,卧位时纵隔影增宽。奇静脉影位于气管、右主支气管的角部,为一小圆形致密影,其最大宽径不超过1cm。

2. 侧位片　与解剖学上的纵隔分区不同,影像诊断实践中,为了更好地鉴别肿瘤及肿瘤样病变,现多采用三区分法,即在侧位片上,将纵隔分为前纵隔、中纵隔、后纵隔(图3-16)。这些不同的分区位置往往提示着不同的组织起源。如胸腺瘤、畸胎瘤好发于前纵隔,神经源性肿瘤好发于后纵隔等。

(1)前纵隔:位于胸骨后,心脏、升主动脉和气管前,内含胸腺及前纵隔淋巴结(正常淋巴结一般不显影)。

(2)中纵隔:含心脏、气管、主动脉弓及其分支、上腔静脉、下腔静脉、肺动脉干、左肺动脉、右肺动脉、膈神经、迷走神经、胸导管、气管旁淋巴结、支气管肺门淋巴结及肺门结构等。

(3)后纵隔:为食管及以后和胸椎旁的区域,含食管、降主动脉、胸导管中下段、奇静脉、半奇静脉、交感神经干及后纵隔淋巴结等。

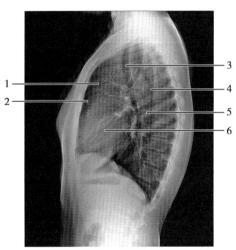

图3-16　纵隔分区
1.升主动脉;2.前纵隔;3.气管;4.后纵隔;5.降主动脉;6.中纵隔。

二、CT解剖

(一)胸部

1. 经第2胸椎椎体的横断面(图3-17)　该层面通过第2胸椎椎体。

(1)椎体前区:该部仍以气管为中心。左颈总动脉紧靠气管左侧,左头臂静脉在左颈总动脉的前外侧。右颈总动脉位于气管右前方。食管左侧、左肺尖的内前方有锁骨下动、静脉。

(2)胸膜肺区:胸膜肺区内右侧有尖段,左侧有尖后段的层面。胸腔外侧壁有肋骨,肋骨的外面有前锯肌包绕。胸壁最前面的肌肉是胸大肌,胸小肌紧靠胸大肌后面。

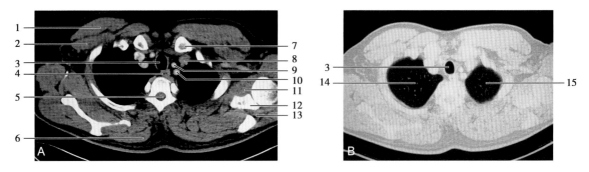

图 3-17　经第 2 胸椎椎体的横断面 CT 图

A. 纵隔窗；B. 肺窗。

1. 胸大肌；2. 胸小肌；3. 气管；4. 食管；5. 脊髓；6. 斜方肌；7. 锁骨；8. 左头臂静脉；9. 左颈总动脉；
10. 左锁骨下动脉；11. 肩胛下肌；12. 肩胛骨；13. 冈下肌；14. 右肺尖；15. 左肺尖。

2. 经胸肋结合上缘的横断面（图 3-18） 该层面通过第 4 胸椎椎体。

（1）纵隔区：前方是胸骨柄，后方为第 4 胸椎椎体，两侧为纵隔胸膜。气管位于纵隔的中间，气管与胸椎间有食管。从气管的前方至气管和食管的左侧，依次有头臂干、左颈总动脉和左锁骨下动脉。头臂干前方有左头臂静脉，左头臂静脉及右颈总动脉右侧有右头臂静脉。

（2）胸膜肺区：胸壁前外侧有胸大肌和胸小肌。两侧胸膜肺区内为肺的断面，右肺断面内侧主要是尖段，左肺断面的后部为尖后段。

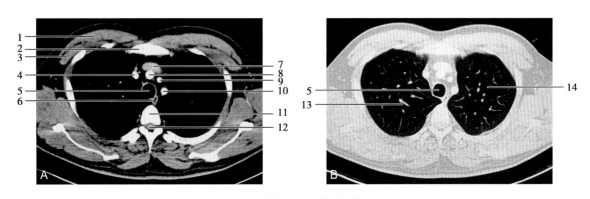

图 3-18　经胸肋结合上缘的横断面 CT 图

A. 纵隔窗；B. 肺窗。

1. 胸大肌；2. 胸骨柄；3. 胸小肌；4. 右头臂静脉；5. 气管；6. 食管；7. 左头臂静脉；8. 头臂干；9. 左颈总动脉；10. 左锁骨下动脉；11. 胸椎椎体；12. 脊髓；13. 右肺上叶尖段；14. 左肺上叶尖后段。

3. 经主动脉弓的横断面（图 3-19） 此层面通过第 4 胸椎椎体下部，恰经过主动脉弓。

（1）纵隔区：前方为胸骨体，后方为第 4 胸椎椎体下部，两侧为纵隔胸膜。气管居于中间，右前方有右头臂静脉。后方为食管，左侧为主动脉弓。气管前间隙位于气管与主动脉弓和右头臂静脉之间。气管后间隙位于气管与第 4 胸椎椎体之间。

（2）胸膜肺区：胸膜肺区内有左、右肺的断面，前方为前段，后方为后段或尖后段。肺下叶上段即将出现。

4. 经主-肺动脉窗的横断面（图 3-20） 该层面通过第 5 胸椎椎体。

（1）纵隔区：在胸骨体后方有胸腺，胸腺的左后方为主动脉弓下缘，右后方为上腔静脉。此层面以下，升主动脉与胸主动脉之间至纵隔左缘，在 CT 图像上为一低密度区域，称为主-肺动脉窗。

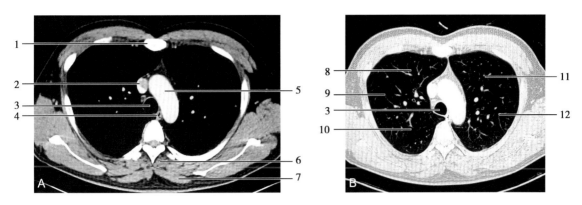

图 3-19　经主动脉弓的横断面 CT 图

A. 纵隔窗；B. 肺窗。

1. 胸骨；2. 上腔静脉；3. 气管；4. 食管；5. 主动脉弓；6. 竖脊肌；7. 斜方肌；8. 右肺上叶前段；9. 右肺上叶尖段；10. 右肺上叶后段；11. 左肺上叶前段；12. 左肺上叶尖后段。

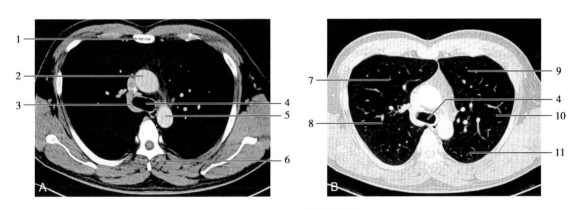

图 3-20　经主-肺动脉窗的横断面 CT 图

A. 纵隔窗；B. 肺窗。

1. 胸骨；2. 升主动脉；3. 奇静脉；4. 气管；5. 胸主动脉；6. 竖脊肌；7. 右肺上叶前段；8. 右肺上叶后段；9. 左肺上叶前段；10. 左肺上叶尖后段；11. 左肺下叶上段。

（2）胸膜肺区：胸膜肺区内肺尖段已消失，肺断面的前部为前段，后部为后段。食管右侧有一扁的血管为奇静脉，位于纵隔右侧，其后方有一凹窝为奇静脉食管隐窝（奇食隐窝）。

5. 经肺动脉权的横断面（图 3-21）　此层面通过第 6 胸椎椎体上部及其上方的椎间盘。

（1）纵隔区：前方为胸骨，后方为第 6 胸椎椎体上部及其上方的椎间盘，两侧有纵隔胸膜。胸骨后方有三角形的胸腺。升主动脉右侧有上腔静脉，左后方是肺动脉干分叉处。在右肺动脉后方有左、右主支气管。左主支气管左侧有左肺动脉。

（2）胸膜肺区：右肺区可见上叶支气管断面。斜裂后方为上段，斜裂的内前方、上叶支气管后方有右上肺静脉。左肺区显示在左肺动脉的外侧，肺门处可见左上肺静脉及其后方的尖后段支气管和前段支气管。

6. 经左肺上叶支气管的横断面（图 3-22）　此层面经过左肺上叶支气管和右肺动脉。

（1）纵隔区：肺动脉干和右肺动脉呈弧形于左后方包绕升主动脉，右肺动脉由左向右横行入右肺门。右主支气管在肺门处位于右肺动脉的后方，左主支气管分为左肺上、下叶支气管。

（2）胸膜肺区：右胸膜肺区可见右肺上叶的前段和下叶的上段。左胸膜肺区可见左主支气管分叉的前方有左上肺静脉横行。

7. 经主动脉窦的横断面（图 3-23）　此层面经过主动脉窦。

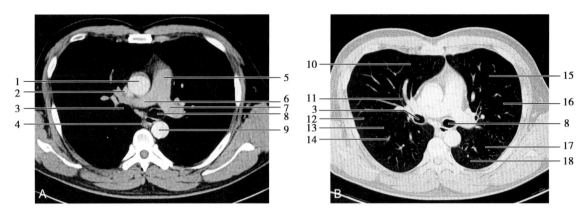

图 3-21　经肺动脉杈的横断面 CT 图
A. 纵隔窗；B. 肺窗。

1. 升主动脉；2. 上腔静脉；3. 右主支气管；4. 奇静脉；5. 肺动脉干；6. 右肺动脉；7. 左肺动脉；8. 左主支气管；9. 胸主动脉；10. 右肺上叶前段；11. 右肺上叶前段支气管；12. 右肺上叶后段；13. 右肺斜裂；14. 右肺下叶上段；15. 左肺上叶前段；16. 左肺上叶尖后段；17. 左肺斜裂；18. 左肺下叶上段。

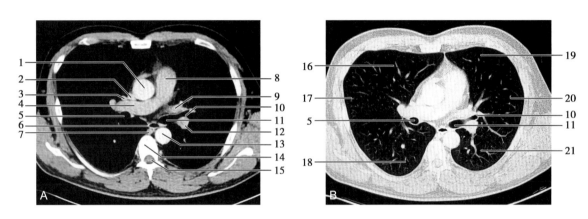

图 3-22　经左肺上叶支气管的横断面 CT 图
A. 纵隔窗；B. 肺窗。

1. 升主动脉；2. 上腔静脉；3. 右上肺静脉；4. 右肺动脉；5. 中间段支气管；6. 食管；7. 奇静脉；8. 肺动脉干；9. 左上肺静脉；10. 左肺上叶支气管；11. 左主支气管；12. 左肺下叶动脉；13. 胸主动脉；14. 胸椎椎体；15. 脊髓；16. 右肺上叶前段；17. 右肺上叶后段；18. 右肺下叶上段；19. 左肺上叶前段；20. 左肺上叶尖后段；21. 左肺下叶上段。

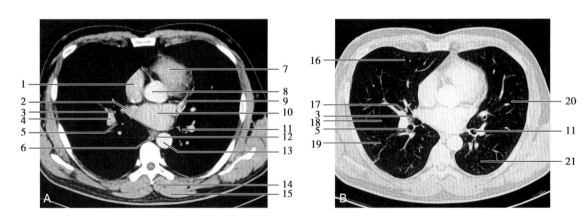

图 3-23　经主动脉窦的横断面 CT 图
A. 纵隔窗；B. 肺窗。

1. 右心房；2. 右上肺静脉；3. 右肺中叶支气管；4. 右肺下叶动脉；5. 右肺下叶支气管；6. 奇静脉；7. 右心室；8. 升主动脉；9. 左上肺静脉；10. 左心房；11. 左肺下叶支气管；12. 食管；13. 胸主动脉；14. 竖脊肌；15. 斜方肌；16. 右肺上叶前段；17. 右肺中叶外侧段支气管；18. 斜裂；19. 右肺下叶上段；20. 左肺上叶舌段；21. 左肺下叶上段。

（1）纵隔区：该层面以心包为界又分为前、中、后纵隔。心前部为右心室（动脉圆锥部），后部的横行腔隙为左心房，位于食管的前方。左心房与右心室之间有主动脉根部，右侧为右心房。

（2）胸膜肺区：胸壁前部有胸大肌，后外侧壁有前锯肌和背阔肌。右肺断面上可见上、中、下三叶，前部为上叶的前段，中部为中叶的内、外侧段，后部主要为下叶的上段。左肺断面的前半部为前段和上舌段，后半部为上段。斜裂后方为下叶各段支气管的根部，上段即将消失。

8. 经左、右下肺静脉的横断面（图 3-24） 该层面显示四腔心的上份。

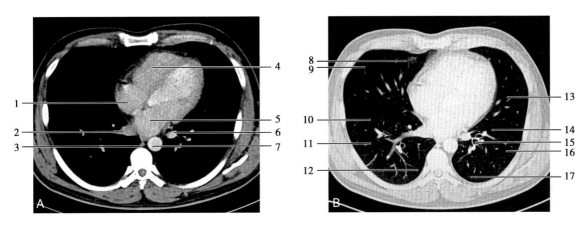

图 3-24 经左、右下肺静脉的横断面 CT 图
A. 纵隔窗；B. 肺窗。

1. 右心房；2. 右下肺静脉；3. 奇静脉；4. 右心室；5. 左心房；6. 左下肺静脉；7. 胸主动脉；8. 右肺中叶内侧段；9. 右肺中叶外侧段；10. 右肺下叶前底段；11. 右肺下叶外侧底段；12. 右肺下叶后底段；13. 左肺上叶舌段；14. 左肺下叶内前底段；15. 左肺下叶基底段支气管；16. 左肺下叶外侧底段；17. 左肺下叶后底段。

（1）纵隔区：中纵隔内，心包包绕四腔心。右心房和右心室位于右前方；左心房与左心室位于左后方。左心房两侧可见左、右下肺静脉。

（2）胸膜肺区：右肺上叶断面的前部为前段，呈尖向前内的三角形，与中叶之间有水平裂相隔。右肺中叶呈楔形，后外的部分为外侧段，前内的部分为内侧段。下叶与中叶之间有斜裂分隔，下叶可见基底段支气管，外侧部为外侧底段，后部为后底段，斜裂后方为前底段，进入奇食隐窝的肺嵴为内侧底段。左肺断面前份的小部分为前段，与斜裂之间的大部分为舌叶。斜裂后方为下叶断面，可见 4 个基底段支气管断面。

9. 经四腔心的横断面（图 3-25） 此层面显示四腔心的下份。

（1）纵隔区：右房室口处可见三尖瓣；左房室口处可见二尖瓣。食管与胸主动脉由左、右关系逐渐变为右前、左后关系。

（2）胸膜肺区：右肺下叶面积逐渐增大。肺嵴及其周围的肺组织为内侧底段，下叶后方为后底段，外侧为外侧底段，斜裂后方的外侧部为前底段。左肺下叶断面的后内侧部为后底段，外侧部为外侧底段，斜裂后方、左心室左侧的部分为内前底段。

10. 经膈腔静脉孔的横断面（图 3-26） 此层面通过第 9 胸椎椎体的上部。

（1）纵隔区：中纵隔内，心包仍为三腔心，其右后方为下腔静脉口。胸主动脉与食管的位置关系由左、右排列变为食管在前、胸主动脉在后。食管右前方为下腔静脉。

（2）胸膜肺区：右肺断面上的右肺上叶消失，中叶的外侧段和内侧段面积增大。两肺下叶各肺段基本同上一层面。

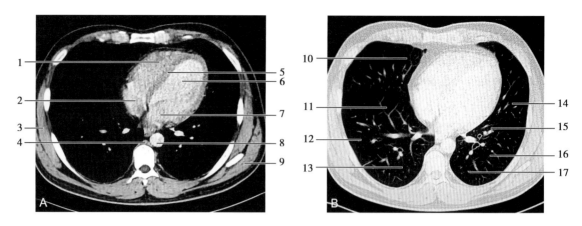

图 3-25　经四腔心的横断面 CT 图

A. 纵隔窗；B. 肺窗。

1. 右心室；2. 右心房；3. 前锯肌；4. 奇静脉；5. 室间隔；6. 左心室；7. 左心房；8. 胸主动脉；9. 背阔肌；10. 右肺中叶内侧段；11. 右肺下叶前底段；12. 右肺下叶外侧底段；13. 右肺下叶后底段；14. 左肺上叶下舌段；15. 左肺下叶内前底段；16. 左肺下叶外侧底段；17. 左肺下叶后底段。

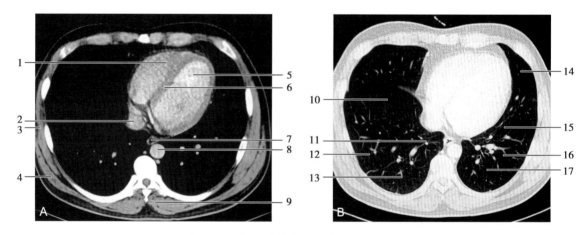

图 3-26　经膈腔静脉孔的横断面 CT 图

A. 纵隔窗；B. 肺窗。

1. 右心室；2. 下腔静脉；3. 前锯肌；4. 背阔肌；5. 左心室；6. 室间隔；7. 食管；8. 胸主动脉；9. 竖脊肌；10. 右肺下叶前底段；11. 右肺下叶内侧底段；12. 右肺下叶外侧底段；13. 右肺下叶后底段；14. 左肺上叶下舌段；15. 左肺下叶内前底段；16. 左肺下叶外侧底段；17. 左肺下叶后底段。

（二）心脏

1. **经主动脉根部层面（图 3-27）**　主动脉根部已位于纵隔中央，右心房构成纵隔右缘前部。主动脉根部的后方是左心房。胸主动脉位于食管的左后部，椎体左缘。左心房两侧可见肺静脉分支。

2. **经左心室水平长轴（四腔心）层面（图 3-28）**

3. **经左心室垂直长轴（两腔心）层面（图 3-29）**

4. **经左心室短轴层面（图 3-30）**

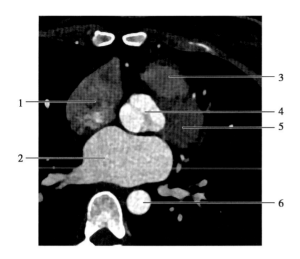

图 3-27　经主动脉根部层面 CT 图

1. 右心房；2. 左心房；3. 右心室；4. 升主动脉；5. 左心室；6. 胸主动脉。

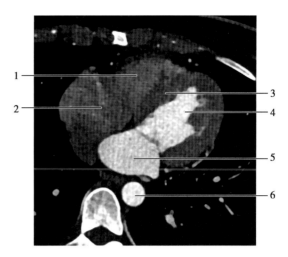

图 3-28　经左心室水平长轴（四腔心）层面 CT 图

1. 右心室；2. 右心房；3. 室间隔；4. 左心室；5. 左心房；6. 胸主动脉。

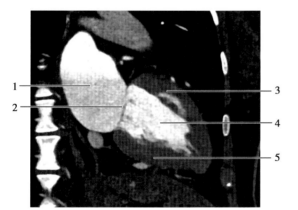

图 3-29　经左心室垂直长轴（两腔心）层面 CT 图

1. 左心房；2. 二尖瓣；3. 左心室前壁；4. 左心室；5. 左心室下壁。

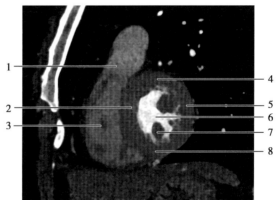

图 3-30　经左心室短轴层面 CT 图

1. 肺动脉干；2. 室间隔；3. 右心室；4. 左心室前壁；5. 左心室侧壁；6. 左心室；7. 乳头肌；8. 左心室下壁。

三、MRI 解剖

（一）胸部

胸部 MRI 影像解剖与 CT 解剖基本一致。

1. 横断面

（1）经主动脉弓的横断面（图 3-31）

（2）经主-肺动脉窗的横断面（图 3-32）

（3）经肺动脉权的横断面（图 3-33）

（4）经主动脉窦的横断面（图 3-34）

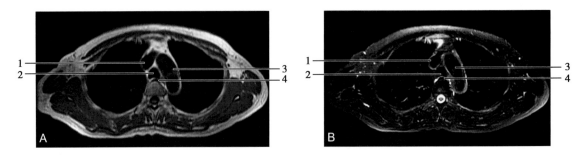

图 3-31　经主动脉弓的横断面 MRI 图

A. T_1WI；B. T_2WI（脂肪抑制）。

1. 上腔静脉；2. 气管；3. 主动脉弓；4. 食管。

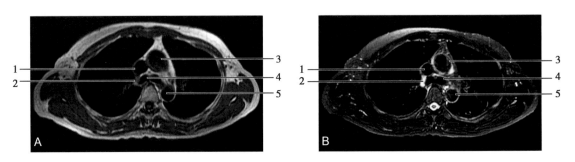

图 3-32　经主-肺动脉窗的横断面 MRI 图

A. T_1WI；B. T_2WI（脂肪抑制）。

1. 上腔静脉；2. 奇静脉；3. 升主动脉；4. 气管；5. 胸主动脉。

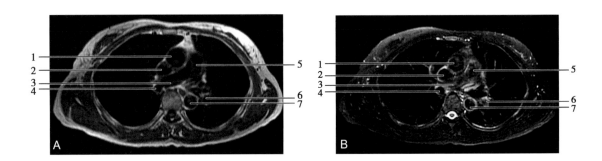

图 3-33　经肺动脉权的横断面 MRI 图

A. T_1WI；B. T_2WI（脂肪抑制）。

1. 升主动脉；2. 上腔静脉；3. 右肺动脉；4. 中间段支气管；5. 肺动脉干；6. 左下肺动脉；7. 胸主动脉。

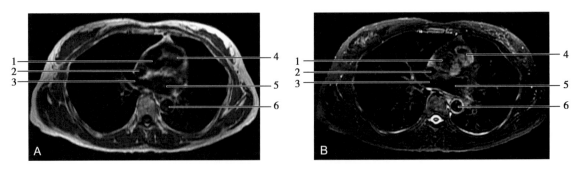

图 3-34　经主动脉窦的横断面 MRI 图

A. T_1WI；B. T_2WI（脂肪抑制）。

1. 升主动脉（根部）；2. 上腔静脉；3. 右上肺静脉；4. 右心室；5. 左心房；6. 胸主动脉。

2. 冠状断面

（1）经主动脉口的冠状断面（图 3-35）

（2）经气管杈的冠状断面（图 3-36）

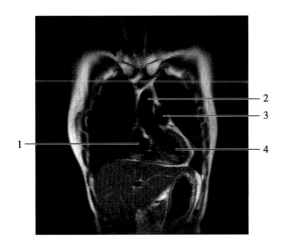

图 3-35 经主动脉口的冠状断面 MRI 图
1. 右心房；2. 升主动脉；3. 肺动脉干；4. 左心室。

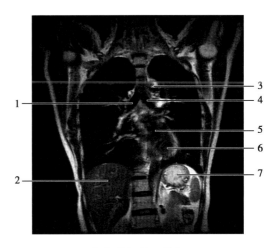

图 3-36 经气管杈的冠状断面 MRI 图
1. 右主支气管；2. 肝脏；3. 主动脉弓；4. 左主支气管；5. 左心房；6. 左心室；7. 胃腔。

3. 矢状断面 经肺动脉干的矢状断面（图 3-37）。

（二）心脏

心脏 MRI 具有多参数、多序列成像特点，可同时对心脏的解剖结构、运动功能、心肌血流灌注、组织成分等进行"一站式"评估，在心力衰竭、缺血性心肌病、非缺血性心肌病以及心脏瓣膜病、心包占位等疾病的诊断中具有重要价值。心脏与人体长轴夹角约为 45°，通常以人体长轴为中心的扫描平面（轴位、矢状位、冠状位）不利于识别心脏正常的解剖结构，因此需要以心脏的轴线进行平面扫描。心脏 MRI 的标准切面包括两腔心、四腔心、三腔心及左心室短轴位。

1. 经左心室垂直长轴（两腔心）层面（图 3-38） 在标准轴位定位像，以二尖瓣中点到左心室心尖连线进行扫描，得到左心室两腔心图像。该层面主要用于显示左心房、左心室及左房室口处的二尖瓣。

2. 经左心室水平长轴（四腔心）层面（图 3-39） 以左心室两腔心为定位像，以二尖瓣中点至左心室心尖连线扫描，得到四腔心图像。该层面主要用于显示右心房、右心室、左心房、左心室及房室口处的二尖瓣、三尖瓣。胸主动脉位于左心房后部、脊柱旁。另外，该层面可用于左心室侧壁及室间隔的评估。

3. 经左心室流出道（三腔心）层面（图 3-40） 以左心室短轴位（近基底部）为定位像，取平分主动脉根部及左心房且经过二尖瓣中点和心尖的定位线，得到三腔心图像。该层面可以同时显示二尖瓣和主动脉瓣，以及右心室、左心室、左心房。

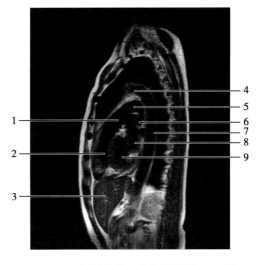

图 3-37 经肺动脉干的矢状断面 MRI 图
1. 肺动脉干；2. 右心室；3. 肝脏；4. 主动脉弓；5. 左肺动脉；6. 左主支气管；7. 胸主动脉；8. 左心房；9. 左心室。

4. 经左心室短轴层面（图 3-41） 以四腔心为定位像,垂直于室间隔左心室长轴平面进行扫描,得到左心室短轴图像。该层面可见左、右心室,主要用于心功能及左心室壁心肌分析。

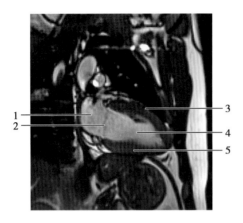

图 3-38 经左心室垂直长轴(两腔心)层面 MRI 图
1. 左心房;2. 二尖瓣;3. 左心室前壁;
4. 左心室;5. 左心室下壁。

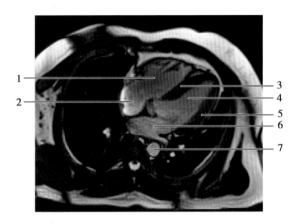

图 3-39 经左心室水平长轴(四腔心)层面 MRI 图
1. 右心室;2. 右心房;3. 室间隔;4. 左心室;
5. 左心室侧壁;6. 左心房;7. 胸主动脉。

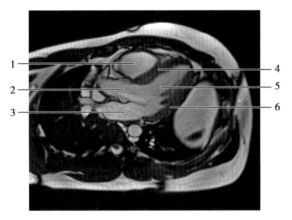

图 3-40 经左心室流出道(三腔心)层面 MRI 图
1. 右心室;2. 升主动脉;3. 左心房;4. 室间隔;5. 左心室;6. 左心室后壁。

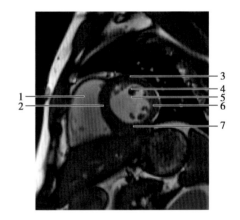

图 3-41 经左心室短轴层面 MRI 图
1. 右心室;2. 室间隔;3. 左心室前壁;4. 乳头肌;
5. 左心室;6. 左心室侧壁;7. 左心室下壁。

第四节　胸部血管影像解剖

胸部的大血管主要是出入心脏的血管,主要包括入心的上、下腔静脉和肺静脉,以及出心的肺动脉、主动脉及其分支。

一、主动脉血管影像解剖

主动脉是体内最大的动脉,起自左心室,终于腹主动脉分叉处,可分为 6 个部分(图 3-42、图 3-43)。

（一）窦部

主动脉窦部连接心脏与主动脉，为主动脉瓣环到窦管交界的部分，呈袋状膨出，分为左冠窦、右冠窦和无冠窦。主动脉瓣环为瓣叶附着处，呈立体的"皇冠状"，影像学上通常将三个瓣叶附着最低点确定的平面作为虚拟瓣环平面。窦管交界为较宽的主动脉窦部与较窄的管状升主动脉的连接处。右冠状动脉通常起自右冠窦，左冠状动脉通常起自左冠窦，无冠窦无冠状动脉发出。

（二）升主动脉

升主动脉为从窦管交界到头臂干开口的主动脉节段。

（三）主动脉弓

主动脉弓起自头臂干开口处，终于左锁骨下动脉开口处。正常主动脉弓左弓、左降，自右前方向左后方横行。主动脉弓部依次发出头臂干（头臂干发出右颈总动脉和右锁骨下动脉）、左颈总动脉、左锁骨下动脉。左头臂静脉横行于主动脉弓前方。气管居于主动脉弓右后方。

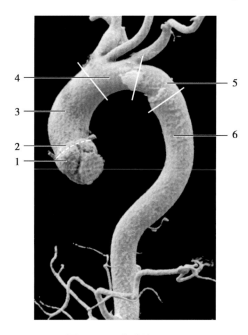

图 3-42　主动脉 CTA

1. 窦部；2. 窦管交界；3. 升主动脉；4. 主动脉弓；5. 主动脉峡部；6. 胸主动脉。

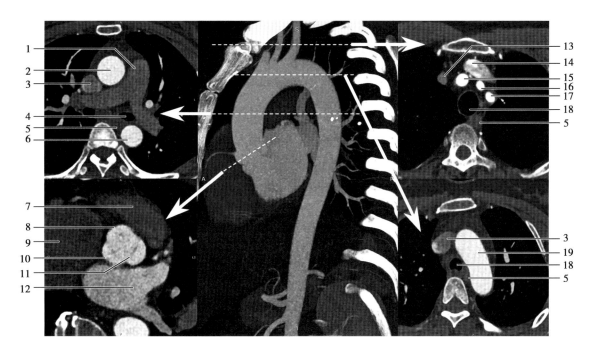

图 3-43　主动脉 CTA

显示主动脉窦、升主动脉（胸主动脉）、主动脉弓、弓上血管分支层面。

1. 肺动脉干；2. 升主动脉；3. 上腔静脉；4. 左主支气管；5. 食管；6. 胸主动脉；7. 右心室流出道；8. 右冠窦；9. 右心房；10. 无冠窦；11. 左冠窦；12. 左心房；13. 右头臂静脉；14. 左头臂静脉；15. 头臂干；16. 左颈总动脉；17. 左锁骨下动脉；18. 气管；19. 主动脉弓。

（四）主动脉峡部

主动脉峡部为左锁骨下动脉开口到动脉韧带之间的一段很短的主动脉。

（五）胸主动脉

胸主动脉为动脉韧带平面到主动脉裂孔平面的主动脉，垂直向下走行于胸椎左前方，食管、奇静脉位于其右侧。胸主动脉发出多支支气管动脉与肋间后动脉。

（六）腹主动脉

腹主动脉为主动脉裂孔到主动脉分叉平面的主动脉。

二、肺动脉血管影像解剖

肺动脉干起自右心室，长约5cm，在升主动脉左侧向后上走行，于主动脉弓下第5胸椎水平中线左侧处分为右肺动脉和左肺动脉。右肺动脉较长，于升主动脉和上腔静脉后方向右走行至右肺门，发出右肺上叶动脉分布于右肺上叶，粗大主干（即叶间动脉）继续向右下行，分为右肺中叶动脉和下叶动脉，分别分布于右肺中叶和下叶。左肺动脉较短，于胸主动脉前方进入左肺，呈弓形（左肺动脉弓）从左主支气管前上方绕至上叶支气管后下方移行为左肺下叶动脉，左肺动脉弓发出左肺上叶动脉。这些叶肺动脉再分为段肺动脉，随后分为亚段肺动脉。双肺各有10支段肺动脉，段肺动脉与支气管伴行进入肺段（表3-3、图3-44~图3-48）。

表3-3　肺动脉分段

肺叶	右肺动脉	左肺动脉	肺叶	右肺动脉	左肺动脉
上叶	尖段	尖段	下叶	上段	上段
	前段	前段		内侧底段	内侧底段
	后段	后段		前底段	前底段
		上舌段		外侧底段	外侧底段
		下舌段		后底段	后底段
中叶	外侧段				
	内侧段				

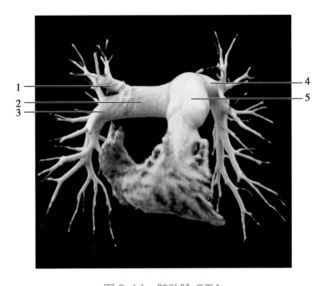

图3-44　肺动脉CTA
1. 右肺上叶动脉；2. 右肺动脉；3. 右肺叶间动脉；
4. 左肺动脉；5. 肺动脉干。

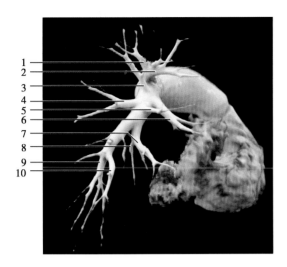

图 3-45 肺动脉 CTA 显示右肺动脉分支

1.右肺上叶尖段动脉;2.右肺上叶前段动脉;
3.右肺上叶后段动脉;4.右肺下叶上段动脉;
5.右肺中叶外侧段动脉;6.右肺中叶内侧
段动脉;7.右肺下叶前底段动脉;8.右肺下
叶内侧底段动脉;9.右肺下叶后底段动脉;
10.右肺下叶外侧底段动脉。

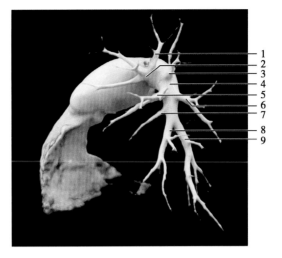

图 3-46 肺动脉 CTA 显示左肺动脉分支

1.左肺上叶尖段动脉;2.左肺上叶前段动脉;
3.左肺上叶后段动脉;4.叶间动脉;5.左肺上
叶上舌段动脉;6.左肺下叶上段动脉;7.左肺
上叶下舌段动脉;8.左肺下叶内前底段动脉
共同干;9.左肺下叶外侧底段动脉与后底段
动脉共同干。

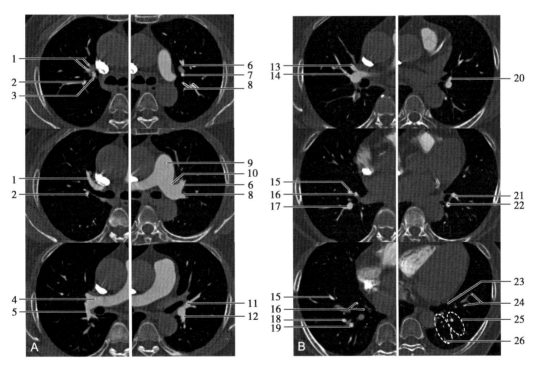

图 3-47 肺动脉 CTA 显示肺动脉断层解剖

1.右肺上叶前段动脉;2.右肺上叶后段动脉;3.右肺上叶尖段动脉;4.右肺动脉;5.右肺下叶
上段动脉;6.左肺上叶前段动脉;7.左肺上叶尖段动脉;8.左肺上叶后段动脉;9.肺动脉干;
10.左肺动脉;11.左肺上叶上舌段动脉;12.左肺下叶上段动脉;13.右肺中叶内侧段动脉;
14.右肺中叶外侧段动脉;15.右肺下叶前底段动脉;16.右肺下叶内侧底段动脉;17.右肺下
叶外侧底段动脉与后底段动脉共同干;18.右肺下叶外侧底段动脉;19.右肺下叶后底段动
脉;20.左肺上叶下舌段动脉;21.左肺下叶内前底段动脉共同干;22.左肺下叶外侧底段动脉
与后底段动脉共同干;23.左肺下叶内侧底段动脉;24.左肺下叶前底段动脉;25.左肺下叶外
侧底段动脉;26.左肺下叶后底段动脉。

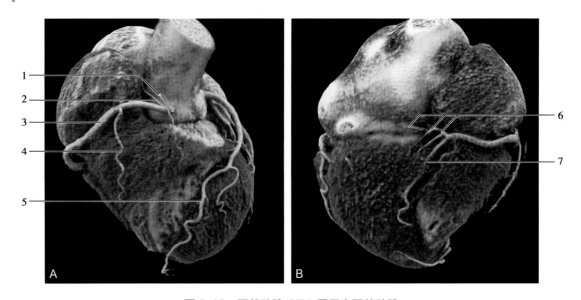

图 3-48　冠状动脉 CTA 显示右冠状动脉

1.右圆锥支;2.窦房结支;3.右冠状动脉;4.右室前支;5.前降支;6.右后外侧支;7.右后降支。

三、冠状动脉血管影像解剖

冠状动脉起自主动脉窦,向心尖处汇合。右冠状动脉、前降支(又称前室间支)、左回旋支为三支主要冠状动脉,前降支、左回旋支共同起源于左主干。

(一) 右冠状动脉

右冠状动脉(图 3-48)起自右冠窦,沿右冠状沟下行至右心室锐缘,转入膈面冠状沟继续向左延伸,并分成后降支(又称后室间支)和后外侧支(又称左室后支)。右冠状动脉分支供应右心房、右心室,有些个体的右冠状动脉还可供应房室隔及左心室部分区域。

1. 右圆锥支　在 50%~60% 的个体中,右圆锥支为右冠状动脉的第一支分支,向右前走行,分布于右心室流出道。右圆锥支可直接起自右冠窦或升主动脉,称为第三冠状动脉。右圆锥支可与左冠状动脉的同名分支吻合形成动脉环(Vieussens 环),为左、右冠状动脉重要的侧支循环途径。

2. 窦房结支(动脉)　窦房结支为供应窦房结的小动脉,约 60% 起自右冠状动脉近端,在主动脉与右心耳之间的沟内向后行,到达上腔静脉基底部供应房室结。另有约 40% 窦房结支起自左冠状动脉。

3. 右室前支　右室前支近似垂直起自右冠状动脉开口,一般 2~3 支,向心尖方向走行,供应右心室前壁。其中一支起自右冠状动脉近心脏锐缘附近,称为右缘支,或锐缘支,沿心脏锐缘向心尖走行。

4. 右室后支　右室后支起自右冠状动脉右缘支开口以远,供应右心室下壁。

5. 右后降支　右后降支于心脏十字交叉附近由右冠状动脉发出,于后室间沟向心尖处走行,可与前降支吻合,其分支分布于左、右心室下壁的一部分以及室间隔后下三分之一(后间隔支)。有时可以有双后降支,均可发出后间隔支。

6. 右后外侧支　后外侧支或称为左室后支,大部分起自右冠状动脉心脏十字交叉附近,称为右后外侧支,分布于左心室下壁。少部分后外侧支起自左回旋支,称为左后外侧支。

7. 房室结支(动脉)　房室结支通常由占优势的右冠状动脉或左回旋支自心脏十字处或附近发出,大多起自右冠状动脉,垂直向上走行,进入房室隔。

(二) 左冠状动脉

左冠状动脉(图 3-49)起自左冠窦,沿左冠状沟下行 5~10mm,并分成前降支和左回旋支。左

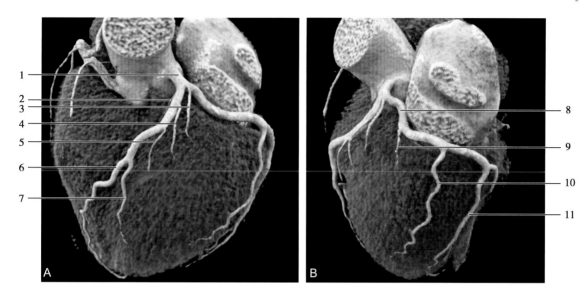

图 3-49　冠状动脉 CTA 显示左冠状动脉

1. 左主干；2. 间隔支；3. 中间支；4. 第一对角支；5. 第二对角支；6. 前降支；7. 第三对角支；8. 左回旋支；9. 第一钝缘支；10. 第二钝缘支；11. 左后外侧支。

冠状动脉主干发出多支对角支、右室前支、间隔支。左冠状动脉分支供应左心室、右心室、左心房，在有些个体，左冠状动脉还可供应窦房结。

1．左主干　左主干起自左冠窦，走行于肺动脉干与左心耳之间，长约 5~10mm，部分个体可达 20mm，发出前降支与左回旋支。

2．前降支　前降支起自左主干分叉处，走行于前室间沟，延伸至心尖，可绕过心尖转向后行与后降支吻合。前降支沿途发出对角支（或称为左室前支，一般为 1~3 支）、右室前支与间隔支。

3．对角支　对角支以锐角从前降支发出，斜向左前下方走行，分布于左心室前壁，数目为 1~9 支不等。

4．右室前支　前降支起源的右室前支为平行排列的数支向右行的细小分支，分布于右心室前壁少部分。其中第 1 支供应右心室流出道前壁，称为左圆锥支，可与右圆锥支吻合。

5．前间隔支　前间隔支几乎垂直从前降支发出，进入室间隔，供应室间隔前上三分之二部分以及心尖部，可与后间隔支吻合。

6．左回旋支　左回旋支起自左主干分叉处，走行于左冠状沟，大部分左回旋支终止于心脏十字交叉左侧，少部分延续为左后降支。

7．钝缘支　钝缘支起自左回旋支，一支或多支，沿左心室前壁、侧壁向心尖处走行。

8．左后外侧支　左后外侧支起自左回旋支，分布于左心室下壁。

9．左后降支　左后降支起自左回旋支。

（三）冠状动脉分布

左冠状动脉的左回旋支和走行于环形冠状沟中的右冠状动脉构成了冠状动脉"环"。左冠状动脉的前降支和右冠状动脉的后降支走行于前、后室间沟中，由此形成了冠状动脉"袢"。

左、右冠状动脉在心脏胸肋面的分布范围变化不大，但在心脏膈面的分布范围因冠状动脉的发育程度不同有较大变异。如果后降支和后外侧支起源于右冠状动脉，为右优势型；如果后降支和后外侧支起源于左回旋支，为左优势型；如果右冠状动脉供应后降支，左回旋支供应后外侧支，则为均衡型。约 80% 的个体为右优势型。

（四）冠状动脉分段

冠状动脉标准化分段最初由美国心脏病学会（AHA）于1975年提出，心血管计算机断层扫描学会（SCCT）基于AHA分段模型进行了调整，并广泛应用于影像学诊断实践中（表3-4、图3-50）。

表3-4　冠状动脉分段

分段	缩写	描述
1. 右冠状动脉（RCA）近段	pRCA	RCA开口到锐缘的半程
2. RCA中段	mRCA	RCA近段终点到心脏锐缘
3. RCA远段	dRCA	RCA中段终点到后降支（PDA）起始处
4. 右后降支	R-PDA	RCA起源后降支
5. 左主干（LM）	LM	LM开口到前降支（LAD）、左回旋支（LCX）分叉处
6. LAD近段	pLAD	LM终点到最近端的第一支粗大的间隔支或对角支（D1，直径>1.5mm）开口处
7. LAD中段	mLAD	LAD近段终点到心尖处半程
8. LAD远段	dLAD	LAD中段终点到心尖处
9. D1	D1	第一对角支
10. D2	D2	第二对角支
11. LCX近段	pLCX	LM终点到第一钝缘支开口处（OM1）
12. OM1	OM1	第一钝缘支
13. LCX中远段	LCX	左冠状沟走行，OM1开口处到血管末端或左后降支（L-PDA）起点
14. OM2	OM2	第二钝缘支
15. 左后降支	L-PDA	LCX起源后降支
16. 右后外侧支（PLB）	R-PLB	RCA起源PLB
17. 中间支	RI	起自LM，位于LAD与LCX之间
18. 左后外侧支	L-PLB	LCX起源后外侧支

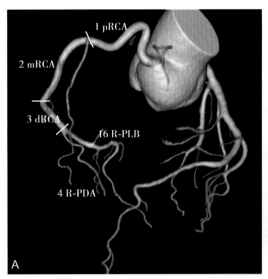
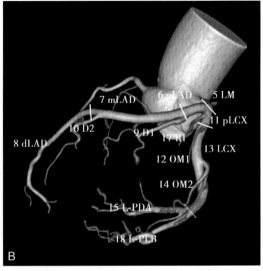

图3-50　冠状动脉分段

冠状动脉CTA显示冠状动脉分段。

A. 右优势型；B. 左优势型。

（张丽芝　艾涛　张少杰　郑敏文）

第四章　腹　部

第一节　概述

一、境界与分区

腹部上界为剑胸结合、肋弓、第 11 肋前端、第 12 肋下缘至第 12 胸椎棘突的连线；下界为耻骨联合上缘、耻骨嵴、耻骨结节、腹股沟、髂嵴至第 5 腰椎棘突的连线。

腹部的体表境界与腹腔的体表境界不同。腹腔的上界为膈穹，可达第 4、5 肋间隙水平，下方通过骨盆上口与盆腔相通，小肠等腹腔脏器也常位于小骨盆腔内，因此，腹腔范围较腹部体表的境界大。

为了描述和确定腹腔脏器的位置，临床上将腹部进行分区。通常有两种常用的方法（图 4-1）。

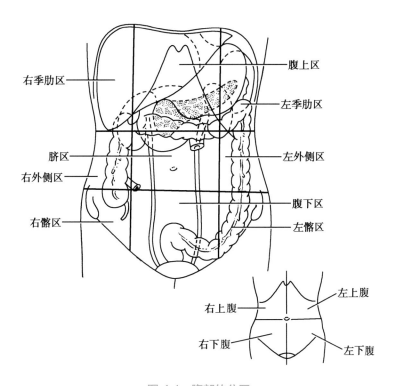

图 4-1　腹部的分区

1. **四分法**　临床上较为常用，即通过脐的垂直线和水平线将腹部分为左、右上腹部及左、右下腹部四个区域。

2. **九分法**　用两条水平线及两条垂直线将腹部分为九个区。两条水平线分别经两侧肋弓下缘最低点（相当于第 10 肋）的连线和经两侧髂结节的连线，腹部借两条水平线分为上、中、下腹部，经左、右腹股沟韧带中点的垂直线再将上、中、下腹部分成九个区：腹上区及左、右季肋区，脐区及左、右外侧(腰)区,腹下区及左、右髂区。九分法因便于描述脏器位置,在解剖学上较为常用。

二、标志性结构

1. 髂嵴 最高点与第4腰椎棘突或第3、4腰椎棘突之间在同一平面,常用于计数椎骨棘突,经此处的横断面为髂嵴上平面,是腹主动脉分叉的标志平面。经两侧髂前上棘的水平面称为棘间平面,此平面经腰骶椎间盘、骶岬或其下方。髂结节在髂前上棘后上方5~7cm处,经两侧髂结节的水平面称为结节间平面,此平面平第5腰椎椎体近上缘处,是左、右髂总静脉汇合点,也是下腔静脉起始部的标志。

2. 耻骨嵴和耻骨结节 耻骨嵴是自耻骨联合上缘向外侧方延伸的横向骨嵴,长2~3cm,终于耻骨结节。输尿管进入膀胱的投影点可借耻骨结节来标志。耻骨嵴正上方是腹股沟管浅环内侧份,此环中心点在耻骨结节正上方。

3. 脐 成人平躺时,脐位于第3、4腰椎之间的椎间盘水平。腹主动脉分叉位于脐下约2cm处。直立时,儿童和腹下垂的成年人脐的位置较低。

三、腹部结构的配布特点

腹部由腹壁、腹腔及腹腔脏器组成。腹腔借横结肠及其系膜分为结肠上区和结肠下区。结肠上区器官结构较为复杂,主要有肝、胆囊、脾、胃、胰、十二指肠以及腹膜形成的结构(如小网膜、韧带和间隙)等。肝门平面以上结肠上区的腹腔器官由右至左为肝、胃和脾;肝门平面以下,器官结构逐渐增多,胆囊、左肾、胰体和网膜孔等在此平面首次出现。结肠下区有空肠、回肠、盲肠、阑尾、升结肠、降结肠和乙状结肠等脏器。小肠被小肠系膜固定,位于腹腔中部,其中空肠位于左上腹,回肠位于右下腹。大肠位于腹腔周围,其中阑尾、盲肠、升结肠位于腹腔的右侧,横结肠位于小肠的前上方,降结肠位于腹腔的左侧,乙状结肠位于腹腔的左下方。阑尾、横结肠和乙状结肠分别被阑尾系膜、横结肠系膜和乙状结肠系膜固定,其位置可因系膜长短产生较大变化。肾上腺、肾、输尿管、腹主动脉及其分支、下腔静脉及其属支、腰交感干、左腰干、右腰干等位于腹膜后间隙,紧贴腹后壁,位置较固定。

第二节 腹部解剖

一、肝

肝(liver)是人体最大的腺体,成人肝的重量约占体重的2%,左右径×上下径×前后径平均为258mm×152mm×58mm。新生儿和婴幼儿的肝相对较大,约占体重的5%。

(一)形态、位置与毗邻

肝的上面、前面和右面没有明确的分界,被膈覆盖,称为膈面,膈面的镰状韧带将肝分为右叶和左叶。肝的下面与腹腔脏器毗邻,又称脏面,有H形沟。右纵沟的前部为胆囊窝,后部为腔静脉沟;左纵沟前部为肝圆韧带裂,内有肝圆韧带,后部为静脉韧带裂,内有静脉韧带。横沟亦称肝门(porta hepatis)或第一肝门,有肝左管和肝右管、肝门静脉左支和右支、肝固有动脉左支和右支、淋巴管及神经等出入。横沟右缘常有向右下延伸的切迹,称肝门右切迹,其深面有肝右后叶下段鞘系,是肝段划分的标志。

出入肝门的结构及其包被的结缔组织称为肝蒂(hepatic pedicle),在肝门处,肝蒂内主要结构排列为:肝左、右管在前,肝固有动脉的左、右支居中,肝门静脉的左、右支居后。三类管道汇合点以肝左、右管的汇合点最高,紧贴横沟,肝门静脉的分叉点次之,肝固有动脉的分叉点最低。在网膜孔处,肝蒂内主要结构排列为:胆总管位于右前方,肝固有动脉位于左前方,肝门静脉位于两者间的后方。借 H 形沟,肝分为右纵沟右侧的肝右叶,左纵沟左侧的肝左叶;于左、右纵沟间,肝借横沟分为前下方的方叶和后上方的尾状叶。

　　肝前缘又称下缘,有两个切迹,左侧称肝圆韧带切迹或脐切迹,内有肝圆韧带通过,右侧称胆囊切迹,胆囊底位于此处,这些切迹可做肝分叶的标志。肝大部分后缘没有腹膜覆盖,称为裸区(bare area),后方邻右肾上腺(图 4-2)。下腔静脉位于肝裸区内的腔静脉沟中,腔静脉沟上部有肝左、中、右静脉汇入下腔静脉,称为第二肝门;腔静脉沟的下部有来自右后叶的肝右后下静脉和尾状叶的肝短静脉汇入下腔静脉,称为第三肝门(图 4-3、图 4-4)。

　　肝大部分位于右季肋区和腹上区,小部分位于左季肋区,在左、右肋弓间与腹前壁相贴。小儿的肝比成人的相对较大,超出右肋弓下 1.5~2.0cm 或剑突下约 5cm 均属正常范围,7 岁以后肝下界多不超过右肋弓下缘。

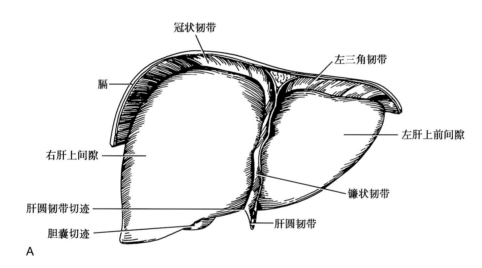

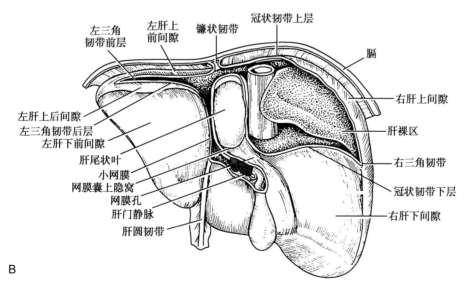

图 4-2　肝外形
A. 前面观;B. 后面观。

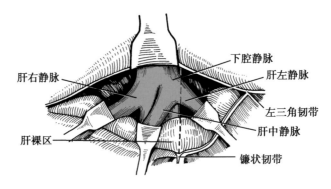

图 4-3　第二肝门

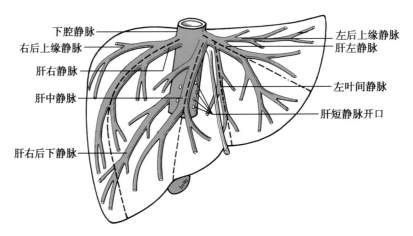

图 4-4　下腔静脉与第二、第三肝门

　　肝上方借膈与胸膜腔、右肺、心包和心等相邻,肝脓肿时可穿破膈进入胸膜腔。肝左叶的下面与胃底和小网膜上部相邻,后上部邻接食管腹部,方叶靠近幽门、十二指肠上部和小网膜下部,横结肠有时候位于十二指肠与方叶之间。胆囊右侧,肝下面的前部与结肠右曲相接,中部近肝门处邻接十二指肠上曲,后部邻接右肾上腺和右肾(图 4-5)。

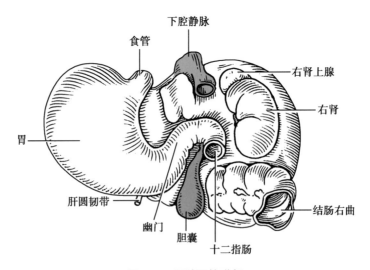

图 4-5　肝脏面的毗邻

（二）肝的分叶与分段

传统上肝依外形可分为左叶、右叶、方叶和尾状叶。然而这种分叶方法与肝内管道的分布规律不相符合，不能对肝疾病进行较为准确的定位诊断，也不适应肝外科手术治疗的要求。肝分叶的划分法至今尚无统一的意见，但国际上多采用 Couinaud 肝段划分法，即肝分为左、右半肝，进而再分为 5 叶和 8 段（图 4-6、表 4-1）。Couinaud 肝段划分法依据肝内 Glisson 系统和肝静脉系统的走行将肝分成 8 个肝段。

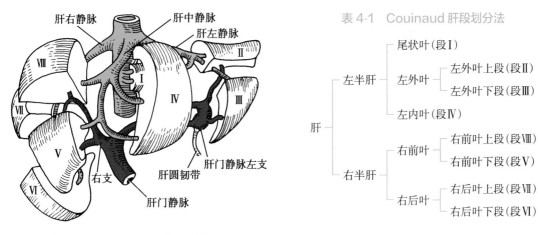

图 4-6　Couinaud 肝段划分法

表 4-1　Couinaud 肝段划分法

肝	左半肝	尾状叶（段Ⅰ）	
		左外叶	左外叶上段（段Ⅱ）
			左外叶下段（段Ⅲ）
		左内叶（段Ⅳ）	
	右半肝	右前叶	右前叶上段（段Ⅷ）
			右前叶下段（段Ⅴ）
		右后叶	右后叶上段（段Ⅶ）
			右后叶下段（段Ⅵ）

Glisson 系统又称血管周围纤维囊（perivascular fibrous capsule），是肝纤维膜在肝门处包绕肝门静脉、肝动脉和肝管形成的结缔组织鞘，并向肝实质内延伸（图 4-7）。肝静脉系统引流来自肝实质的血液进入下腔静脉，包括肝右静脉、肝中静脉、肝左静脉 3 条大的肝静脉和肝右后下静脉、收集右后叶脏面和尾状叶的肝短静脉（图 4-4）。Glisson 系统分布于肝段内，肝静脉行走于肝段之间，肝外科可依据这种分段的方式施行半肝、肝叶或肝段切除术（图 4-8）。

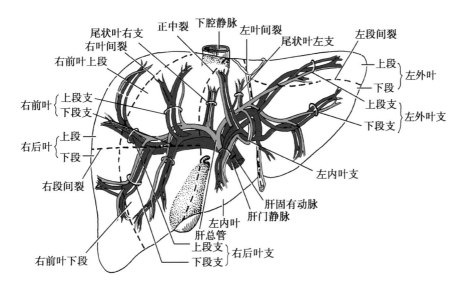

图 4-7　Glisson 系统在肝内的分布

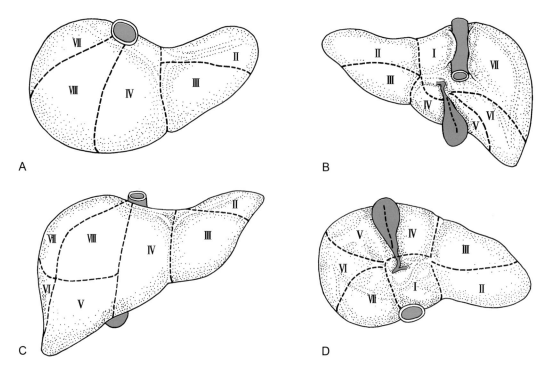

图 4-8　肝段划分法
A. 上面观；B. 后面观；C. 前面观；D. 下面观。

（三）肝叶和肝段划分法

在肝腐蚀铸型标本中，可见有些部位缺少 Glisson 系统分布，这些部位称肝裂，是肝叶和肝段的分界线，了解肝裂是肝外科手术的关键。

1. 正中裂（median fissure）　又称 Cantlie 平面，裂隙内有肝中静脉经过，将肝分为左、右两半。此裂在肝脏面为胆囊窝和腔静脉沟，在肝膈面投影为肝下缘胆囊切迹中点至下腔静脉左缘的连线。段Ⅷ和段Ⅴ位于正中裂的右侧，段Ⅳ位于正中裂的左侧（图 4-6、图 4-8）。

2. 右叶间裂（right interlobar fissure）　位于正中裂右侧，内有肝右静脉经过，是右半肝分为肝右前叶（段Ⅴ、段Ⅷ）和右后叶（段Ⅵ、段Ⅶ）的标志。此裂变化较大，在膈面的投影相当于自肝前缘胆囊切迹右侧部的外、中 1/3 交界处，斜向右上方至下腔静脉右缘的连线，在脏面连于肝门右端（图 4-6、图 4-8）。

3. 左叶间裂（left interlobar fissure）　又称脐裂，是左半肝分为左外叶（段Ⅱ、段Ⅲ）和左内叶（段Ⅳ）的标志，裂内有肝左静脉的属支肝左叶间静脉和肝门静脉左支的矢状部。此裂在膈面为镰状韧带，在脏面为左纵沟（图 4-6、图 4-8）。

4. 左段间裂（left intersegmental fissure）　内有肝左静脉经过，是左外叶分为左外叶上段（段Ⅱ）和左外叶下段（段Ⅲ）的标志，其投影在膈面相当于自肝左静脉汇入下腔静脉处与肝左缘中、上 1/3 交界处的连线，转至脏面横向右止于肝圆韧带裂上 1/3 处（图 4-6、图 4-8）。

5. 右段间裂（right intersegmental fissure）　是右前叶和右后叶分别分为右前叶上段（段Ⅷ）和右前叶下段（段Ⅴ）、右后叶上段（段Ⅶ）和右后叶下段（段Ⅵ）的标志。此裂在肝脏面相当于肝门右端与肝右缘中点的连线，转到膈面向左至正中裂（图 4-6、图 4-8）。

6. 背裂（dorsal fissure）　位于尾状叶前方，上至第二肝门，下至第一肝门，将尾状叶（段Ⅰ）与左内叶（段Ⅳ）和右前叶（段Ⅴ、段Ⅷ）分开，其投影为下腔静脉右侧缘至静脉韧带裂的弧线。

（四）肝内管道

肝内管道包括肝门静脉、肝固有动脉、肝管和肝静脉。肝门静脉把除肝外腹腔不成对脏器的静脉血经肝门输入肝,进行加工处理,故称为功能性血管,其供血量占肝供给血量的 70%~80%。肝固有动脉供给肝需要的氧量和肝本身需要的营养物质,因而称为营养性血管。肝静脉收集肝加工处理后的富含营养的静脉血,经腔静脉沟注入下腔静脉。

1. **肝门静脉**(hepatic portal vein) 在肝横沟处分为左、右两支,左支较为恒定,可分为横部、角部、矢状部和囊部 4 部。横部走行于横沟内,矢状部位于肝圆韧带裂内,末端向前移行为囊部,与肝圆韧带连接,角部为横部与矢状部移行部。左支的主要分支有:①左外叶上段支:起于角部,分布于左外叶上段;②左外叶下段支:多起于囊部左侧壁,分布于左外叶下段;③左内叶支:起于囊部右壁,2~5 支不等,分布于左内叶。右支粗而短,位置较左支低,沿横沟右行,分为右前叶支和右后叶支。右前叶支分出右前叶上段支和右前叶下段支分别进入右前叶上段和右前叶下段。右后叶支为右支主干的延续,分为右后叶上、下段支,分别分布于右后叶上段和右后叶下段。肝门静脉右支变异较大,10%~15% 肝门静脉右支缺如,肝门静脉通常分为门静脉左支、右前支和右后支。偶尔右后叶支也发自门静脉左支。尾状叶接受肝门静脉左支和肝门静脉右支分布,以发自左支横部为主,而尾状突主要接受肝门静脉的右支分布(图 4-7、图 4-9)。

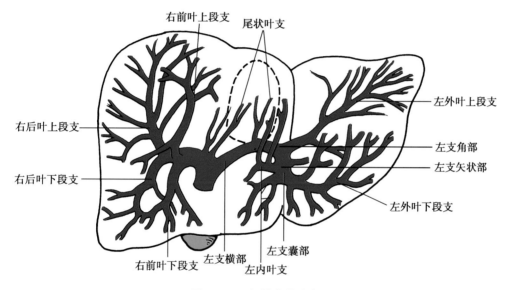

图 4-9　肝门静脉的分支

2. **肝固有动脉**(proper hepatic artery) 在入肝前分为肝左动脉和肝右动脉,入肝后,肝左动脉走向肝门左侧,分出左内叶动脉和左外叶动脉。左内叶动脉又称肝中动脉,多经肝门静脉左支横部浅面入左内叶;左外叶动脉在肝门静脉左支角部凸侧的深面或浅面分出左外上、下段动脉,与相应肝管相伴进入左外上、下段。肝右动脉走向肝门右侧,分出右前、后叶动脉。右前、后叶动脉均发出上、下段动脉,分别进入右前上、下段和右后上、下段。肝右动脉的分支与相应门静脉右支的分支伴行和同名。尾状叶的动脉可起于肝左、右动脉(图 4-7)。

3. **肝管**(hepatic duct) 起自肝内毛细胆管,与相应肝动脉的分支伴行和同名,引流范围基本上与肝的分叶及分段相一致。引流左外叶上、下段所产生胆汁的左外叶上段肝管、左外叶下段肝管合成左外叶肝管,然后经肝门静脉左支角部凹侧或深面与左内叶肝管合成肝左管。右前叶肝管由右前叶上段肝管和右前叶下段肝管汇合而成。右后叶肝管由右后叶上段肝管、右后叶下段肝管汇合而成,大部分于肝门静脉右支的前上方与右前叶肝管合成肝右管。尾状叶肝管可汇入肝左管、肝右管和肝左、右管汇合处,但以汇入肝左管为主(图 4-7)。

4. **肝静脉**(hepatic vein) 无静脉瓣,管壁薄,被固定于肝实质内,管腔不易收缩,易造成空气栓塞,肝破裂时出血较多。肝静脉包括肝左静脉、肝中静脉和肝右静脉 3 条大静脉和肝短

131

静脉等多条小静脉。肝静脉变异较大,致使肝段大小多有变化,是肝非规则性切除的解剖学基础(图 4-4)。

（1）肝右静脉（right hepatic vein）:是最大的肝静脉,位于右叶间裂内,由前、后两根在右叶间裂中 1/3 偏上处汇合而成,在第二肝门处注入下腔静脉右壁。肝右静脉收集右后叶和右前叶大部分静脉血,主要的属支有右后上缘静脉,出现率为 48.8%（图 4-4）。

（2）肝中静脉（intermediate hepatic vein）:位于正中裂内,由左、右两根汇合而成,汇合点多在正中裂中 1/3 偏下份。肝中静脉的前壁及两侧壁均有数条属支注入,主要来自左内叶和右前叶上段（图 4-4）。

（3）肝左静脉（left hepatic vein）:收集左外叶全部及左内叶小部分的静脉血,主干位于左段间裂内,其主要属支有左上缘静脉和左叶间静脉。左叶间静脉走行于左叶间裂内,是左内叶和左外叶分叶和分段的标志（图 4-4）。

（4）肝短静脉（short hepatic vein）:收集右后叶脏面和尾状叶的一些小静脉的静脉血,又称肝小静脉（minor hepatic vein）,一般有 4~8 条,最少 3 条,最多可达 31 条,在第三肝门处直接开口于下腔静脉（图 4-4）。

二、胰及肝外胆道

（一）胰

胰（pancreas）是人体内仅次于肝的第二大消化腺,由内、外两个分泌部组成。

1. 形态、分部、位置与毗邻　胰是一个狭长的腺体,质地柔软,位于腹上区和左季肋区,横置于第 1~2 腰椎椎体前方。胰的前面隔网膜囊与胃相邻,后方有下腔静脉、胆总管、肝门静脉和腹主动脉等重要结构,其右端被十二指肠环抱,左端抵达脾门。胰可以分为头、颈、体、尾 4 部,各部之间无明显界限。头、颈部在腹中线右侧,体、尾部在腹中线左侧。胰头为胰右端膨大的部分,位于第 2 腰椎椎体的右前方,其上、下方和右侧被十二指肠包绕,在胰头的下部有一向左后下方的钩突。胰颈是位于胰头与胰体之间的狭窄扁薄部分,长 2.0~2.5cm,其前上方邻接胃幽门,后面为肠系膜上静脉和肝门静脉起始部。胰体位于胰颈与胰尾之间,横越第 1 腰椎椎体前方,占胰的大部分,向前凸起。胰尾较细,行向左上方至左季肋区,在脾门下方与脾的脏面相接触（图 4-10）。

2. 胰管　从胰尾经胰体走向胰头,沿途接受许多小叶间导管,最后在十二指肠降部的后内侧壁与胆总管汇合成肝胰壶腹（hepatopancreatic ampulla）（或称 Vater 壶腹）,开口于十二指肠大乳头。在胰头上部常可见一小管,行于胰管上方,称副胰管（accessory pancreatic duct）,开口于十二指肠小乳头,主要引流胰头前上部的胰液（图 4-10）。

（二）肝外胆道

肝外胆道是肝门之外的胆道系统,包括胆囊和输胆管道（肝左管、肝右管、肝总管、胆总管和肝胰壶腹）,与肝内胆道一起将肝分泌的胆汁输送到十二指肠。

1. 胆囊　胆囊（gallbladder）是贮存和浓缩胆汁的囊状器官,位于肝脏面的胆囊窝内,分为底、体、颈和管 4 部,胆囊底是胆囊突向前下方的盲端,常在肝前缘的胆囊切迹处露出,胆囊体是胆囊的主体部分,胆囊颈在肝门右端常以直角起于胆囊体,略作 S 形扭转,即向前上方弯曲,继而转向后下方续为胆囊管。胆囊管比胆囊颈稍细,长约 3~4cm,直径 2~3mm,在肝十二指肠韧带内与左侧的肝总管汇合为胆总管。

2. 肝管与肝总管　肝左管、肝右管分别由左、右半肝内的毛细胆管逐渐汇合而成,走出肝门之后即合成肝总管。肝总管（common hepatic duct）长约 3cm,下行于肝十二指肠韧带内,并在韧带内与胆囊管结合成胆总管（图 4-10）。

3. 胆总管　胆总管（common bile duct）由肝总管与胆囊管汇合而成,长约 4~8cm,直径 6~8mm。胆总管在肝固有动脉的右侧、肝门静脉的前方,与胰管汇合形成肝胰壶腹,开口于十二

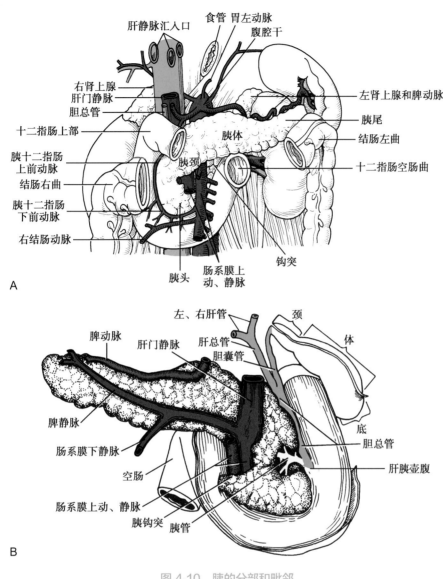

图 4-10　胰的分部和毗邻
A. 前面观；B. 后面观。

指肠大乳头。肝胰壶腹周围有肝胰壶腹括约肌（sphincter of hepatopancreatic ampulla）包绕，胆总管末段及胰管末段周围亦有少量平滑肌包绕，以上三部分括约肌统称为奥迪括约肌（Oddi 括约肌）。奥迪括约肌平时保持收缩状态，肝分泌的胆汁，经肝左管、肝右管、肝总管、胆囊管进入胆囊贮存（图 4-10）。

三、肾、肾上腺及脾

（一）肾

1. 形态、位置和毗邻　肾（kidney）是实质性器官，左右各一，位于腹膜后间隙，脊柱两侧，属腹膜外位器官。肾分上、下两端，前、后两面，内侧、外侧两缘，其内侧缘中部凹陷，称为肾门（renal hilum），有肾动脉、肾静脉、肾盂、神经和淋巴管出入，出入肾门的结构及包裹的结缔组织称为肾蒂（renal pedicle），因下腔静脉靠近右肾，故右肾蒂较左肾蒂短。肾蒂内结构自前向后为肾静脉、肾动脉和肾盂；自上而下为肾动脉、肾静脉和肾盂。从肾门向肾内延伸的腔隙称为肾窦，外周由肾实质包围，内含肾血管、肾小盏、肾大盏、肾盂和脂肪组织等（图 4-11）。

因受肝的影响,右肾较左肾约低 1~2cm。左肾在第 11 胸椎椎体下缘至第 2~3 腰椎椎间盘之间;右肾在第 12 胸椎椎体上缘至第 3 腰椎椎体上缘之间。肾门约在第 1 腰椎椎体平面,距正中线外侧约 5cm。

左肾前上部与胃底后面相毗邻,中部与胰尾和脾血管相接触,下部与空肠和结肠左曲相邻接。右肾前上部与肝相毗邻,下部与结肠右曲相接触,内侧缘与十二指肠降部相毗邻。两肾后面的上 1/3 与膈相毗邻,下部自内侧向外侧分别与腰大肌、腰方肌及腹横肌相毗邻(图 4-12)。

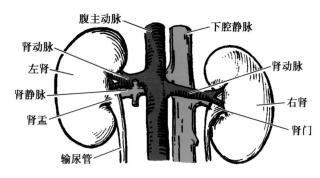

图 4-11　肾的形态(后面)

2. 结构　肾实质分为表层的肾皮质和深层的肾髓质。肾皮质厚约 1.0~1.5cm,富含血管并可见许多红色点状细小颗粒,由肾小体与肾小管组成。肾髓质约占肾实质厚度的 2/3,由 15~20

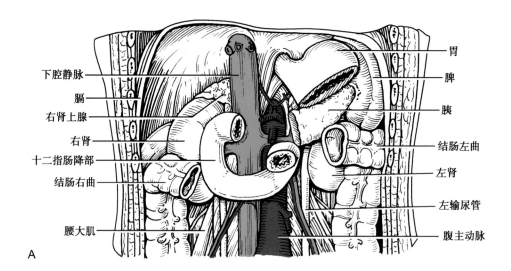

A

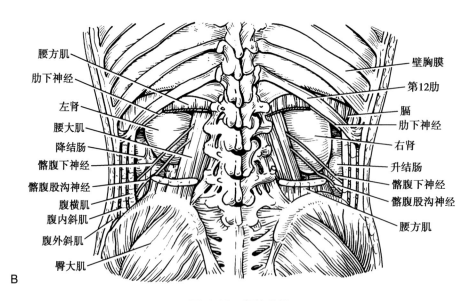

B

图 4-12　肾的毗邻
A. 前面观;B. 后面观。

个肾锥体组成,2~3个肾锥体尖端合并成肾乳头,突入肾小盏,肾乳头顶端有许多小孔称乳头孔,肾产生的终尿就是经乳头孔流入肾小盏内的。伸入肾锥体之间的肾皮质称肾柱。肾小盏呈漏斗形,共有7~8个,其边缘包绕肾乳头,承接排出的尿液。在肾窦内,2~3个肾小盏合成1个肾大盏,再由2~3个肾大盏汇合成肾盂。肾盂离开肾门向下弯行,约在第2腰椎上缘水平与输尿管相移行。

3. 肾段血管与肾段 肾动脉在肾门处通常分前支和后支(二级分支),前支再分出上段动脉、上前段动脉、下前段动脉和下段动脉(三级分支),后支进入肾后移行为后段动脉。肾段动脉在肾内呈节段性分布,每支肾段动脉分布到一定区域的肾实质,称为肾段(renal segment),每个肾有5个肾段,即上段、上前段、下前段、下段和后段。各肾段由其同名动脉供应,各肾段间有少血管的段间组织分隔,称之血管带。肾段动脉阻塞可导致肾坏死。肾内静脉无一定节段性,互相间有丰富的吻合支(图4-13)。

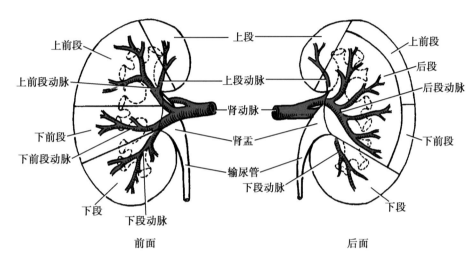

图 4-13　肾血管和肾段

(二)肾上腺

肾上腺(suprarenal gland)是人体重要的内分泌腺,左、右各一,位于左、右肾上极的上内方,包裹在肾前、后筋膜围成的肾旁间隙内,左肾上腺似呈半月形,右肾上腺呈三角形。肾上腺实质分为皮质和髓质,肾上腺皮质来源于胚胎时期的体腔上皮,新鲜皮质含有大量的脂类,髓质则来源于神经外胚层的神经鞘。

左、右侧肾上腺的毗邻不同:右肾上腺的前面为肝,前面的外上部与肝的裸区相邻,内侧缘紧邻下腔静脉;左肾上腺前面的上部借网膜囊与胃相邻,下部与胰尾和脾血管相邻,内侧缘接近腹主动脉。左、右肾上腺的后面均为膈,两侧肾上腺之间为腹腔神经丛(图4-10)。

肾上腺的动脉有三个来源:①由膈下动脉发出的肾上腺上动脉;②由腹主动脉发出的肾上腺中动脉;③由肾动脉发出的肾上腺下动脉。这些动脉的分支互相吻合。肾上腺的静脉:左侧汇入左肾静脉,右侧汇入下腔静脉。

(三)脾

脾(spleen)是人体内最大的淋巴器官。脾位于左季肋区、胃底与膈之间。脾可分为膈、脏两面,前、后两端和上、下两缘,脏面凹陷,其中央处为脾门(hilum of spleen),有血管、神经和淋巴管出入。在脏面,脾与胃底、左肾、左肾上腺、胰尾和结肠左曲相毗邻(图4-12)。

四、腹膜

腹膜(peritoneum)为覆盖于腹、盆腔壁内和腹、盆腔脏器表面的一层薄而光滑的浆膜,呈半透明状。衬于腹、盆腔壁内表面的腹膜称为壁腹膜或腹膜壁层;覆盖腹、盆腔脏器表面的部分称为脏腹膜或腹膜脏层。腹膜腔为脏、壁两层腹膜之间相互移行围成的潜在性间隙,内有少量浆液,在脏器活动时可减少摩擦。男性腹膜腔为一封闭的腔隙;女性腹膜腔则借输卵管腹腔口,经输卵管、子宫、阴道与外界相通(图 4-14)。

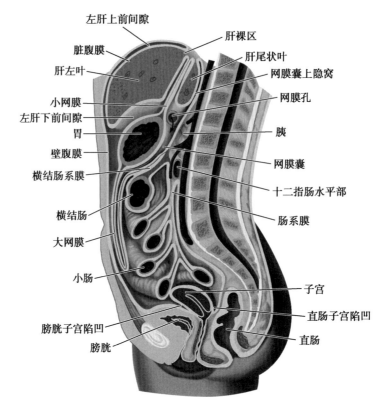

图 4-14　腹膜腔正中矢状面模式图(女)

(一)腹膜形成的结构

腹膜从腹、盆壁内面移行于脏器表面,或从一个脏器移行到另一个脏器的过程中,常形成一些腹膜结构,如网膜、系膜、韧带和皱襞等,这些结构不仅对器官起着连接和固定的作用,也是血管、神经等进入脏器的途径(图 4-14)。

1. 网膜　网膜(omentum)是连于胃小弯和胃大弯的双层腹膜皱襞,两层间有血管、神经、淋巴管和结缔组织等。

(1)小网膜:小网膜(lesser omentum)位于肝门至胃小弯和十二指肠上部之间。左侧大部分为肝胃韧带,内有胃左血管、胃右血管、淋巴结和神经等;右侧小部分为肝十二指肠韧带,其内右前方为胆总管,左前方为肝固有动脉,两者后方为肝门静脉,其右缘游离,后方为网膜孔(图 4-14)。

(2)大网膜:大网膜(greater omentum)位于胃大弯与横结肠之间,覆盖于横结肠、横结肠系膜和大部分空、回肠的前面,含有大网膜血管和脂肪组织(图 4-14)。

(3)网膜囊和网膜孔

1)网膜囊:网膜囊(omental bursa)是位于小网膜和胃后方的前后扁窄间隙,网膜囊的前壁为小网膜、胃后壁的腹膜和大网膜前层;后壁为大网膜后层以及覆盖在胰、左肾、左肾上腺等处的腹膜;上壁为肝尾叶和膈下方的腹膜;下壁为大网膜前、后层的反折处。网膜囊的左侧为脾、胃脾韧带和脾肾韧带;右侧借网膜孔通腹膜腔(图 4-14)。

2)网膜孔:网膜孔(omental foramen)又称 Winslow 孔,位于第 12 胸椎椎体至第 2 腰椎椎体的前方,成人可容 1~2 个手指通过,其上界为肝尾状叶,下界为十二指肠上部,前界为肝十二指肠韧带,后界为覆盖下腔静脉的腹膜(图 4-14)。

2. 系膜　是将肠管或其他器官连至腹后壁的双层腹膜结构,其内含有血管、淋巴管、淋巴结及神经等。

(1)肠系膜:肠系膜(mesentery)是将空肠和回肠固定于腹后壁的双层腹膜结构,面积较大,呈扇形(图 4-14)。

(2)阑尾系膜:阑尾系膜(mesoappendix)呈三角形,将阑尾连于肠系膜下方。

(3)横结肠系膜:横结肠系膜(transverse mesocolon)是将横结肠连于腹后壁的横位双层腹膜结构,其根部起自结肠右曲,向左跨过右肾中部、十二指肠降部、胰头等器官的前方,沿胰前缘达到左肾前方,直至结肠左曲(图 4-14)。

(4)乙状结肠系膜:乙状结肠系膜(sigmoid mesocolon)是将乙状结肠固定于左下腹的双层腹膜结构,其根部附着于左髂窝和骨盆左后壁。

3. 韧带　是连于腹壁与脏器之间或相邻脏器之间的双层或单层腹膜结构。有肝的韧带、脾的韧带、胃的韧带等。

4. 皱襞、隐窝和陷凹　皱襞位于脏器之间或脏器与腹壁之间,多由血管等结构被腹膜遮盖而形成。在腹膜皱襞之间或皱襞与腹、盆壁之间的小凹陷称隐窝,肝肾隐窝位于肝右叶下方和右肾之间,仰卧位时是腹膜腔的最低处,腹膜腔内液体易积聚于此。较大且恒定的隐窝则称陷凹,男性膀胱与直肠之间有直肠膀胱陷凹;女性膀胱与子宫之间有膀胱子宫陷凹,直肠与子宫之间有直肠子宫陷凹,此陷凹又称"道格拉斯陷凹"(Douglas pouch)、"道格拉斯腔"。站立或坐位时,男性的直肠膀胱陷凹和女性的直肠子宫陷凹是腹膜腔的最低部位,腹膜腔内的积液多聚积于此。

(二)腹膜腔分区和间隙

腹膜腔以横结肠及其系膜为界,可分为结肠上区和结肠下区。结肠上区位于横结肠及其系膜与膈之间,又以肝为界分为肝上间隙和肝下间隙。肝上间隙借镰状韧带分为左肝上间隙和右肝上间隙。左三角韧带和冠状韧带将左肝上间隙分为左肝上前、后间隙,右冠状韧带前、后层分开,后层附于肝右后缘。右肝上间隙只存在右肝上前间隙,右冠状韧带两层间的肝裸区与膈之间称膈下腹膜外间隙,此隙主要位于右肝的后方。肝下间隙也借镰状韧带和肝圆韧带分为左肝下间隙和右肝下间隙,左肝下间隙再借小网膜分为左肝下前、后间隙。结肠下区以升结肠、降结肠和肠系膜根部为界划分为 4 个间隙:右结肠旁沟、左结肠旁沟、右肠系膜窦和左肠系膜窦(图 4-14、图 4-15)。

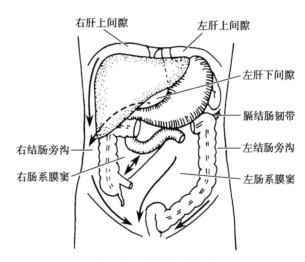

图 4-15　腹膜形成的间隙

五、腹膜后间隙及门腔间隙

(一)腹膜后间隙

腹膜后间隙(retroperitoneal space)为位于腹后壁的壁腹膜和腹横筋膜之间的区域,上起自膈,下达骶骨岬,两侧连于腹膜下筋膜。其以肾筋膜为界可分为 3 个间隙:肾前间隙、肾周间隙和肾后间隙(图 4-16)。

1. 肾前间隙　肾前间隙(anterior pararenal space)位于壁腹膜与肾前筋膜之间,内有十二指肠、胰、升结肠、降结肠、肠系膜血管、淋巴结及脂肪组织。肾前筋膜左右延续,两侧间隙越中线潜在连通,但有液体、脓或血时仍多聚积在患侧,而来自胰的积液或积气则可累及双侧肾前间隙。在胰水平以下,肾前间隙呈底边朝外、近中线处变尖的三角形间隙(图 4-16、图 4-17)。

2. **肾周间隙** 肾周间隙(perirenal space)位于肾前筋膜与肾后筋膜之间,内有肾、肾上腺、肾血管、肾盂、输尿管和肾脂肪囊等。肾前筋膜在肾前方向内侧经腹主动脉、下腔静脉的前面与对侧肾前筋膜相移行,肾后筋膜与覆盖腰方肌和腰大肌的筋膜融合,在下腔静脉和腹主动脉前方两侧肾周间隙可以相通。肾前、后筋膜在肾上腺上方融合续于膈下筋膜;在肾外侧融合形成侧锥筋膜(lateroconal fascia);向外侧经升、降结肠后方附着于结肠旁沟的腹膜;在肾下方,肾前、后筋膜互不融合,肾前筋膜消失于腹膜外筋膜中,肾后筋膜向下至髂嵴与髂筋膜融合,故肾周间隙向下与直肠后间隙相通(图 4-16、图 4-17)。

3. **肾后间隙** 肾后间隙(posterior pararenal space)位于肾后筋膜、侧锥筋膜与腹内筋膜之间,内无任何器官,仅有脂肪组织、血管和淋巴结等,其外侧与腹膜外筋膜连续,向下与盆壁上的腹膜后脂肪和膀胱周围的脂肪连续(图 4-16、图 4-17)。

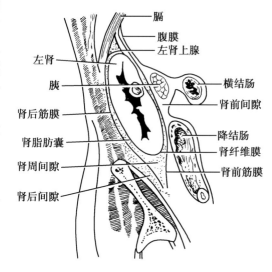

图 4-16 腹膜后间隙的矢状面

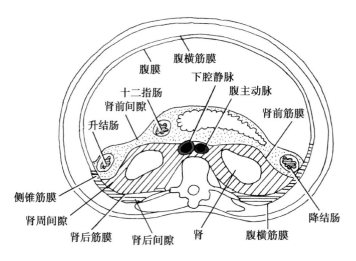

图 4-17 腹膜后间隙的横断面

(二)门腔间隙

门腔间隙(portocaval space)位于肝门静脉与下腔静脉之间,其上界为肝门静脉分叉处,下界为肝门静脉起始部(图 4-18)。

1. **门腔间隙内的结构** 门腔间隙内有许多解剖结构,自上而下依次为肝尾状突、网膜孔、门腔淋巴结、门腔血管、肝外胆管和胰钩突等,结构多且常变异。

2. **门腔间隙的临床意义** 在正常情况下,门腔间隙内可有肝尾状突和乳头突,CT 和 MRI 图像上显示为孤立的卵圆形结节影,易误认为胰头、门腔淋巴结或肝外病变。在异常情况下,某些解剖结构的病变可引起门腔间隙改变,如尾状突肿瘤、网膜囊积液和门腔淋巴结肿大等,邻近脏器如肝、胰、右肾等的病变也可侵犯到门腔间隙。门腔间隙内结构多,且常见变异,是影像学诊断中易误诊处。

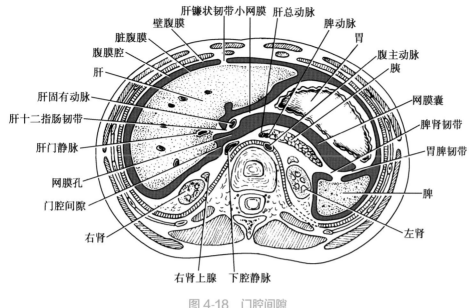

图 4-18 门腔间隙

第三节 腹部影像解剖

一、X 线解剖

(一) 腹部 X 线平片

腹部平片上骨骼、钙化呈明显高密度,软组织与水密度相似,低于骨骼密度,气体则呈明显低密度,而脂肪密度介于软组织与气体之间。在腹部平片(图 4-19)上,只有依靠腹内脂肪层和胃肠内气体的衬托,才能大体显示出各脏器的形状。

肝位于右上腹部,呈密度均匀的稍高密度影。脾位于左上腹,可显示为一略呈新月形的软组织密度影。肾通常能够被显示,但容易受到肠道气体等的干扰。胰、肾上腺、输尿管在平片上难以显示。

胃肠道内常常会有数量不等的积气。胃内有时积气较多,仰卧位积于胃体或胃窦,立位时在胃底可形成气-液平面。小肠内气体较少,常仅有少量积气影。结肠内常有积气,在气体的衬托下可显示粪便影。

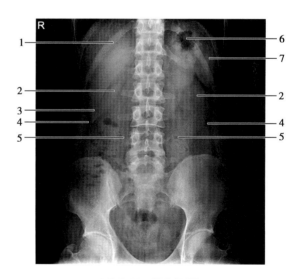

图 4-19 腹部平片

1. 肝脏;2. 肾脏;3. 肝角;4. 腹脂线;5. 腰大肌;6. 胃底;7. 脾脏。

(二) 消化道造影

1. 食管钡餐造影 食管充钡时,可显示食管的轮廓、黏膜及蠕动情况。正常情况下,食管壁光整,其左前缘可显示 3 个正常的压迹,即主动脉弓压迹、左主支气管压迹、左心房压迹(图 4-20)。当少量钡剂涂布食管壁时,可见 2~5 条纵行的平行细条状透亮影,即为黏膜皱襞。食管的蠕动分为 3 种:原发蠕动由吞咽动作引起,从食管入口开始,很快下行至主动脉弓,之后变慢,为推进食物的主要动力;继发蠕动由食物刺激引起,常始于主动脉弓水平;第三蠕动常见于主动脉弓以下,表现为食管下段边缘呈波浪或锯齿状,由食管环状肌的局限性不规则收缩运动形成。在膈上4~5cm处的食管,当蠕动波到达时,常引起暂时性局限性管腔扩大,黏膜边缘光滑,称为食管膈壶腹,属正常生理现象。

2. **胃钡餐造影** 胃部 X 线解剖通常分为胃底、胃体、胃窦三个部分。胃与食管连接处为贲门,位于贲门水平线以上的部分称胃底;贲门与胃角之间的一段称胃体;连接胃与十二指肠的管状结构称为幽门或幽门管,长约 5mm;胃窦为胃角至幽门的区域。胃的右上侧缘为胃小弯,左缘称胃大弯。在充盈相上,胃大、小弯侧显示为光滑、柔软的连续性曲线(图 4-21)。胃的形态分为以下四种类型:①牛角型:多见于矮胖体型的人。胃张力高,呈横位,角切迹不太明显,胃下缘位置高,上宽下窄,形如牛角。②长钩型:又称无力型,常见于瘦长体型的人。胃张力低,角切迹明显,胃下缘位置低,位于髂嵴水平以下,胃体中部较细,胃腔上窄下宽如水袋状。③钩型:常见于中间体型的人。肌张力中等,角切迹明显,立位时胃下缘与髂嵴水平大致同高,形似鱼钩。④瀑布型:胃底宽大并倾向后下方,胃体较细,张力高,立位时钡剂先进入后倾的胃底,充满后再溢向胃体,形如瀑布。胃钡餐造影还可显示胃的黏膜纹,黏膜皱襞间沟内充以钡剂,呈致密的条纹状影,而皱襞则表现为条纹状的透亮影。正常贲门区的黏膜纹可以与邻近胃底、胃体的黏膜纹连成一片,贲门区向下,胃小弯侧一般可见 4~5 条平行整齐的黏膜纹,至胃角后,一部分顺小弯走行向胃窦,一部分呈扇形分布斜行向胃大弯;胃体近大弯侧的黏膜纹不似小弯侧规整,可斜行或横行;胃窦黏膜纹可纵行、斜行或横行,收缩时全为纵行,舒张时以横行为主。胃黏膜纹的宽度受很多因素影响,通常大弯侧黏膜纹较宽,正常为 1.0cm 左右,小于 0.5cm 或大于 1.4cm 为异常,其余部位黏膜纹宽度一般不超过 5mm。胃的双对比造影还可显示黏膜皱襞的微小结构(胃小沟和胃小区),在胃窦部较易显示。胃小沟因钡剂充填而显示为条纹状高密度影,而胃小区因表面涂抹钡剂相对较薄而表现为透光的低密度区。

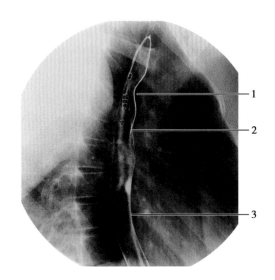

图 4-20 食管钡餐造影
1. 主动脉弓压迹;2. 左主支气管压迹;3. 左心房压迹。

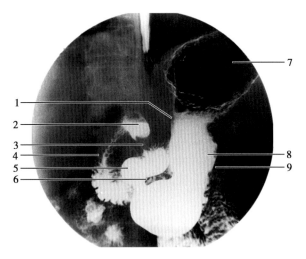

图 4-21 胃钡餐造影
1. 胃小弯;2. 十二指肠球部;3. 幽门;4. 十二指肠降部;5. 胃窦;6. 胃角切迹;7. 胃底;8. 胃体;9. 胃大弯。

3. **小肠钡餐造影** 十二指肠全程呈"C"形,上连幽门,下接空肠,分为球部、降部、水平部和升部。球部呈边缘对称整齐的三角形,尖部指向右上后方,底部两侧称为隐窝或穿窿,幽门开口于底部中央。十二指肠球部的黏膜皱襞多为纵行,少数也可横行。球部与降部间的一段十二指肠称为球后部,长短不一,有的可长至 4~5cm。球后部向外下方移行为降部,通常在第 3 腰椎高度向左内上移行为升部(相当于解剖上的水平部和升部)。常规造影时,降部以下黏膜皱襞的形态与空肠类似,呈羽毛状。球部的运动为整体性收缩,球部以下十二指肠蠕动波从上往下波浪式向前推进,有时也可见到逆蠕动。空肠和回肠之间无明显分界,空肠多位于左中上腹,而回肠多位于右下腹和盆腔。空肠管径较回肠稍大。空肠黏膜皱襞高凸而密集,常表现为羽毛状,如钡剂较少则表现为雪花状。回肠黏膜皱襞较少且较浅,肠腔充盈饱满,黏膜纹显示不明显,轮廓常光滑(图4-22)。小肠的运动是推进性运动,空肠较回肠蠕动活跃、明显,有时可见小肠的分节运动。服钡后2~6小时钡的先端可达盲肠,7~9小时小肠排空。

4. 结直肠钡灌肠造影 结直肠钡灌肠常规在透视下观察。充盈相时,当钡剂进入肠腔内,大

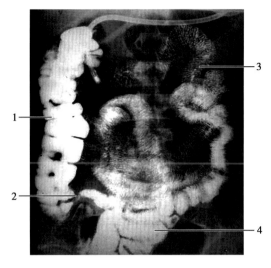

图 4-22 小肠造影
1. 升结肠;2. 回肠末端;3. 空肠;4. 回肠。

肠呈粗大管状,边缘光滑,直肠以上的肠管,尤其是盲肠、升结肠、横结肠可出现结肠袋(图4-23)。黏膜相时,当钡剂大部分排出后,可观察到黏膜皱襞。盲肠、升结肠及横结肠黏膜皱襞较明显,以横行和斜行为主,降结肠黏膜皱襞以纵行为主。药物可使黏膜皱襞发生改变,如毛果芸香碱使其增多,而阿托品使其减少;皱襞的形态也可随蠕动而改变。在良好的双对比造影中,可显示结肠的微细结构(无名沟和无名小区),同胃小沟和胃小区相似,为结肠早期病变的诊断基础。

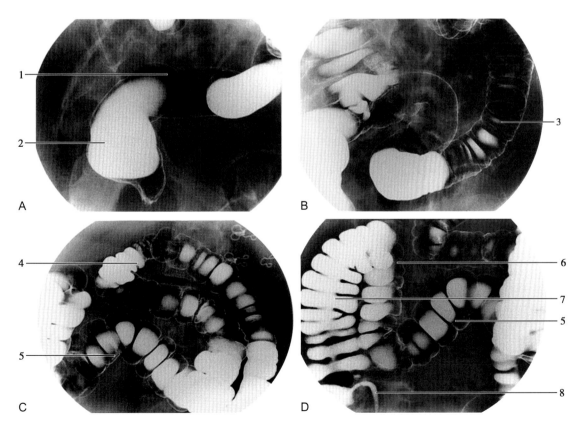

图 4-23 钡灌肠造影
1. 乙状结肠;2. 直肠;3. 降结肠;4. 结肠左曲;5. 横结肠;6. 结肠右曲;7. 升结肠;8. 阑尾。

（三）静脉肾盂造影

静脉肾盂造影（intravenous pyelography, IVP）如图 4-24 所示。静脉快速注入对比剂 1~2 分钟后摄片，正常肾实质显影，称为肾实质期；15~30 分钟后摄片，肾盏和肾盂显影。肾盂多呈边缘光整的喇叭状，上连肾大盏，下接输尿管，大部分位于肾窦内，少数可完全位于肾门之外，称为肾外肾盂。当静脉注入对比剂 30 分钟后，肾盏、肾盂显影满意，去除腹部压迫带，双侧输尿管即显影。输尿管全长约 25cm，宽约 3~7mm，通常分为腹部、盆部和壁内部。腹段起自肾盂，在腹膜后间隙脊柱两侧走行，越过骨盆缘而为盆段，盆段先向外行，后转向前内进入膀胱而为壁内段，长约 1.5cm。输尿管具有 3 个生理性狭窄区，即与肾盂连接处、越过骨盆缘处和膀胱入口处。膀胱大小和形态主要取决于充盈程度，膀胱边缘光滑，密度多均匀一致，位于耻骨联合上方。

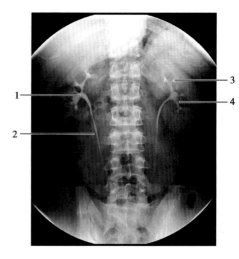

图 4-24　静脉肾盂造影
1. 肾盂；2. 输尿管；3. 肾小盏；4. 肾大盏。

二、CT 解剖

（一）横断面

1. 经肝膈顶的横断面（图 4-25、图 4-26）　腹腔内结构由右向左依次为肝、胃底和脾，脾的位置略低。肝实质内可出现肝左、中、右静脉汇入下腔静脉。

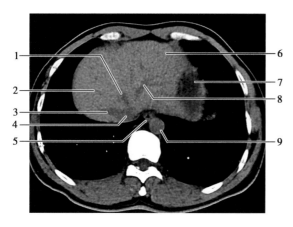

图 4-25　经第二肝门的横断面 CT 平扫图
1. 肝中静脉；2. 肝右叶；3. 肝右静脉；4. 下腔静脉；5. 食管；6. 肝左叶；7. 胃底；8. 肝左静脉；9. 腹主动脉。

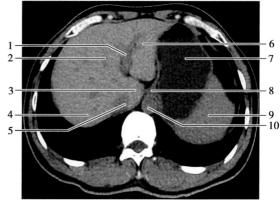

图 4-26　经脾上极的横断面 CT 平扫图
1. 门静脉左支；2. 肝左内叶；3. 肝尾状叶；4. 肝右叶；5. 下腔静脉；6. 肝左外叶；7. 胃体；8. 贲门；9. 脾脏；10. 腹主动脉。

2. 经肝门-胰体尾的横断面（图 4-27、图 4-28）　肝门处可见门静脉主干、肝固有动脉和肝总管，肝固有动脉和肝总管分别位于门静脉主干前外侧和前内侧。胰表现为长条形的软组织密度影，位于胃后方，胰尾起自脾门处，向右前下方走行，依次为胰体部和头部，胰头部膨大，包绕在十二指肠圈内，胰头向左后下延伸的部分称为钩突。正常主胰管从尾部至头部逐渐变粗，管径一般不超过 2mm。

3. 经肾门水平的横断面（图 4-29）　该层面上，双侧肾脏及血管显示，胰头及钩突显示，肝、脾仅下极显示。

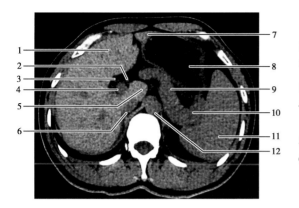

图 4-27 经肝门水平的横断面 CT 平扫图
1. 肝左内叶;2. 肝固有动脉;3. 肝总管;4. 门静脉主干;5. 尾状叶;6. 下腔静脉;7. 肝左外叶;8. 胃体;9. 胰体;10. 胰尾;11. 脾;12. 腹主动脉。

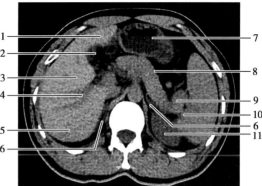

图 4-28 经胰体中心的横断面 CT 平扫图
1. 肝左内叶;2. 胆囊;3. 肝右前叶;4. 门静脉右支;5. 肝右后叶;6. 肾上腺;7. 胃体;8. 胰体;9. 胰尾;10. 脾脏;11. 肾脏。

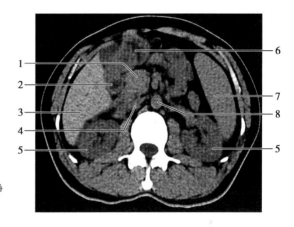

图 4-29 经左侧肾门水平的横断面 CT 平扫图
1. 胰头;2. 十二指肠降部;3. 肝右叶;4. 下腔静脉;5. 肾脏;6. 胃窦;7. 脾;8. 腹主动脉。

(二)冠状断面

1. 经胃体的冠状断面(图 4-30)

2. 经肠系膜上静脉与脾静脉汇合处的冠状断面(图 4-31)

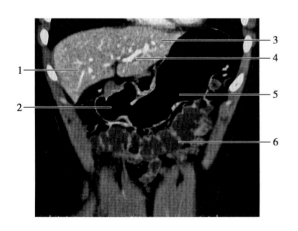

图 4-30 经胃体的冠状断面 CT 增强图
1. 肝右叶;2. 胃窦;3. 肝左外叶;4. 门静脉左支;5. 胃体;6. 横结肠。

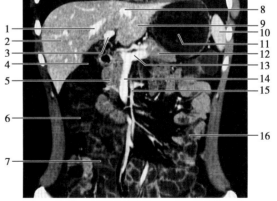

图 4-31 经肠系膜上静脉与脾静脉汇合处的冠状断面 CT 增强图
1. 肝中静脉;2. 肝右叶;3. 门静脉左支;4. 结肠右曲;5. 胰头;6. 升结肠;7. 回肠;8. 肝左静脉;9. 肝左叶;10. 脾脏;11. 胃底;12. 胰体;13. 脾静脉;14. 肠系膜上静脉;15. 肠系膜上动脉;16. 空肠。

3. 经十二指肠圈的冠状断面（图4-32）
4. 经双肾前部的冠状断面（图4-33）

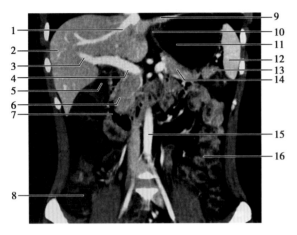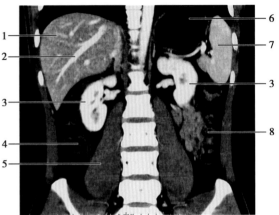

图 4-32　经十二指肠圈的冠状断面 CT 增强图
1. 肝中静脉；2. 肝右叶；3. 门静脉右支；4. 门静脉主干；5. 结肠右曲；6. 胰头；7. 十二指肠；8. 盲肠；9. 肝左叶；10. 贲门；11. 胃底；12. 脾脏；13. 胰尾；14. 胰体；15. 腹主动脉；16. 空肠。

图 4-33　经双肾前部的冠状断面 CT 增强图
1. 肝右叶；2. 肝中静脉；3. 肾脏；4. 升结肠；5. 腰大肌；6. 胃底；7. 脾脏；8. 降结肠。

5. 经双肾门的冠状断面（图4-34）

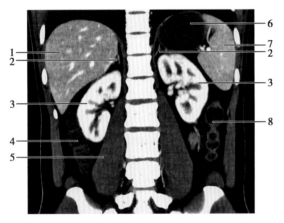

图 4-34　经双肾门的冠状断面 CT 增强图
1. 肝右叶；2. 肾上腺；3. 肾脏；4. 升结肠；5. 腰大肌；6. 胃底；7. 脾脏；8. 降结肠。

（三）腹部各脏器 CT 解剖特点

1. 肝、胆、胰和脾 CT 解剖特点　肝实质 CT 平扫呈均一的软组织密度影，CT 值约为 40~70HU，密度高于同层面的脾及胰，肝内血管为类圆形或管状低密度影。增强后动脉期肝实质密度强化不明显，肝动脉呈明显高密度影；门静脉期肝实质明显强化，门静脉明显强化。肝脏的 Couinaud 分段可在不同的横断面 CT 图像上显示（图4-35）。胆囊一般位于肝左、右叶间的胆囊窝内，壁厚约 1~2mm，内部胆汁接近水样密度。正常的肝内胆管分支在 CT 上难以显示。胰平扫时，密度稍低于脾，增强后胰实质明显均匀强化。正常胰前后径不超过 10cm，厚度不超过 6cm，上下径不超过 15cm；有的也认为 CT 横断面脾周对应的肋单位超过 5 个或在肝下缘消失层面上还能看到脾，均应考虑脾增大。平扫时，脾密度均匀一致，稍低于肝密度，动脉期脾明显强化不均，称为"花斑脾"，门静脉期和实质期脾强化均匀一致。

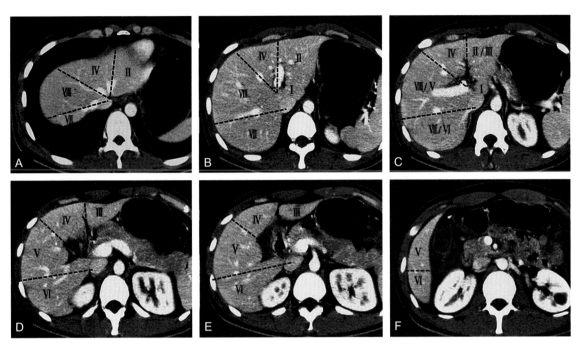

图 4-35　肝 Couinaud 分段 CT 横断面解剖图

2. 肾上腺、肾及输尿管 CT 解剖特点　肾上腺位于肾筋膜囊内,周围有丰富的低密度脂肪组织,CT 能清楚显示。一般肾上腺侧支厚度小于 10mm,面积小于 150mm^2。增强扫描时,肾上腺均匀强化,但仍不能分辨皮、髓质。肾表现为软组织密度影,肾窦呈脂肪密度影,肾盂呈水样低密度影。肾实质密度均匀,CT 平扫不易分辨皮、髓质;在增强检查时,肾因扫描时间不同而表现不同。皮质期,肾血管和肾皮质明显强化,肾髓质强化不明显,呈相对低密度,皮、髓质分界清楚;实质期,皮、髓质强化程度相似或髓质密度稍高于皮质,皮、髓质分界欠清;排泄期,肾实质强化程度减低,而肾盂、肾盏因对比剂排入而呈高密度(图 4-36)。在平扫和增强 CT 图像上,输尿管多呈小类圆形或点状软组织密度影,而盆段输尿管通常难以辨认,排泄期因输尿管腔内充填对比剂,呈

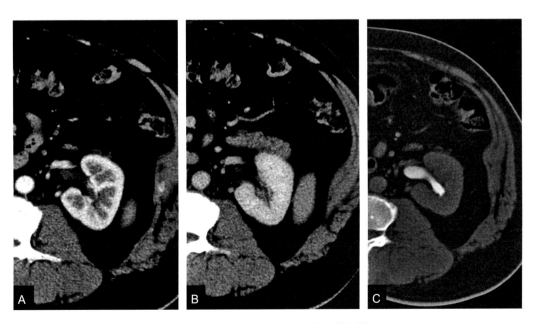

图 4-36　CT 肾皮质期、实质期和排泄期
A. 皮质期;B. 实质期;C. 排泄期。

点状致密影,有时可观察到全程。CT 尿路造影重建可显示肾盏、肾盂、输尿管和膀胱(图 4-37)。肾筋膜在脂肪衬托下显示为线状软组织影,肾前、后筋膜与肾脏之间的间隙称为肾周间隙,肾后筋膜后外侧与腹壁之间的间隙称为肾后间隙(图 4-38)。

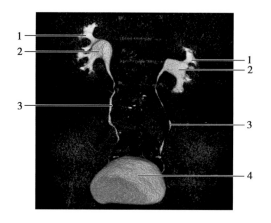

图 4-37　CT 尿路造影重建

1. 肾盏;2. 肾盂;3. 输尿管;4. 膀胱。

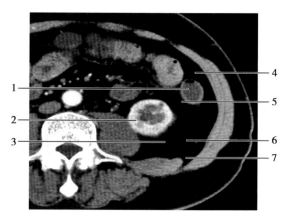

图 4-38　左侧肾周间隙的 CT 增强横断面图

1. 降结肠;2. 肾脏;3. 肾周间隙;4. 腹膜;5. 肾前筋膜;6. 肾后筋膜;7. 肾后间隙。

3. 胃肠道 CT 解剖特点　胃扩张良好时,胃壁厚度通常不超过 5mm,可有个体差异,但均在 10mm 以下。增强检查时,胃壁常分为三层结构,中间层为低密度,相当于黏膜下层;内层与外层为高密度,内层相当于黏膜层,外层相当于肌层和浆膜层。

十二指肠各部及其与周围解剖结构的关系在 CT 图像上显示较清楚,其肠壁厚度与小肠类似。正常的小肠壁厚约 3mm,回肠末端肠壁厚可达 5mm。

结肠壁外脂肪层较厚,正常结肠壁厚约 3~5mm。阑尾位置变异较大,表现为盲肠周围条状软组织影,管径一般不超过 6mm。

三、MRI 解剖

(一)横断面

1. 经肝膈顶的横断面(图 4-39)

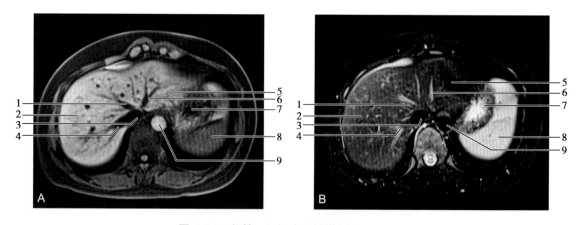

图 4-39　经第二肝门水平的横断面 MRI 图

A. T$_1$WI;B. T$_2$WI。

1. 肝中静脉;2. 肝右叶;3. 下腔静脉;4. 肝右静脉;5. 肝左叶;6. 肝左静脉;7. 胃底;8. 脾脏;9. 腹主动脉。

2. 经肝门-胰体尾的横断面（图4-40、图4-41）

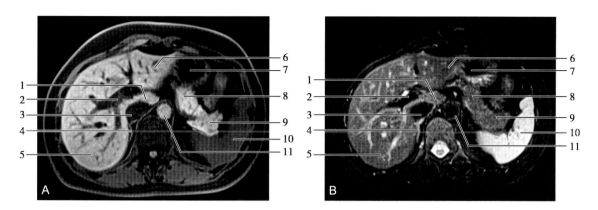

图 4-40　经胰尾水平的横断面 MRI 图

A. T$_1$WI；B. T$_2$WI。

1. 尾状叶；2. 门静脉右支；3. 下腔静脉；4. 肾上腺；5. 肝右叶；6. 肝左叶；7. 胃体；8. 胰体；9. 胰尾；10. 脾脏；11. 腹主动脉。

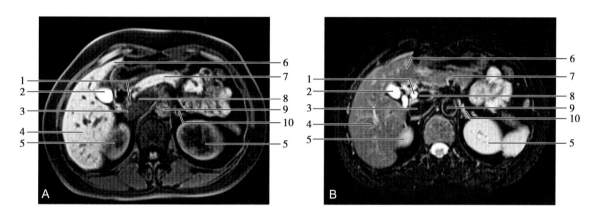

图 4-41　经胰体水平的横断面 MRI 图

A. T$_1$WI；B. T$_2$WI。

1. 胆总管；2. 胆囊；3. 下腔静脉；4. 肝右叶；5. 肾脏；6. 肝左叶；7. 胰体；8. 门静脉主干；9. 腹主动脉；10. 肾上腺。

3. 经肾脏的横断面（图4-42、图4-43）

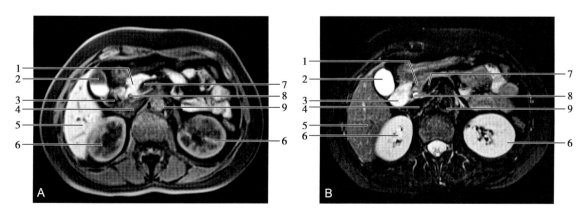

图 4-42　经肾上极水平的横断面 MRI 图

A. T$_1$WI；B. T$_2$WI。

1. 胰头；2. 胆囊；3. 十二指肠；4. 下腔静脉；5. 肝右叶；6. 肾脏；7. 门静脉主干；8. 胆总管；9. 腹主动脉。

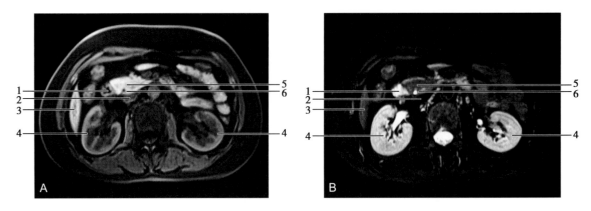

图 4-43　经肾门水平的横断面 MRI 图

A. T$_1$WI；B. T$_2$WI。

1. 十二指肠；2. 下腔静脉；3. 肝右叶；4. 肾脏；5. 胰头；6. 胆总管。

（二）冠状断面

1. 经胃体的冠状断面（图 4-44）

2. 经门静脉左、右支汇合处的冠状断面（图 4-45）

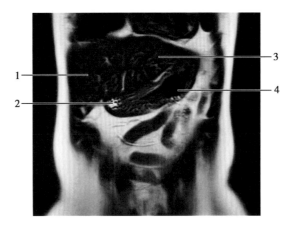

图 4-44　经胃体的冠状断面 MRI 图（T$_2$WI）

1. 肝右叶；2. 胃窦；3. 肝左叶；4. 胃体。

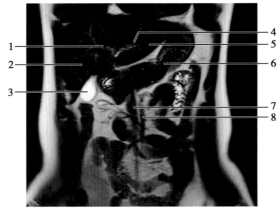

图 4-45　经门静脉左、右支汇合处的冠状断面 MRI 图（T$_2$WI）

1. 门静脉右支；2. 肝右叶；3. 胆囊；4. 门静脉左支；5. 肝左叶；6. 胃体；7. 肠系膜上静脉；8. 肠系膜上动脉。

3. 经胆总管的冠状断面（图 4-46）

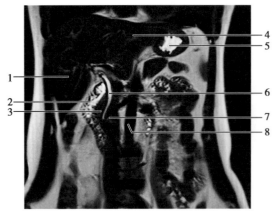

图 4-46　经胆总管的冠状断面 MRI 图（T$_2$WI）

1. 肝右叶；2. 十二指肠；3. 胰头；4. 肝左叶；5. 胃底；6. 胆总管；7. 胰管；8. 腹主动脉。

4. 经贲门的冠状断面（图 4-47）

5. 经肾门的冠状断面（图 4-48）

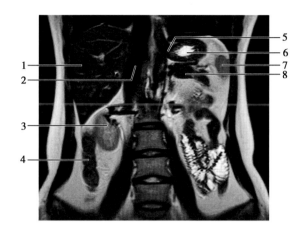

图 4-47 经贲门的冠状断面 MRI 图（T_2WI）
1. 肝右叶；2. 下腔静脉；3. 肾脏；4. 升结肠；
5. 贲门；6. 胃底；7. 脾脏；8. 胰体。

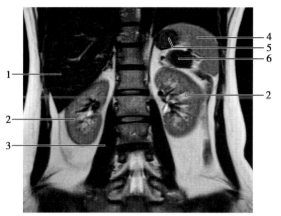

图 4-48 经肾门的冠状断面 MRI 图（T_2WI）
1. 肝右叶；2. 肾脏；3. 腰大肌；4. 脾脏；5. 胃底；
6. 胰尾。

（三）腹部各脏器的 MRI 解剖特点

正常肝含丰富的蛋白质，自由水含量较少，因而 T_1 值较短，在 T_1WI 上正常肝实质呈灰白信号，高于脾脏和肌肉，T_2WI 上呈低到中等信号，比脾信号低。肝增强后，强化程度的变化与 CT 相似。

因胆汁含水量很高，在 T_2WI 上胆囊和胆管内胆汁呈明显高信号，在 T_1WI 上一般其信号强度受胆汁化学成分影响，未浓缩的胆汁因含水较多而呈低信号，浓缩的胆汁因胆固醇和胆盐成分浓聚则呈高信号，有时可见胆汁分层现象。T_2WI 上，胆囊壁常不能显示。肝内胆管直径小于 3mm，在正常的肝 MRI 图像上常不显示。肝外胆管在 T_2WI 上表现为点状高信号，T_1WI 上信号则根据胆汁成分的不同而改变。动态增强胆管壁和胆囊壁可强化，而腔内胆汁不强化。磁共振胰胆管成像（magnetic resonance cholangiopancreatography，MRCP）作为一种特殊的 MR 成像技术，能够在不使用对比剂的情况下对体内静态或缓慢流动的液体进行成像，可显示胆管和胰管系统的全貌（图 4-49）。

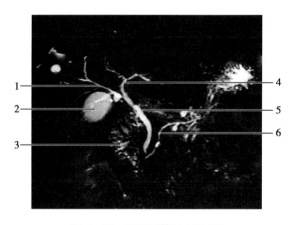

图 4-49 厚层冠状面 MRCP
1. 右肝管；2. 胆囊；3. 十二指肠；4. 左肝管；
5. 胆总管；6. 胰管。

胰组织内富含蛋白质和糖原，因此在 T_1WI 上，其信号较肝实质高，部分老年人胰逐渐纤维化，其信号可略低于肝实质。胰周围富含脂肪组织而呈高信号，可以衬托出胰的轮廓。T_2WI 上胰的信号与肝相似或稍高，胰周围脂肪的信号与胰相似，因此在 T_2WI 上，胰的边界显示不清。

脾信号均匀。脾内的血窦较肝更为丰富，因此 T_1WI 上信号略低于肝，T_2WI 上则高于肝。

在 T_1WI 上，由于肾皮、髓质含水量不同，导致皮质信号强度略高于髓质，外围稍高信号的肾皮质与肝实质信号强度相仿，与低信号的肾髓质不难鉴别。在 T_2WI 上肾皮质和髓质均呈相似的高信号，通常难以区分。正常肾盏难以显示，肾盂、肾盏内的尿液信号类似于游离水，在 T_1WI 上呈低信号，在 T_2WI 上则呈高信号。

第四节　腹部血管影像解剖

一、腹部动脉血管影像解剖

腹主动脉于膈肌主动脉裂孔平面(相当于第 12 胸椎水平)延续于胸主动脉,下行至第 4 腰椎下缘平面分为左、右髂总动脉。腹主动脉的分支包括脏支和壁支两类,脏支远较壁支粗大,容易在 CT 和 MRI 显示。脏支又分为成对和不成对两种。不成对的脏支有腹腔干、肠系膜上动脉和肠系膜下动脉(图 4-50)。成对的脏支主要有肾动脉、睾丸动脉(男性)或卵巢动脉(女性)等。

(一) 腹腔干

为比较粗而短的动脉干,由腹主动脉前壁发出,分为胃左动脉、肝总动脉和脾动脉三大分支(图 4-51):①胃左动脉:最细,一般是腹腔干的第一个分支。②脾动脉:最粗,沿着胰上缘走行至脾门处进入脾脏(图 4-52)。③肝总动脉:腹腔干发出后,分为肝固有动脉和胃十二指肠动脉。肝固有动脉至肝门处,分为左、右两支,分别进入肝左、右叶(图 4-53)。

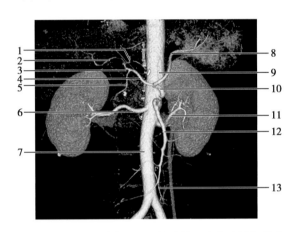

图 4-50　CT 血管容积重现整体显示腹主动脉及分支
1. 肝左动脉;2. 肝右动脉;3. 肝固有动脉;4. 肝总动脉;5. 胃十二指肠动脉;6. 右肾动脉;7. 腹主动脉;8. 脾动脉;9. 胃左动脉;10. 腹腔干;11. 左肾动脉;12. 肠系膜上动脉;13. 肠系膜下动脉。

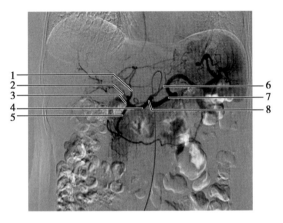

图 4-51　DSA 腹腔干造影
1. 肝左动脉;2. 肝右动脉;3. 肝固有动脉;4. 肝总动脉;5. 胃十二指肠动脉;6. 胃左动脉;7. 脾动脉;8. 腹腔干。

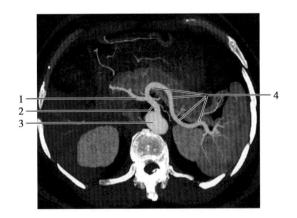

图 4-52　CT 薄层最大密度投影重建显示脾动脉及分支
1. 肝总动脉;2. 腹腔干;3. 腹主动脉;4. 脾动脉。

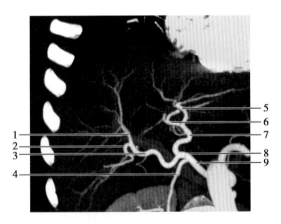

图 4-53　CT 薄层最大密度投影重建显示肝总动脉及分支
1. 肝右前叶支动脉;2. 肝右后叶支动脉;3. 肝右动脉主干;4. 胃十二指肠动脉;5. 肝左外叶支动脉;6. 肝左内叶支动脉;7. 肝左动脉主干;8. 肝固有动脉;9. 肝总动脉。

（二）肠系膜上动脉

在腹腔干下方，约第 1 腰椎水平由腹主动脉前壁发出，其主要分支向左发出空肠动脉和回肠动脉，约 13~18 条；向右发出回结肠动脉、右结肠动脉、中结肠动脉和胰十二指肠下动脉（图 4-54）。肠系膜上动脉与腹主动脉夹角正常约 30°~50°（图 4-55），如果角度过小，压迫十二指肠水平段，可导致十二指肠淤积征；压迫左肾静脉，可导致胡桃夹综合征。

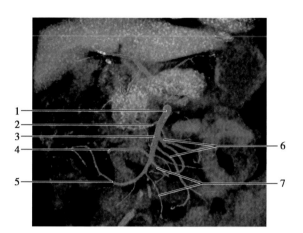

图 4-54 CT 容积再现重建显示肠系膜上动脉及分支
1. 肠系膜上动脉；2. 胰十二指肠下动脉；3. 中结肠动脉；4. 右结肠动脉；5. 回结肠动脉；6. 空肠动脉；7. 回肠动脉。

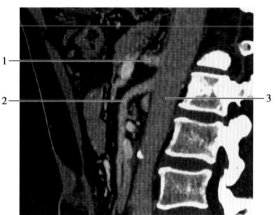

图 4-55 CT 薄层最大密度投影重建显示肠系膜上动脉与腹主动脉夹角
1. 腹腔干；2. 肠系膜上动脉；3. 腹主动脉。

（三）肠系膜下动脉

约第 3 腰椎高度由腹主动脉前壁发出，主要分支有左结肠动脉、乙状结肠动脉、直肠上动脉（图 4-56）。

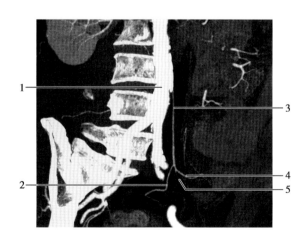

图 4-56 CT 薄层最大密度投影重建显示肠系膜下动脉及分支
1. 腹主动脉；2. 直肠上动脉；3. 肠系膜下动脉；4. 左结肠动脉；5. 乙状结肠动脉。

（四）肾动脉

位于肠系膜上动脉开口的下方，一般右肾动脉的开口较左侧略高。肾动脉一级分支以前后2支型最多见（图4-57）。肾动脉变异多见（图4-58），在进入肾门前发出分支称为提前分支，如存在一支以上的肾动脉供血，较细的供血动脉称为副肾动脉。

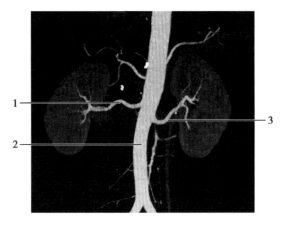

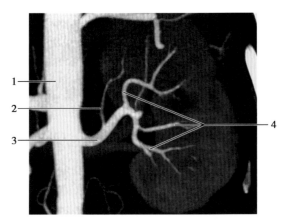

图 4-57　CT 薄层最大密度投影重建显示肾动脉

　　1. 右肾动脉；2. 腹主动脉；3. 左肾动脉。

图 4-58　CT 薄层最大密度投影重建显示肾动脉提前分支

　　1. 腹主动脉；2. 左肾提前分支；3. 左肾动脉主干；4. 左肾动脉肾内分支。

二、腹部静脉血管影像解剖

（一）门静脉

肝门静脉多由肠系膜上静脉和脾静脉在胰颈后面汇合而成，后上行至肝门（图4-59），分为左、右两支，分别进入肝左叶和肝右叶。在肝内，门静脉右支分为右前支和右后支，门静脉左支分为左内支和左外支（图4-60）。肝门静脉的属支包括肠系膜上静脉、脾静脉、肠系膜下静脉、胃左静脉、胃右静脉、胆囊静脉和附脐静脉等，多与同名动脉伴行。较细的静脉分支仅在扩张的情况下（如肝硬化门静脉高压等）才能在 CT、MRI 上清楚显示。

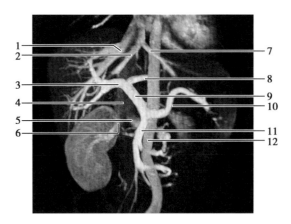

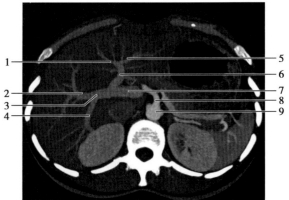

图 4-59　MRI 最大密度投影重建显示门静脉、肠系膜上静脉及脾静脉

　　1. 肝右静脉；2. 肝中静脉；3. 门静脉右支；4. 下腔静脉；5. 左肾静脉；6. 右肾静脉；7. 肝左静脉；8. 门静脉左支；9. 门静脉主干；10. 脾静脉；11. 肠系膜上静脉；12. 腹主动脉。

图 4-60　CT 薄层最大密度投影重建显示门静脉及肝内分支

　　1. 门静脉左内支；2. 门静脉右前支；3. 门静脉右支；4. 门静脉右后支；5. 门静脉左外支；6. 门静脉左支；7. 门静脉主干；8. 腹腔干；9. 腹主动脉。

（二）下腔静脉

下腔静脉是人体最大的静脉,由左、右髂总静脉在约第5腰椎水平汇合而成(图4-61)。下腔静脉沿着脊柱的右前方上行,经肝的腔静脉沟、穿膈的腔静脉孔,开口于右心房。下腔静脉的属支有髂总静脉、右睾丸静脉、肾静脉、右肾上腺静脉、肝静脉、膈下静脉和腰静脉,其中大部分属支与同名动脉伴行。

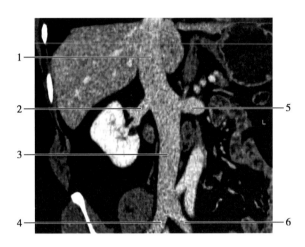

图4-61　CT薄层最大密度投影重建显示下腔静脉及分支
1.下腔静脉肝段;2.右肾静脉;3.下腔静脉;
4.右髂总静脉;5.左肾静脉;6.左髂总静脉。

1. 肝静脉　肝静脉主要为肝左静脉、肝中静脉和肝右静脉三支主干,在第二肝门处汇入下腔静脉(图4-62)。另外还可有一些肝内静脉直接注入下腔静脉,称为副肝静脉,大部分比较细小,CT和MRI难以显示。但肝右后下静脉可较粗大,主要引流右后叶下段(段Ⅵ)(图4-63),对于肝手术尤其是移植手术有重要的临床意义。

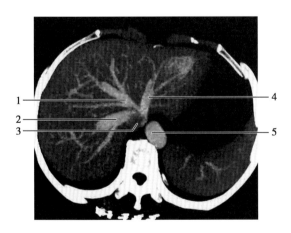

图4-62　CT薄层最大密度投影重建显示肝静脉
1.肝中静脉;2.肝右静脉;3.下腔静脉;4.肝左静脉;5.腹主动脉。

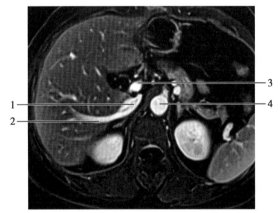

图4-63　MRI显示副肝静脉
1.下腔静脉;2.肝静脉;3.门静脉主干;4.腹主动脉。

2. 肾静脉　肾静脉通常位于肾动脉的腹侧。左肾静脉较长,由左肾门向右跨越腹主动脉前方汇入下腔静脉;而右肾静脉较短,出肾门后迅速汇入下腔静脉(图4-64、图4-65)。

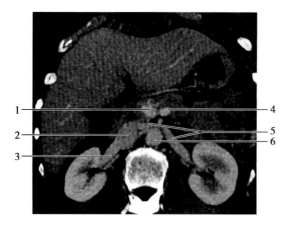

图 4-64　CT 薄层最大密度投影重建显示肾静脉

1. 肠系膜上静脉；2. 下腔静脉；3. 右肾静脉；
4. 肠系膜上动脉；5. 左肾静脉；6. 腹主动脉。

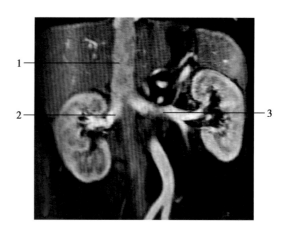

图 4-65　MRI 多平面重组显示肾内静脉
1. 下腔静脉；2. 右肾静脉；3. 左肾静脉。

（韦力　饶圣祥　蔡金华）

第五章　盆部与会阴

第一节　概述

一、境界与分区

盆部和会阴位于躯干的下部,盆部由盆壁、盆膈及盆腔内的器官等组成。会阴是指盆膈以下封闭骨盆出口的全部软组织。

盆部的前面以耻骨联合上缘、耻骨嵴、耻骨结节、腹股沟和髂嵴前份的连线与腹部分界,后面以髂嵴后份和髂后上棘至尾骨尖的连线与脊柱区的腰部和骶尾部分界。会阴略呈菱形,前为耻骨联合下缘,后为尾骨尖,前外侧为耻骨下支及坐骨支,后外侧为骶结节韧带,两侧为坐骨结节。左、右坐骨结节间的连线将会阴分为前部的尿生殖区和后部的肛区。

二、标志性结构

1. **耻骨联合上缘**　位于腹前正中线的下端,经此处的横断层面是显示精囊的最佳层面。
2. **坐骨结节**　坐骨体与坐骨支移行处的后部的粗糙隆起,是坐骨最低部。
3. **尾骨**　位于肛门的后方正中线上,稍有活动性。

三、盆部与会阴结构的配布特点

骨盆由两侧的髋骨及后方的骶骨、尾骨借骨连结构成,盆壁以骨盆为基础,覆以肌、筋膜、血管和神经等软组织而构成;盆底由盆底肌及其筋膜形成盆膈而封闭骨盆下口;盆腔由盆壁和盆底围成,容纳消化、泌尿器官的下段和内生殖器等。盆腔器官自前向后排成前、中、后3层。男性前层为膀胱、前列腺和尿道;中层为输精管壶腹和精囊;后层为直肠和肛管。女性前层为膀胱和尿道;中层为子宫、阴道、输卵管和卵巢;后层为直肠和肛管。此外,还有沿盆壁下降的输尿管。

会阴构成体腔的下壁,由肌、筋膜等形成的板层样结构以及其间的腔隙和泌尿器官、生殖器官、消化管末端开口的括约装置等构成,有承托、保护盆腔脏器和控制管道的开闭等功能。

第二节　盆部与会阴解剖

一、盆部解剖

(一) 盆壁及盆膈
盆壁以骨盆为支架,辅以盆壁肌、盆膈及其筋膜(图 5-1)。

骨盆由两侧的髋骨及后方的骶骨、尾骨借骨连结构成,并借由骶骨岬、弓状线、耻骨梳、耻骨嵴及耻骨联合上缘共同围成的界线,分为前上方的大骨盆和后下方的小骨盆。大骨盆又称假骨盆,属于腹腔的一部分。小骨盆又称真骨盆,上口即界线,下口为会阴的菱形境界,两者之间为骨盆腔。骨盆前壁为耻骨和耻骨联合;后壁为骶骨、尾骨及骶尾关节等;侧壁为髂骨、坐骨、骶结节韧带与骶棘韧带。

(二) 盆筋膜

盆筋膜分为盆壁筋膜、盆膈筋膜和盆脏筋膜 3 部(图 5-2)。

1. 盆壁筋膜 覆盖于骨盆腔前、后及两侧壁的盆面,上与腹内筋膜相延续。从耻骨联合后面至坐骨棘之间的筋膜显著增厚,形成肛提肌腱弓。盆壁筋膜覆盖于闭孔内肌和梨状肌盆面,分别称闭孔筋膜和梨状肌筋膜;覆盖于骶骨前面称骶前筋膜(又称 Waldeyer 筋膜)。

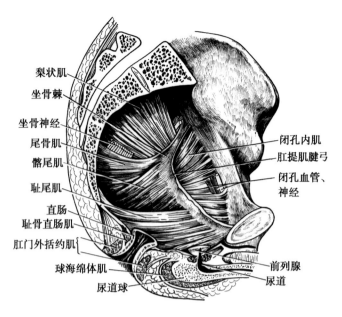

图 5-1　盆壁与盆底肌(左侧)

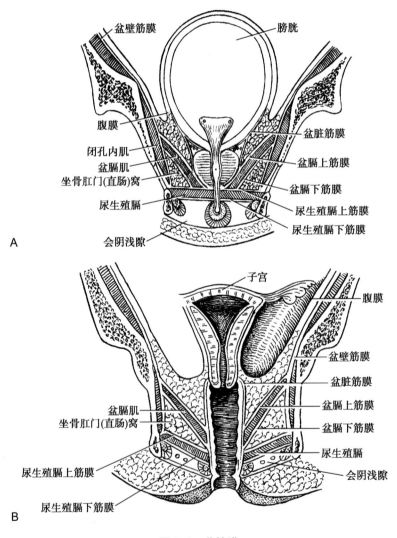

图 5-2　盆筋膜
A. 男性盆腔冠状切面;B. 女性盆腔冠状切面。

2. 盆膈上筋膜和盆膈下筋膜　盆膈上筋膜为盆壁筋膜向下延续,覆盖于肛提肌与尾骨肌上面,并向盆内器官周围移行为盆脏筋膜。盆膈下筋膜为覆盖于肛提肌与尾骨肌下面的盆膈筋膜,为臀筋膜向会阴的直接延续。

3. 盆脏筋膜　盆腔腹膜之外,盆膈之上和盆壁筋膜之间包裹在盆腔内脏器和血管、神经表面的结缔组织,有些形成了器官的鞘,如前列腺鞘和直肠筋膜鞘等;有些则增厚形成韧带,如耻骨前列腺韧带、子宫主韧带、子宫骶韧带等,这些韧带起维持脏器正常位置的作用。女性直肠与阴道之间的盆脏筋膜形成直肠阴道隔,阴道与膀胱和尿道之间的盆脏筋膜形成膀胱(尿道)阴道隔。男性直肠与膀胱、前列腺、精囊及输精管壶腹之间的盆脏筋膜形成直肠膀胱隔(图 5-3)。

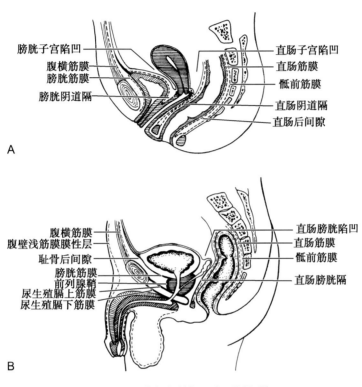

图 5-3　盆部矢状切面(示盆筋膜)
A. 女性;B. 男性。

(三) 盆筋膜间隙

1. 耻骨后间隙　耻骨后间隙(retropubic space)也称膀胱前隙,位于耻骨盆面与膀胱之间,内含疏松结缔组织和静脉丛等(图 5-3)。

2. 直肠系膜　为了便于直肠的扩张,直肠周围包裹了大量疏松结缔组织和脂肪,在临床上称为直肠系膜(mesorectum),内有直肠上动脉及分支、直肠上静脉及属支和沿直肠上动脉行走的淋巴管和淋巴结。直肠系膜上达直肠与乙状结肠交界处,下达盆膈上表面,以直肠后方最多,两侧次之,前方最少,在 MRI 上呈含有脂肪的信封状物。包裹直肠系膜外的一层无血管、呈网眼状的组织为直肠固有筋膜,属直肠的脏筋膜,又称为直肠系膜筋膜(mesorectal fascia),其向上与乙状结肠浆膜下的结缔组织相延续,向下与盆膈表面的盆壁筋膜相延续。直肠系膜及其筋膜被疏松结缔组织包绕,并借其与骨盆的侧壁和后壁分隔。直肠系膜筋膜在直肠前方与直肠膀胱隔或直肠阴道隔相延续,在直肠后方与骶前筋膜相邻,在直肠两侧的直肠系膜筋膜外表面有下腹下丛(盆丛)(图 5-4)。发自下腹下丛的内脏神经和直肠中血管横行穿过直肠系膜筋膜、直肠系膜到达直肠,它们被筋膜包裹并一起被称为直肠侧韧带(lateral rectal ligament)。

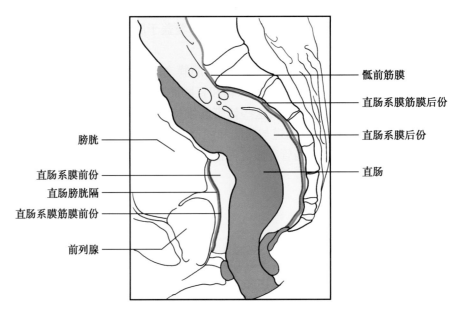

图 5-4　直肠系膜（男性正中矢状断面）

（四）盆腔内器官

1. 膀胱　膀胱（urinary bladder）位于耻骨联合及耻骨支的后方，空虚时位于骨盆腔内，充盈时则上升至耻骨联合上缘以上（图 5-5）。婴儿的膀胱位于腹腔内，儿童的膀胱空虚时也达耻骨联合上缘以上。膀胱分为尖、体、底和颈 4 部。膀胱尖指向前上方，膀胱底朝向后下方，尖和底之间为膀胱体，膀胱体下部与前列腺（或尿生殖膈）接触处为颈，各部之间无明显界线。男性膀胱底上部借直肠膀胱陷凹与直肠相邻，下部与精囊和输精管壶腹相贴。女性膀胱底与子宫颈和阴道前壁直接相贴。男性膀胱颈与前列腺相邻，女性膀胱颈则与尿生殖膈相邻。膀胱体的上面有腹膜覆盖，下外侧面紧贴耻骨后间隙内的疏松结缔组织，以及肛提肌和闭孔内肌。膀胱底内面有一三角形区称膀胱三角（trigone of bladder），其两侧角为左、右输尿管口，下角为尿道内口，膀胱无论盈虚，此区都很平滑，为结核和肿瘤的好发部位。两输尿管口之间有横行的黏膜皱襞，称输尿管间襞，为寻找输尿管口的标志（图 5-6）。

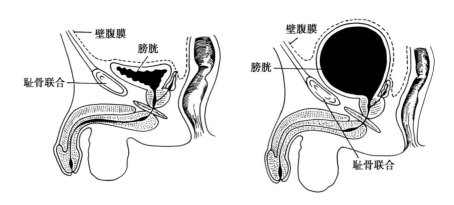

图 5-5　膀胱位置变化

2. 输尿管盆部与壁内部

（1）输尿管盆部：左、右输尿管（ureter）在骨盆上口处分别越过左髂总动脉末段和右髂外动脉起始部的前面进入盆腔，与输尿管盆部相延续。

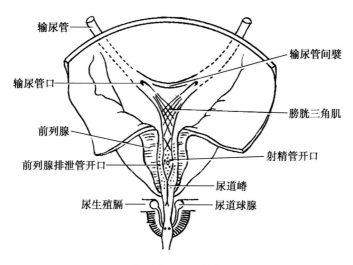

图 5-6 膀胱三角

　　输尿管盆部位于盆侧壁的腹膜下,行经髂内血管、腰骶干和骶髂关节前方,向后下走行,继而经过脐动脉起始段和闭孔血管、神经的内侧,在坐骨棘平面,转向前内穿入膀胱底的外上角。男性输尿管盆部到达膀胱外上角之前有输精管在其前上方由外侧向内侧越过,然后经输精管壶腹与精囊之间到达膀胱底。女性输尿管盆部在卵巢的后下方,经子宫阔韧带基底部行至宫颈外侧约 2cm 处,有子宫动脉从其前上方跨过(图 5-7)。

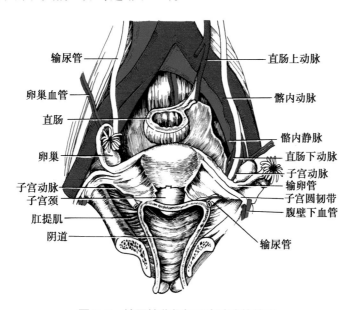

图 5-7 输尿管盆部与子宫动脉的关系

　　(2)输尿管壁内部:输尿管行至膀胱底外上角处,向内下斜穿膀胱壁,开口于膀胱三角的输尿管口,即壁内部。壁内部是输尿管最狭窄处,也是常见的结石滞留部位,此段长约 1.5cm。膀胱充盈时,压迫输尿管壁内部,可阻止膀胱内的尿液向输尿管逆流。

　　3. 前列腺 前列腺(prostate)上部宽大,为前列腺底,与膀胱颈邻接,其前部有尿道穿入,后部则有双侧射精管向前下穿入;下端尖细,为前列腺尖,向下与尿生殖膈上面接触,两侧有前列腺提肌绕过,尿道从尖穿出。尖与底之间为前列腺体,体有前面、后面和两外侧面。前面有耻骨前列腺韧带使前列腺筋膜(鞘)与耻骨后面相连。后面平坦,正中有一纵行前列腺沟,借直肠膀胱隔与直肠壶腹相隔(图 5-8)。直肠指检时,向前可扪及前列腺的大小、形态、硬度及前列腺沟。前列腺沟消失,提示前列腺增大。

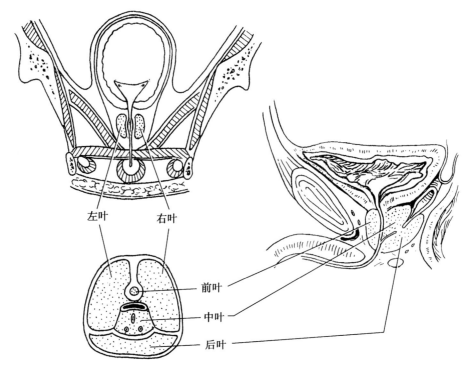

图 5-8　前列腺位置和分叶

有以下前列腺分区法。

（1）传统的前列腺分区法：Lowsley 依据前列腺胚胎学的研究,将前列腺分为 5 叶,即前叶、中叶、后叶和左、右叶(图 5-8)。

1）前叶：前叶细小,缺乏腺组织,介于尿道和左、右叶之间。

2）中叶：中叶在尿道后方,两侧叶和射精管之间,又称前列腺峡。

3）左、右叶：左、右叶位于后叶前方,在前叶和中叶的两侧,紧贴尿道侧壁。

4）后叶：后叶位于中叶及左、右叶的后面,射精管的后下方。

（2）内腺和外腺分区法：Franks 依据前列腺的组织结构,指出前列腺的组织并不呈分叶状,但可分为两个明显的腺组,即内腺和外腺,两腺之间由一层纤维组织相分开(图 5-9)。

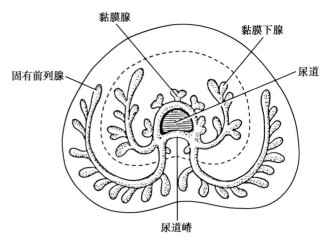

图 5-9　前列腺内腺和外腺分区法

1）内腺：内腺又称为尿道周围腺,较小,约占前列腺的 25%,由较长的黏膜下腺和位于黏膜层较小的黏膜腺组成,相当于中叶和前叶。

2）外腺：外腺称为固有前列腺,较厚,约占前列腺的 75%,是前列腺的主要部分,含有长且分支的主腺,相当于后叶和左、右叶。

内腺对雄、雌性激素均敏感,是良性前列腺增生的好发部位。外腺对雄性激素敏感,是前列腺癌和前列腺炎症的好发部位。

（3）带区解剖分区法：McNeal 依据前列腺的断面观察,提出了前列腺的带区解剖分区法,即将前列腺分为前区、中央区、周缘区和前纤维肌肉基质区(图 5-10)。

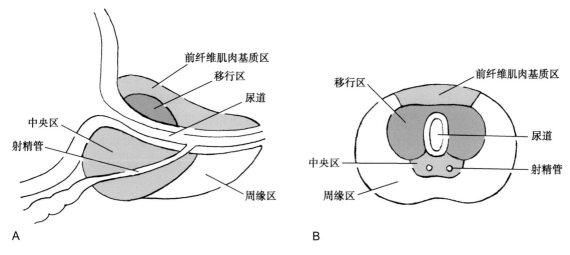

图 5-10 前列腺带区解剖分区法
A. 纵切面;B. 横切面。

1)前区:前区相当于内腺,包括尿道周围组织和移行区,此腺区的体积小,仅占前列腺腺性组织的 5%,是良性前列腺增生的好发部位。移行区位于尿道周围组织近侧段的两旁,呈对称性分布。

2)中央区:中央区位于前列腺基底部和膀胱颈的下方,呈锥形,尖端到达精阜。输精管和精囊的排泄管穿过中央区后汇合成射精管,开口于尿道。此区的腺体较大,约占前列腺腺性组织的 25%。

3)周缘区:周缘区主要位于前列腺的后方、左右侧及尖部,其上面呈凹面状,包围中央区、移行区和尿道前列腺部远侧段。腺体分布均匀,腺管开口于精阜以下的尿道后外侧面。此区约占前列腺腺性组织的 70%。

4)前纤维肌肉基质区:前纤维肌肉基质区位于前列腺的前方,呈盾形薄板状,约占前列腺的 1/3。

4. 输精管盆部、射精管及精囊 输精管盆部自腹股沟管深环处续腹股沟管部,从外侧绕腹壁下动脉的起始部,急转向内下方,越过髂外动、静脉的前方进入盆腔。沿盆侧壁行向后下,跨过膀胱上血管和闭孔血管,然后从前内侧与输尿管交叉,继而转至膀胱底(图 5-11)。输精管约在精囊上端平面以下膨大为输精管壶腹(ampulla of deferent duct),行于精囊的内侧,在前列腺底稍上

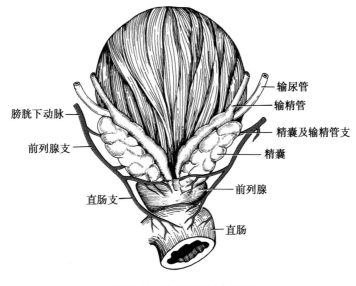

图 5-11 输精管壶腹与精囊

方,与精囊的排泄管以锐角的形式汇合成射精管(ejaculatory duct)。射精管长约2cm,向前下穿前列腺底的后部,开口于尿道的前列腺部。精囊(seminal vesicle)为一对长椭圆形的囊状腺体,位于前列腺底的后上方(图5-10、图5-11)。

5. 子宫 子宫(uterus)呈前后略扁的倒置梨形,分为底、体、峡、颈4部。子宫前面隔膀胱子宫陷凹与膀胱上面相邻。子宫颈和阴道上部的前面则借疏松结缔组织与膀胱底相邻。子宫后面为直肠子宫陷凹,子宫颈和阴道穹后部隔此陷凹与直肠相邻,陷凹底与阴道穹后部紧密相邻,故直肠指检可扪及子宫颈和子宫体下部。子宫两侧有输卵管、子宫阔韧带和卵巢固有韧带;子宫颈外侧,在阴道穹侧部上方有子宫主韧带,子宫阔韧带基部内有子宫血管(图5-12)。

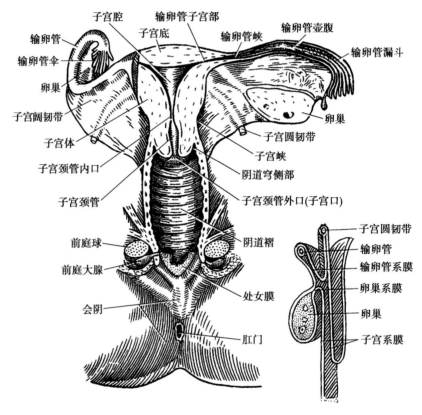

图5-12 女性内生殖器

6. 子宫附件 子宫附件(uterine adnexa)包括子宫外后方的卵巢及输卵管,临床上的子宫附件炎主要指输卵管炎和卵巢炎。

(1)卵巢:卵巢(ovary)位于髂内、外动脉分叉处的卵巢窝内,窝的前界为脐动脉,后界为髂内动脉和输尿管。卵巢的后缘游离,前缘中部血管、神经出入处称卵巢门。卵巢借系膜连于子宫阔韧带的后叶,其下端借卵巢固有韧带与子宫角相连,上端以卵巢悬韧带(骨盆漏斗韧带)连于盆侧壁,此韧带为隆起的腹膜皱襞,内有卵巢血管、淋巴管及卵巢神经丛等(图5-12)。

(2)输卵管:输卵管(uterine tube)位于子宫阔韧带的上缘内,长为8~12cm。子宫底外侧短而细直的输卵管峡,为输卵管结扎术的手术部位,炎症可能导致此部管腔堵塞。输卵管外侧端呈漏斗状膨大,输卵管漏斗由输卵管腹腔口通向腹膜腔。借卵子的运送途径,女性腹膜腔经输卵管腹腔口、输卵管、子宫内腔以及阴道与外界相通,故有感染的可能(图5-12)。

7. 阴道 阴道(vagina)上端环绕子宫颈,下端开口于阴道前庭。子宫颈与阴道壁之间形成的环形腔隙称阴道穹。阴道穹后部较深,与直肠子宫陷凹紧邻。

阴道前壁短,长为6~7cm,上部借膀胱阴道隔与膀胱底、颈相邻,下部与尿道后壁直接相贴,也有学者提出部分女性尿道完全包埋在阴道前壁内。阴道后壁较长,长为 7.5~9.0cm,上部与直肠子宫陷凹相邻,中部借直肠阴道隔与直肠壶腹相邻,下部与肛管之间有会阴中心腱(图 5-3、图 5-12)。

8. 直肠　直肠(rectum)位于盆腔后部,骶骨和尾骨前方(图 5-3),在第 3 骶椎平面接乙状结肠,向下穿盆膈延续为肛管,全长约为 12cm。直肠在矢状面上有 2 个弯曲,上部的弯曲与骶骨的曲度一致,称骶曲(sacral flexure),下部绕尾骨尖时形成凸向前的会阴曲(perineal flexure)。在冠状面上,直肠还有 3 个侧曲,从上到下依次凸向右、左、右,中侧曲是 3 个侧曲中最显著的。直肠腔内一般有 3 条由黏膜和环行平滑肌形成的半月形横向皱襞,称直肠横襞(transverse fold of rectum)。横襞的位置与 3 个侧曲相对,上、中、下直肠横襞分别距肛门约 13cm、11cm 和 8cm(图 5-13)。直肠后面借疏松结缔组织与骶骨、尾骨和梨状肌相邻,在疏松结缔组织内有骶正中血管、骶外侧血管、骶静脉丛、骶丛、骶交感干和奇神经节等。直肠两侧的上部为腹膜腔的直肠旁窝,两侧下部与盆丛、直肠上血管、直肠下血管及肛提肌等相邻。男性直肠前面隔直肠膀胱陷凹和直肠膀胱隔与膀胱底、精囊、输精管壶腹、前列腺、输尿管盆部等毗邻;女性直肠前面隔直肠子宫陷凹和直肠阴道隔与子宫、阴道相邻(图 5-3)。

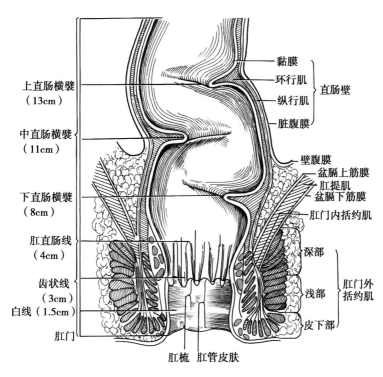

图 5-13　直肠和肛管的冠状切面

二、会阴解剖

会阴(perineum)位于两侧股部上端之间,其境界与骨盆下口(骨盆出口)基本一致,前端为耻骨联合,后端为尾骨尖,两侧为坐骨结节,前外侧为耻骨下支和坐骨下支,体表以股沟和股部分界,后外侧为骶结节韧带,体表以臀大肌下缘与臀部分界。女性骨盆下口较男性大,会阴也较男性大。

两侧坐骨结节之间连线可将菱形的会阴分成前、后 2 个三角形区。前者有尿道和阴道(女性)通过,并为外生殖器所占据,为尿生殖区,又称为尿生殖三角(urogenital triangle);后者有肛管通过,为肛区,又称为肛门三角(anal triangle),内有肛管、坐骨肛门窝和经过的神经、血管。

(一) 肛门三角

1. 肛管 肛管（anal canal）为位于盆膈以下的大肠终段，绕尾骨尖的前方行向后下，开口于肛门，成人肛管长为3~4cm（图5-14）。

2. 坐骨肛门窝 坐骨肛门窝（ischioanal fossa）又称坐骨直肠窝（ischiorectal fossa），位于肛管和坐骨之间，窝的内侧壁为肛门、肛门外括约肌、肛提肌、尾骨肌及盆膈下筋膜；外侧壁为坐骨结节、骶结节韧带、闭孔内肌及闭孔筋膜；顶为内、外侧壁的盆膈下筋膜与闭孔筋膜相交处；底为皮肤和浅筋膜；后界为臀大肌及部分骶结节韧带，在肛管后方可左右相通；前界为尿生殖膈后缘。窝前、后端分别伸入尿生殖膈上方和臀大肌深面，形成前、后隐窝。在坐骨肛门窝的外侧壁上，于闭孔内肌表面的闭孔筋膜内，有一矢状位的管状裂隙，称阴部管（pudendal canal），亦称Alcock管，有阴部内动、静脉及阴部神经通过（图5-2、图5-14）。坐骨肛门窝内充填大量脂肪，称坐骨肛门窝脂体，脂体起弹性垫的作用，使肛管在排便时能充分扩张。

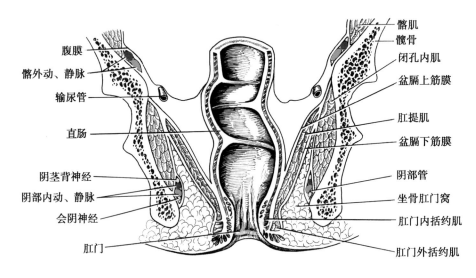

图5-14 坐骨肛门窝

(二) 尿生殖三角

尿生殖三角的会阴浅筋膜分浅、深两层。深层为膜样层，又称浅会阴筋膜（Colles筋膜），男性向前与阴囊肉膜、阴茎浅筋膜及腹壁浅筋膜深层（Scarpa筋膜）相续。会阴深筋膜也分为浅、深两层。浅层为尿生殖膈下筋膜（inferior fascia of urogenital diaphragm），深层为尿生殖膈上筋膜（superior fascia of urogenital diaphragm）。浅会阴筋膜与尿生殖膈上、下筋膜的侧缘均附着于耻骨弓，并在尿生殖膈后缘处彼此愈合，3层筋膜之间形成会阴浅隙、会阴深隙2个间隙。尿生殖膈由尿生殖膈上、下筋膜和会阴深横肌、尿道括约肌共同构成，其前份形成会阴横韧带（图5-2）。

1. 男性外生殖器和尿道

（1）阴囊：阴囊（scrotum）位于阴茎根和会阴之间，悬于耻骨联合下方。阴囊容纳睾丸、附睾和精索下部。

（2）睾丸：睾丸（testis）是微扁的椭圆体，表面光滑。其分前、后缘，上、下端和内、外侧面。前缘游离，后缘有血管、神经和淋巴管出入，并与附睾和输精管睾丸部相接触。上端被附睾头遮盖，下端游离。外侧面较隆凸，与阴囊壁相贴；内侧面较平坦，与阴囊隔相依。

（3）附睾：附睾（epididymis）呈新月形，紧贴睾丸的上端和后缘而略偏外侧，其上端膨大为附睾头，中部为附睾体，下端为附睾尾。睾丸输出小管进入附睾后，弯曲盘绕形成膨大的附睾头，末端汇合成一条附睾管。附睾管迂曲盘回而形成附睾体和尾，附睾尾向上弯曲移行为输精管。

（4）精索：精索（spermatic cord）由输精管、睾丸动脉、蔓状静脉丛、输精管血管、淋巴管和神经包以被膜而成。始于腹股沟管深环，止于睾丸后缘，其上部位于腹股沟管内，下部位于阴囊内。在阴囊侧壁近阴茎根部易于触及输精管，光滑坚韧。

（5）阴茎：阴茎（penis）主要由两条阴茎海绵体和一条尿道海绵体组成，分为阴茎头、阴茎体和阴茎根3部分。阴茎的皮肤薄软，皮下无脂肪组织，仅有疏松的结缔组织，称阴茎浅筋膜。阴茎的被膜由浅至深依次为阴茎浅筋膜（续于 Colles 筋膜）、阴茎深筋膜（又称 Buck 筋膜）及白膜。阴茎深筋膜包被所有海绵体；白膜只分别包绕着每个海绵体，并在两个阴茎海绵体之间形成阴茎中隔。

（6）男性尿道：成人男性尿道（male urethra）全长为16~20cm，从内口到外口可分为前列腺部、膜部和海绵体部3部，位于尿道球处海绵体部起始端称为尿道球部，有尿道球腺开口，也是海绵体部尿道最宽处。尿道全程有耻骨下弯和耻骨前弯2个弯曲。尿道有3个膨大部，即舟状窝、尿道球部及前列腺部。尿道还有3个狭窄处，即尿道外口、尿道膜部及尿道内口。

2. 女性外生殖器和尿道

（1）女性外生殖器：女性外生殖器又称女阴，最外部为大阴唇，左、右大阴唇的前端合成唇前连合，向上移行于阴阜；后端合成唇后连合，组成狭义会阴的前界。阴阜为耻骨联合前的皮肤隆起。大阴唇之间的裂隙称女阴裂。小阴唇位于女阴裂内，在尿道外口和阴道口的两侧。两侧小阴唇的前端形成包被阴蒂头的阴蒂包皮及阴蒂系带；后端则左、右连合形成阴唇系带。阴蒂与阴唇系带之间，由小阴唇围成的裂隙称为阴道前庭。尿道外口位于阴道前庭偏前，后部有阴道口。

（2）女性尿道：女性尿道（female urethra）较短，全长为3~5cm，比男性尿道易于扩张，尿道起始部低于男性，约相当于耻骨联合下缘的高度。尿道始于尿道内口，走向前下方，穿过尿生殖膈，开口于阴道前庭，几乎呈直线而无弯曲。尿道下段两侧附近有尿道旁腺，其导管开口于尿道外口近侧的后壁上，此处易引起感染，形成囊肿，阻塞尿道。

第三节　盆部与会阴影像解剖

一、X 线解剖

（一）骨盆

骨盆平片一般投照前后位，检查骶、尾骨时可加照侧位，检查骶髂关节时应加照45°斜位，产科骨盆测量另有其特殊投照方法。骨盆前后位片上，骶骨中线应通过耻骨联合。骶髂关节左右对称，关节间隙下半部分可以显示，上半部常投影出模糊双线影。界线的影像在女性呈卵圆形，在男性略呈鸡心形。髂嵴连线影正好通过第4、5腰椎间隙。由髂嵴影向外可追踪到髂前上、下棘，由髂前下棘到股骨颈外上缘的连线称髂颈线，用以判定髋关节是否正常。正位片上，可以测量耻骨下角，男性为锐角，女性为钝角（图 5-15）。

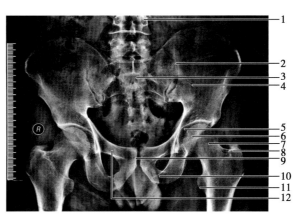

图 5-15　骨盆 X 线片

1. 腰椎；2. 骶髂关节；3. 骶骨；4. 髂骨；5. 髋臼；6. 股骨头；7. 股骨颈；8. 大转子；9. 耻骨联合；10. 坐骨；11. 小转子；12. 耻骨。

（二）膀胱

注入碘对比剂后,充盈良好的膀胱位于盆腔正中央,呈类椭圆形影,边缘光整(图 5-16)。

（三）尿道

男性尿道既管排尿,又司排精,具有双重功能。男性尿道可分为海绵体部、膜部和前列腺部, 呈管状结构(图 5-17)。女性尿道较短。

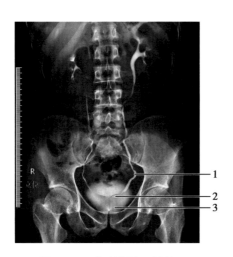

图 5-16 膀胱造影 X 线片
1. 输尿管下段;2. 输尿管膀胱入口 处;3. 膀胱。

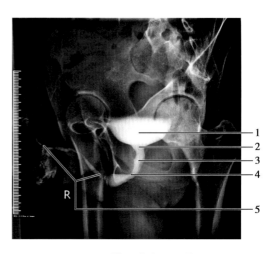

图 5-17 男性尿道造影 X 线片
1. 膀胱;2. 尿道内口;3. 尿道前列腺部;4. 尿 道膜部;5. 尿道海绵体部。

（四）子宫输卵管造影

经导管向子宫腔推注碘对比剂后使子宫腔充盈,盆腔内高密度影为子宫腔。因在盆腔的位置和屈曲度不同,子宫形态各异,常见呈倒三角形,底边在上,为子宫底,上方两角为子宫角,通向输卵管。双侧输卵管向外并稍向下走行,呈迂曲柔软的线条状影。输卵管在子宫壁的部分为间质部;双侧输卵管近子宫的一段细而直,为峡部;其远端粗大,为壶腹部;壶腹部末端呈漏斗状扩大,为输卵管漏斗部;漏斗部远端指状突起称输卵管伞端。输卵管有蠕动,因而充盈可不连续(图 5-18)。

二、CT 解剖

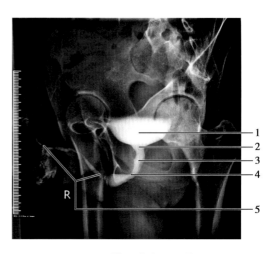

图 5-18 子宫输卵管造影片
1. 输卵管峡部;2. 输卵管间质部;3. 子宫腔;4. 输卵 管壶腹部;5. 输卵管漏斗部。

（一）男性盆部与会阴

男性盆部与会阴 CT 解剖主要以横断面扫描为主,此部分主要介绍横断面影像解剖,冠状断面及矢状断面解剖作为补充。

1. 横断面

（1）经膀胱的横断面(图 5-19):该层面充盈良好的膀胱位于正中央,呈类圆形、类椭圆形水样密度影,其前部可见软组织密度的腹直肌、锥状肌及其外侧的腹内斜肌,后部有直肠,直肠后方有尾骨、尾骨肌及臀肌,紧贴膀胱两侧有输尿管,靠外侧有髋骨及其两侧的闭孔内肌,闭孔内肌前内侧有血管和神经,其外侧有髂肌。

（2）经精囊腺的横断面(图 5-20)：该层面精囊腺位于前列腺上方，膀胱后方，呈对称性卵圆形影，长约为 6cm，与膀胱后壁间有低密度的脂肪组织间隔，形成膀胱精囊三角，约呈 30°角。

（3）经前列腺的横断面(图 5-21)：该层面前列腺呈栗子形或倒锥形，为中央叶和外围叶，前列腺中心为尿道，前部为耻骨，后方为直肠，上方为膀胱及精囊腺，下方为肛提肌。

2. 矢状断面　经盆部正中的矢状断面(图 5-22)：该层面前部为耻骨联合，耻骨联合后方为膀胱，膀胱下方为前列腺，前列腺下方紧邻尿道及海绵体，膀胱及前列腺后方为直肠。

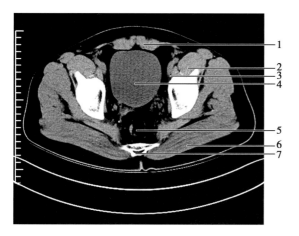

图 5-19　男性经膀胱的横断面 CT 图
1. 腹直肌；2. 髂肌；3. 髂血管；4. 膀胱；5. 直肠；6. 臀肌；7. 骶骨。

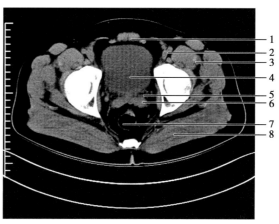

图 5-20　经精囊腺的横断面 CT 图
1. 腹直肌；2. 髂血管；3. 髂肌；4. 膀胱；5. 膀胱精囊三角；6. 精囊腺；7. 直肠；8. 臀肌。

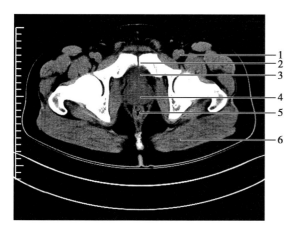

图 5-21　经前列腺的横断面 CT 图
1. 髂血管；2. 耻骨联合；3. 尿道；4. 前列腺；5. 直肠；6. 臀肌。

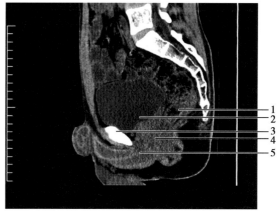

图 5-22　男性经盆部正中的矢状断面 CT 图
1. 直肠；2. 膀胱；3. 耻骨联合；4. 前列腺；5. 尿道及海绵体。

3. 冠状断面　经盆部正中的冠状断面(图 5-23)：该层面正中为水样密度类圆形的膀胱，膀胱下方为前列腺。

（二）女性盆部与会阴

1. 横断面

（1）经卵巢的横断面(图 5-24)：该层面双侧卵巢位于盆腔中央两侧偏外，呈扁卵圆形软组织密度影，卵巢靠外侧从前向后依次为髂外动脉、静脉，输尿管，髂内动脉、静脉；髂骨翼外侧有臀大肌、臀中肌、臀小肌；骶骨与两侧的髂骨构成骶髂关节。

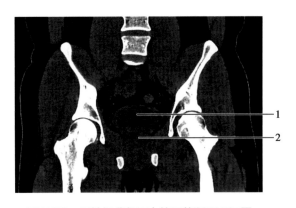

图 5-23 男性经盆部正中的冠状断面 CT 图
1. 膀胱；2. 前列腺。

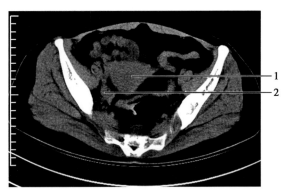

图 5-24 经卵巢的横断面 CT 图
1. 子宫；2. 卵巢。

（2）经子宫体的横断面（图 5-25）：该层面子宫体位于盆腔中央，呈梭形或椭圆形软组织密度影，其内可见低密度的子宫腔，子宫前方为膀胱；后方为直肠，直肠和子宫之间以直肠子宫陷凹相隔；子宫两侧前方可见髂外动脉及静脉、股神经，双侧髂外动脉及静脉外侧有髂腰肌。

（3）经阴道的横断面（图 5-26）：该层面阴道位于正中心，呈类环形软组织影，阴道前部为尿道，尿道前方为耻骨联合；阴道后部为直肠；阴道两外侧为臀大肌、臀中肌、臀小肌、闭孔内肌、闭孔外肌、股动脉、股静脉、股神经、髂腰肌、缝匠肌、股方肌等。

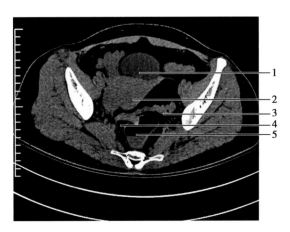

图 5-25 经子宫体的横断面 CT 图
1. 膀胱；2. 子宫体；3. 乙状结肠；4. 直肠子宫陷凹；
5. 直肠。

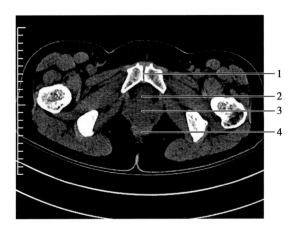

图 5-26 经阴道的横断面 CT 图
1. 耻骨联合；2. 尿道；3. 阴道；4. 直肠。

2. 矢状断面 经盆部正中的矢状断面（图 5-27）：该层面前部为耻骨联合，耻骨联合后方为膀胱，膀胱后方为阴道及宫颈，宫颈上方为子宫，子宫及阴道后方为直肠，直肠后方为肛门括约肌。

3. 冠状断面 经盆部正中的冠状断面（图 5-28）：该层面正中为水样密度类圆形的膀胱，膀胱上方为子宫。

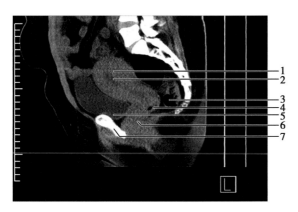

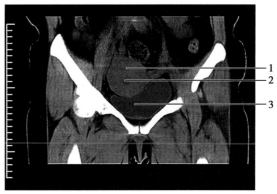

图 5-27　女性经盆部正中的矢状断面 CT 图
1. 子宫；2. 子宫腔；3. 直肠；4. 宫颈；5. 膀胱；6. 阴道；7. 耻骨联合。

图 5-28　女性经盆部正中的冠状断面 CT 图
1. 子宫；2. 子宫腔；3. 膀胱。

三、MRI 解剖

（一）男性盆部与会阴

1. 横断面

（1）经膀胱的横断面（图 5-29）：该层面充盈良好的膀胱位于正中央，呈类圆形、类椭圆形信号影，在 T_1WI 上呈低信号影，T_2WI 上呈高信号影。其前部可见软组织信号的腹直肌、锥状肌及外侧的腹内斜肌，后部有直肠，直肠后方有尾骨、尾骨肌，紧贴膀胱两侧有输尿管，靠外有髋骨及其两侧的闭孔内肌，闭孔内肌前内侧有血管和神经。

（2）经精囊腺的横断面（图 5-30）：该层面精囊腺位于前列腺上方、膀胱后方，呈对称性卵圆形影，长约为 6cm，在 T_1WI 上呈中等信号，T_2WI 上呈高信号影。膀胱后壁间有脂肪组织信号影间隔，形成膀胱精囊三角，约呈 30°角。

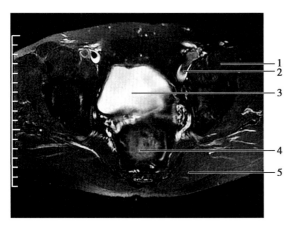

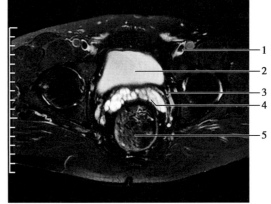

图 5-29　男性经膀胱的横断面 MRI 图（T_2WI 脂肪抑制）
1. 髂肌；2. 髂血管；3. 膀胱；4. 直肠；5. 臀肌。

图 5-30　男性经精囊腺的横断面 MRI 图（T_2WI 脂肪抑制）
1. 髂血管；2. 膀胱；3. 膀胱精囊三角；4. 精囊腺；5. 直肠。

（3）经前列腺的横断面（图 5-31）：该层面前列腺呈栗子形或倒锥形，T_1WI 呈较低信号，信号较均匀，T_2WI 可清楚显示中央区、移行区和周缘区。前列腺中心为尿道，前部为耻骨，后方为直肠，上方为膀胱及精囊腺，下方为肛提肌。

2. 矢状断面 经盆部正中的矢状断面(图 5-32):该层面后上部有第 5 腰椎、骶骨和尾骨正中面,椎体后方为椎管和骶管,内有马尾和硬脊膜。椎管和骶管后方为腰椎棘突和骶正中嵴。该层面前方为腹前壁及耻骨联合。耻骨联合后方有膀胱,膀胱下方有精囊、输精管壶腹和前列腺。前列腺下方有尿道膜部通过。耻骨联合下方及前方可见尿道海绵体和尿道、阴茎海绵体、阴囊和睾丸。

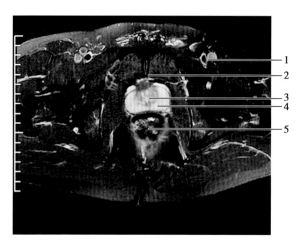

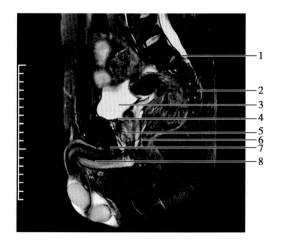

图 5-31 男性经前列腺的横断面 MRI 图(T_2WI 脂肪抑制)

1. 髂血管;2. 耻骨联合;3. 前列腺中央叶;4. 前列腺周围叶;5. 直肠。

图 5-32 男性经盆部正中的矢状断面 MRI 图(T_2WI 脂肪抑制)

1. 椎管;2. 骶椎;3. 膀胱;4. 尿道内口;5. 前列腺;6. 直肠;7. 耻骨联合;8. 海绵体。

3. 冠状断面 男性经盆腔正中的冠状断面(图 5-33):该层面正中有膀胱,呈类圆形,在 T_1WI 上呈低信号影,T_2WI 上呈高信号影,下方有类圆形前列腺,前列腺的两侧为闭孔内肌和耻骨下支。耻骨下支的下方有尿道球部。髂骨翼外侧有臀中肌。髂骨翼下方的髋关节断面可见髋臼、股骨头和股骨头韧带。髋臼内侧部分为耻骨体,耻骨体与耻骨下支之间为闭孔,有闭孔膜封闭,该膜内侧为闭孔内肌,外侧为闭孔外肌。闭孔外肌下有大腿内收肌群及股深血管等。

(二)女性盆部与会阴

1. 横断面

(1)经卵巢的横断面(图 5-34):该层面双侧卵巢位于盆腔中央偏外,呈扁卵圆形,T_1WI 上呈稍低信号影,T_2WI 上呈高信号影,卵巢靠外侧从前向后

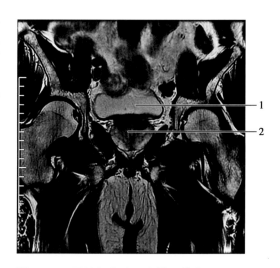

图 5-33 男性经盆腔正中的冠状断面 MRI 图(T_2WI)

1. 膀胱;2. 前列腺。

依次为髂外动脉、静脉,输尿管,髂内动脉、静脉;髂骨翼外侧有臀大肌、臀中肌、臀小肌;骶骨与两侧的髂骨构成骶髂关节。

(2)经子宫体的横断面(图 5-35):该层面子宫体位于盆腔中央,呈梭形或椭圆形,其内可见低密度子宫腔。子宫前方为膀胱,后方为直肠,直肠和子宫之间以直肠子宫陷凹相隔。子宫两侧为输尿管断面,输尿管前方可见髂外动脉及静脉、股神经,其外侧有髂腰肌。

(3)经阴道的横断面(图 5-36):该层面阴道位于正中心,呈类环形软组织信号影。阴道前部为尿道,尿道前方为耻骨联合;阴道后部为直肠;阴道两外侧为臀大肌、臀中肌、臀小肌、闭孔内肌、闭孔外肌、股动脉、股静脉、股神经、髂腰肌、缝匠肌、股方肌等。

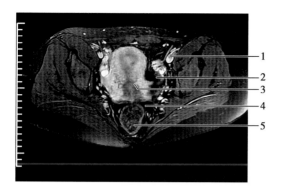

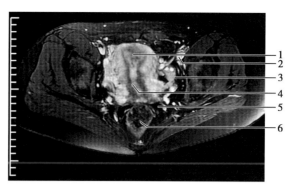

图 5-34 经卵巢的横断面 MRI 图（T$_2$WI 脂肪抑制）
1. 髂血管；2. 卵巢；3. 子宫；4. 直肠子宫陷凹；
5. 直肠。

图 5-35 经子宫体的横断面 MRI 图（T$_2$WI 脂肪抑制）
1. 子宫底部；2. 髂血管；3. 卵巢；4. 子宫腔；5. 直肠子宫陷凹；6. 直肠。

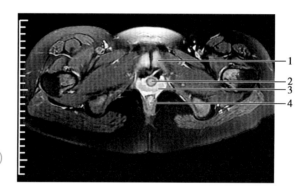

图 5-36 经阴道的横断面 MRI 图（T$_2$WI 脂肪抑制）
1. 耻骨联合；2. 尿道；3. 阴道；4. 直肠。

2. 矢状断面 经盆部正中的矢状断面（图 5-37）：该层面前部为耻骨联合，耻骨联合后方为膀胱，膀胱后上方为子宫，子宫下方紧邻宫颈，宫颈下方为阴道，宫颈后方为直肠，子宫与直肠之间为直肠子宫陷凹，直肠后方为肛门括约肌。

3. 冠状断面 经盆部正中的冠状断面（图 5-38）：盆腔正中可见子宫体的断面，子宫的外上

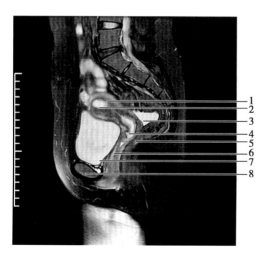

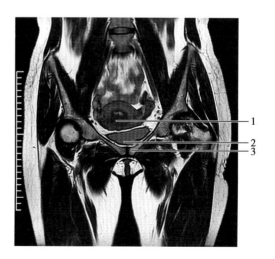

图 5-37 女性经盆部正中的矢状断面 MRI 图（T$_2$WI 脂肪抑制）
1. 子宫肌层；2. 子宫腔；3. 直肠子宫陷凹；
4. 宫颈；5. 直肠；6. 阴道；7. 膀胱；8. 耻骨联合。

图 5-38 女性经盆部正中的冠状断面 MRI 图（T$_2$WI）
1. 子宫；2. 膀胱；3. 耻骨联合。

方有输卵管和卵巢,子宫的上方有回肠和乙状结肠,下方可见直肠断面。直肠两侧有肛提肌和闭孔内肌,两肌之间为坐骨肛门窝。坐骨体和坐骨支之间为闭孔的后下份,两骨之间的外侧为闭孔外肌,内侧为闭孔内肌,肌纤维向外止于转子窝。闭孔外肌的下方为短收肌、大收肌和股薄肌。

第四节　盆部与会阴血管影像解剖

了解和掌握盆腔血管影像解剖对盆腔的手术治疗尤为重要,CTA、MRA 可作为盆腔动脉血管筛查常用手段,仅仅能显示主干血管,细小分支不能显示。DSA 直接成像可显示细小分支,是显示动脉血管影像的金标准。

一、盆部与会阴 CT 血管影像解剖

经静脉注入碘对比剂行 CT 扫描,扫描范围上界平腹主动脉下段约第 4 腰椎椎体水平,下界平耻骨联合。进行血管重建及后处理,显示盆部及会阴部动脉血管解剖:腹主动脉于第 4 腰椎椎体水平分成两大终末支——左、右髂总动脉。它们下行到骶髂关节处分为髂内、外动脉。髂外动脉是髂总动脉的延续,到腹股沟以下成为股总动脉,继续向下分为股深动脉和股浅动脉,髂外动脉分支还有腹壁下动脉和旋髂深动脉。髂内动脉是盆腔动脉的主干,髂内动脉分为脏支动脉和壁支动脉。女性髂内动脉脏支动脉沿盆腔侧壁下行为子宫动脉,男性发出前列腺及精囊腺动脉,其他更细小分支血管 CT 难以显示(图 5-39)。

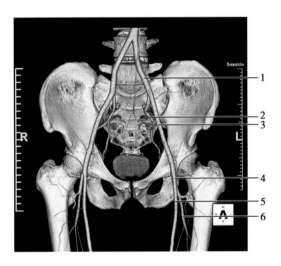

图 5-39　盆腔 CTA
1. 髂总动脉;2. 髂内动脉;3. 髂外动脉;4. 股总动脉;5. 股浅动脉;6. 股深动脉。

二、盆部与会阴 MR 血管影像解剖

常规准备后,经静脉注入对比剂后或不注射对比剂行 MR 扫描,再进行血管重建及后处理,显示盆部及会阴部动脉血管解剖,血管走行及分布同 CT 血管解剖。

三、盆部与会阴 DSA 血管影像解剖

常规准备后,经动脉穿刺插管,将导管送至腹主动脉下段水平,予以碘对比剂造影,直接清楚地显示盆部与会阴动脉血管解剖及末梢血管,血管走行及分布同 CT 血管解剖,远端细小分支显

示较 CT 清楚。女性髂内动脉的脏支动脉沿盆腔侧壁下行为子宫动脉,以下还有阴道支、输卵管支和卵巢支动脉。阴部内动脉在臀下动脉前方下行,发出肛动脉、会阴动脉。膀胱下动脉分布于膀胱、输尿管下段,男性发出前列腺及精囊腺动脉,女性发出分支到阴道动脉。壁支动脉分为闭孔动脉、臀上动脉、臀下动脉(图 5-40、图 5-41)。

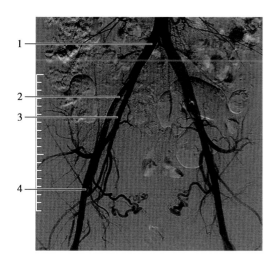
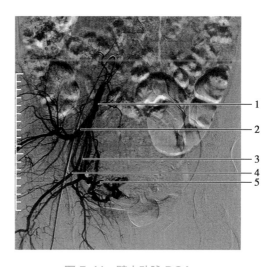

图 5-40　盆腔 DSA
1. 髂总动脉;2. 髂外动脉;3. 髂内动脉;4. 股总动脉。

图 5-41　髂内动脉 DSA
1. 髂内动脉;2. 臀上动脉;3. 阴部内动脉;4. 臀下动脉;5. 子宫动脉。

（韦力　向辉华　胡慧娟）

第六章 四 肢

第一节 概述

一、境界与分区

上肢（upper limb）连于胸廓外上部，与颈、胸、背部相接，以锁骨外侧 1/3 段上缘、肩峰至第 7 颈椎棘突的连线与颈部分界，以三角肌前、后缘上端与腋前、后襞下缘中点的连线与胸、背部分界。上肢可分为肩、臂、肘、前臂、腕和手部。

下肢（lower limb）与躯干部相连，前方以腹股沟与腹部分界，外侧和后方以髂嵴与腰、骶部分界，内侧上端毗邻会阴部。下肢可分为臀、股、膝、小腿、踝和足部。

二、标志性结构

（一）上肢

1. **肩部** 肩峰位于肩关节上方，是肩部最高点的骨性标志。肱骨大结节突出于肩峰的下外侧，是肩部最外侧的骨性标志。

2. **臂部** 屈肩、屈肘时，臂前部可见肱二头肌形成的隆起，其两侧有肱二头肌内、外侧沟。

3. **肘部** 在两侧可触及肱骨内、外上髁；前面可触及肱二头肌腱，半屈肘时明显，后面可触及尺骨鹰嘴。尺骨鹰嘴与肱骨内上髁之间为肘后内侧沟，其深面即肱骨的尺神经沟。

4. **前臂部** 皮下可触及尺骨全长和桡骨下段。

5. **腕部** 两侧可触及尺、桡骨茎突，尺骨茎突的近侧有尺骨头。腕后区中点外侧可触及向后突出的桡骨背侧结节（Lister 结节），当桡骨下端骨折时，可经此结节行髓内针固定。腕前区有 3 条横行的皮纹，腕近侧纹约平尺骨头，腕中纹不恒定，腕远侧纹约平屈肌支持带近侧缘。当握拳屈腕时，腕前区有 3 条肌腱形成的纵行隆起，近中线者为掌长肌腱，深面有正中神经通过；两侧分别为尺、桡侧腕屈肌腱，后者与桡骨茎突之间有桡动脉通过，是临床上常用的切脉点。

鼻烟窝（anatomical snuffbox）是位于腕和手背桡侧的浅凹，当拇指充分外展并后伸时更为明显。近侧界为桡骨茎突，尺侧界为拇长伸肌腱，桡侧界为拇长展肌腱和拇短伸肌腱，窝底为手舟骨和大多角骨。窝内可扪及桡动脉搏动。

6. **手部** 全部掌、指骨均可触及。在手掌两侧，分别有大、小鱼际构成的肌性隆起，其间的凹陷称掌心。鱼际纹斜行于鱼际的尺侧；掌中纹略斜行于掌中部，桡侧端与鱼际纹重叠；掌远纹平对第 3~5 掌指关节的连线，桡侧端弯向第 2 指蹼。伸腕、伸指时，手背皮下可见伸指肌腱。

（二）下肢

1. **臀部** 上界可触及髂嵴全长及其两端的髂前上棘和髂后上棘。两侧髂嵴最高点的连线约平第 4 腰椎棘突。髂前上棘后上方约 5cm 处可触及髂结节，后者下方约 10cm 处可扪及股骨大转子。屈髋时，臀下部内侧可触及坐骨结节。

2. **股部** 腹股沟为股前区与腹前外侧壁之间的斜行浅沟，在其内侧端的前上内侧可触及耻骨结节，由此向内侧为耻骨嵴。在髂前上棘与耻骨结节连线的深面为腹股沟韧带。

3. 膝部 前面可触及髌骨、胫骨粗隆和两者间的髌韧带。髌骨两侧可分别触及上方的股骨内、外侧髁和下方的胫骨内、外侧髁,股骨内、外侧髁的最突出部分别为股骨内、外上髁。屈膝时,后面可触及内侧的半腱肌腱和半膜肌腱以及外侧的股二头肌腱。

4. 小腿部 前面可触及胫骨前缘。腓骨头位于胫骨粗隆后外侧,是股二头肌腱止点,其下方为腓骨颈。小腿部下 1/3 段的外侧面可触及腓骨下段。

5. 踝部 两侧可见明显突起的内踝和外踝,后面可见跟腱,向下止于跟骨结节。

6. 足部 在内、外侧缘中部附近可分别触及足舟骨粗隆和第 5 跖骨粗隆。

三、四肢结构的配布特点

在人类进化过程中,上、下肢因功能分化而在形态结构上产生差异。上肢是灵活运动的劳动器官,其骨骼轻巧,关节形态各异,关节囊薄而松弛,韧带相对薄弱,骨骼肌数目较多,形态较小且细长。其中手作为劳动和触觉器官,结构更为复杂。下肢具有使身体直立、支持体重以及行走和运动的功能。其骨骼粗壮,骨连结构造复杂,具有发达的结构、稳固的骨性连结和韧带连结,辅助结构众多且坚韧,使得下肢骨连结的稳固性大于灵活性。下肢肌数目较少,但强大有力。

四肢以骨、关节和骨骼肌为主,一般可分为关节区和非关节区。关节区包括四肢各部连接处的关节,较大且结构复杂,肌腱常跨过关节,在其周围有腱鞘或滑膜囊等结构。非关节区包括近侧的臂部和股部以及中间的前臂部和小腿部,均以长骨为中轴,周围配布有与骨的长轴走行一致的长肌,相同功能的骨骼肌位于同一骨筋膜鞘内。

第二节 四肢解剖

本节主要介绍四肢大关节区,即上肢的肩、肘、腕部和下肢的髋、膝、踝部。

一、上肢解剖

(一)肩部

肩部以肩关节为中心,周围被上肢带肌和胸上肢肌等包裹,上至肩峰,下至腋前、后襞下缘水平。

1. 肩关节 肩关节(shoulder joint)由肱骨头和肩胛骨关节盂构成,表面均被覆关节软骨。关节囊薄而松弛,肩胛骨端附于关节盂周缘,肱骨端附于肱骨解剖颈,在内侧可达肱骨外科颈。关节囊内有肱二头肌长头腱通过。关节囊的上壁有喙肱韧带,前壁有盂肱上、中、下韧带加强。

2. 肩袖 止于肱骨大、小结节的冈上肌、冈下肌、小圆肌和肩胛下肌的肌腱彼此连接成腱板,包绕肩关节的上方、后方和前方,并与关节囊纤维交织,从而形成肩袖,又称肌腱袖(muscle tendinous stuff),可增强肩关节的稳固性(图 6-1)。当肩关节扭伤或脱位时,肩袖可被撕裂或发生肱骨大结节骨折等。

3. 腋区 腋区(axillary region)位于肩关节下方、胸上部与臂上部之间,其深面的四棱锥形腔隙称腋窝(axillary fossa),是颈、胸部与上肢间血管、神经等的通路。腋窝内主要有腋动脉及其分支、腋静脉及其属支、臂丛锁骨下部及其分支和腋淋巴结等。

(二)肘部

肘部以肘关节为中心,上、下界分别为肱骨内、外上髁连线上、下各两横指处的环行线。肘部前份为肘窝,后份为肘关节。

肘关节(elbow joint)由肱骨下端与尺、桡骨上端构成,包括肱骨滑车与尺骨滑车切迹构成的肱尺关节、肱骨小头与桡骨头关节凹构成的肱桡关节以及桡骨头环状关节面与尺骨桡切迹构成

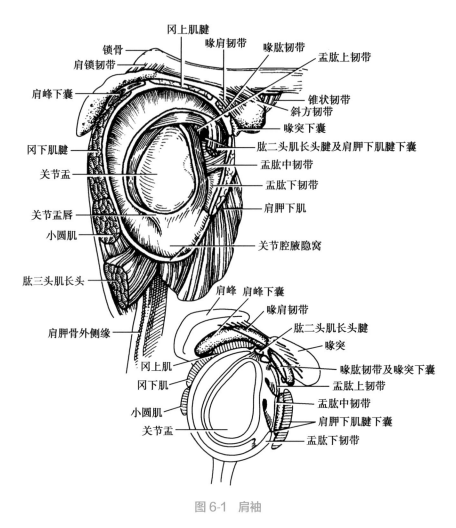

图 6-1 肩袖

的桡尺近侧关节。3 个关节包在一个关节囊内。

（三）腕部

腕部以桡腕关节为中心，前、后方有肌腱、血管和神经等通过。上界为经尺、桡骨茎突近侧基部的环行线，下界平第 1 掌骨底，相当于屈肌支持带下缘水平。

1. 桡腕关节 桡腕关节（radiocarpal joint）又称腕关节（wrist joint），由桡骨下端的腕关节面和尺骨头下方的关节盘构成关节窝，手舟骨、月骨和三角骨的近侧关节面构成关节头。

2. 腕管 腕管（carpal canal）由屈肌支持带与腕骨沟共同围成，内有指浅、深屈肌腱及屈肌总腱鞘（尺侧囊）、拇长屈肌腱及其腱鞘（桡侧囊）和正中神经通过（图 6-2）。腕骨骨折时可压迫正中神经，发生腕管综合征。

二、下肢解剖

（一）髋部

髋部以髋关节为中心，后面为臀区，上起自髂嵴，下至臀沟；前面为腹股沟周围的区域，包括腹股沟区、腹股沟下区和转子区；内侧借阴股沟与会阴相邻。

髋关节（hip joint）由髋臼和股骨头构成，四周有髋肌和大腿肌起始部包绕。下肢血管、神经的主干在肌与肌之间行走，经髋关节前、后方下行至股部。在髋关节前方，股神经、股动脉和股静脉自外侧向内侧依次排列，借髂腰肌和耻骨肌与髋关节相分隔；在髋关节后内侧，坐骨神经穿臀大肌深面的臀大肌下间隙，经坐骨结节与股骨大转子之间进入股后区。坐骨神经与髋关节之间有上、下孖肌和闭孔内肌腱。

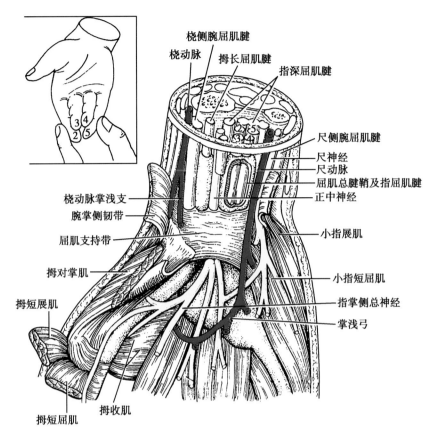

桡侧腕屈肌腱
桡动脉　　拇长屈肌腱
指深屈肌腱
尺侧腕屈肌腱
尺神经
尺动脉
屈肌总腱鞘及指屈肌腱
正中神经
小指展肌
小指短屈肌
指掌侧总神经
掌浅弓

桡动脉掌浅支
腕掌侧韧带
屈肌支持带
拇对掌肌
拇短展肌
拇短屈肌　　拇收肌

图 6-2　腕前区深层结构

(二)膝部

膝部以膝关节为中心,自髌骨上缘上方两横指至胫骨粗隆高度。膝部前份为膝关节,后份为腘窝。

1. 膝关节　膝关节(knee joint)是人体最大、最复杂的关节,由股骨下端、胫骨上端和髌骨构成。

(1)半月板:半月板(meniscus)由纤维软骨构成,位于股骨与胫骨相对的关节面之间。内侧半月板较大,呈 C 形,前窄后宽,外缘与关节囊及胫侧副韧带紧密相连;外侧半月板较小,近似 O 形,中间宽、前后角较窄,外缘亦连于关节囊,但关节囊与腓侧副韧带之间隔以腘肌腱(图 6-3)。

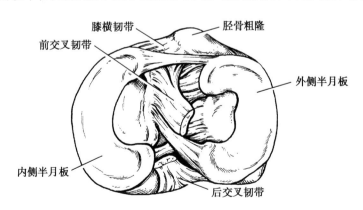

膝横韧带　　胫骨粗隆
前交叉韧带
外侧半月板
内侧半月板
后交叉韧带

图 6-3　膝关节内韧带和软骨(上面)

(2)韧带:呈网状分布,限制关节过度运动,增加关节稳固性。主要有以下韧带。

1)髌韧带:髌韧带(patellar ligament)自髌骨下缘和后面下部向下止于胫骨粗隆,其浅层纤维向上越过髌骨连于股四头肌腱。

2）胫侧副韧带：胫侧副韧带（tibial collateral ligament）位于膝关节后内侧，自股骨内上髁向下止于胫骨内侧髁及邻近骨体，与关节囊和内侧半月板紧密结合。

3）腓侧副韧带：腓侧副韧带（fibular collateral ligament）自股骨外上髁向下止于腓骨头，表面大部分被股二头肌腱遮盖，与外侧半月板不直接相连。

4）髌支持带：髌支持带（patellar retinaculum）包括髌内、外侧支持带，位于髌骨和髌韧带的两侧，自股四头肌腱两侧向下止于胫骨两侧面。

5）膝交叉韧带：膝交叉韧带（cruciate ligament of knee）位于囊内，包括前、后交叉韧带。前交叉韧带起自胫骨髁间隆起的前内侧，并与内侧半月板前角愈着，斜向后上外侧，呈扇形附着于股骨外侧髁的内侧面后部；后交叉韧带粗短，起自胫骨髁间隆起的后方，并与外侧半月板后角愈着，斜向前上内侧，附着于股骨内侧髁的外侧面后部。

6）其他：包括囊后方的腘斜韧带，内、外侧半月板前角间的膝横韧带，后交叉韧带前、后方的板股韧带以及囊内的冠状韧带等。

（3）滑膜囊和滑膜襞：在全身关节中，膝关节囊的滑膜层最宽阔、复杂，附于各关节面周缘，覆盖除关节软骨和半月板以外的关节内所有结构。滑膜自髌骨上缘向上突入股四头肌腱与股骨体下部之间，形成髌上囊（suprapatellar bursa），多与关节腔相通，长为6~7cm，是膝部最大的滑膜囊。在关节前面还有髌前皮下囊、髌下囊和髌下深囊等，多不与关节腔相通。

脂肪垫位于膝关节囊的滑膜层与纤维层之间，以填充多余空间，其中最主要的是髌下脂体（infrapatellar fat pad），连同表面的滑膜向关节腔内突出，形成滑膜襞，包括：①翼状襞（alar fold）：位于髌骨下部和髌韧带的深面，呈翼状向两侧突出，填充关节腔前部空隙；②髌下滑膜襞（infrapatellar synovial fold）：位于髌骨下缘与股骨髁间窝之间。

2. 腘窝　腘窝（popliteal fossa）为膝后区的菱形凹陷，上内侧界为半腱肌和半膜肌，上外侧界为股二头肌腱，下内、外侧界分别为腓肠肌的内、外侧头；顶为腘筋膜，底为股骨腘面、膝关节囊后部和腘斜韧带、腘肌及其筋膜。在腘窝中线，由浅入深依次为胫神经、腘静脉和腘动脉，腓总神经沿上外侧界走行，血管周围还有腘深淋巴结。

（三）踝部

踝部以踝关节为中心，前、后方有肌腱、血管和神经等通过。上界为平内、外踝基底的环行线，下界为平内、外踝尖的环行线。

1. 距小腿关节　距小腿关节（talocrural joint）又称踝关节（ankle joint），由胫、腓骨下端和距骨滑车构成。胫骨下关节面与内、外踝关节面构成踝穴，距骨滑车构成关节头。关节囊附于各关节面的周围，两侧有内、外侧韧带增厚加强。

（1）内侧韧带：内侧韧带（medial ligament）又称三角韧带（deltoid ligament），自内踝下缘向下呈扇形止于跗骨，根据附着部位可分为胫跟韧带、胫舟韧带和胫距前、后韧带四部。

（2）外侧韧带：外侧韧带（lateral ligament）由不连续的3条独立韧带组成，即外踝前缘与距骨前外侧面之间的距腓前韧带（anterior talofibular ligament）、外踝后缘与距骨后突之间的距腓后韧带（posterior talofibular ligament）和外踝尖与跟骨外侧面中部之间的跟腓韧带（calcaneofibular ligament）。

2. 踝管　内踝与跟骨结节内侧面之间的深筋膜增厚形成屈肌支持带，又称分裂韧带。其与内踝、三角韧带、距骨和跟骨内侧面围成踝管（malleolar canal），是小腿后区与足底间的重要通道。支持带向深面发出3个纤维隔，将踝管分为4个通道，其内通过的结构由前向后依次为：①胫骨后肌腱及腱鞘；②趾长屈肌腱及腱鞘；③胫后血管和胫神经；④踇长屈肌腱及腱鞘（图6-4）。当踝管通道变狭窄时，可压迫其内容物，发生踝管综合征。

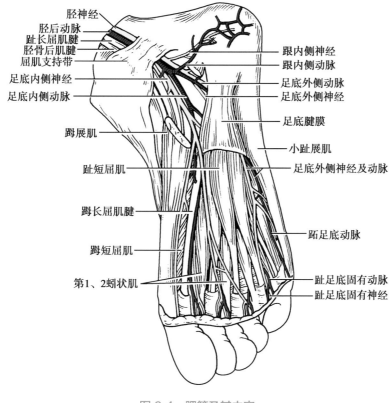

图 6-4　踝管及其内容

第三节　上肢影像解剖

一、X 线解剖

（一）肩胛骨

正位 X 线片上，肩胛骨（scapula）体部呈倒置的三角形，覆盖于第 2~7 肋后方，其脊柱缘垂直下行，呈线状致密影平行于胸椎。脊柱缘外侧相当于冈下窝中心区域，骨小梁稀疏，阴影较淡。

（二）锁骨

锁骨（clavicle）呈 S 形弯曲，两弯曲相邻部位是锁骨骨折最易发生的部位。近内 1/3 下缘见一粗面或凹陷，称菱形窝（肋粗隆）。

（三）肩关节

肩（肱）关节由肩胛骨的关节盂（glenoid cavity）与肱骨头（head of humerus）组成。正位 X 线片上，关节盂的前后缘皮质呈浅弧形致密线，后缘偏外，前缘偏内，连成长椭圆形关节面。正常成人肩关节间隙宽约为 4mm，不应大于 6mm。肩锁关节由肩胛骨与锁骨的肩峰端构成，锁骨的位置较肩峰略高（图 6-5）。

（四）肱骨

在正位 X 线片上（图 6-5），肱骨大结节位于肱骨头外侧，肱骨小结节因与肱骨上端重叠显示不清。肱骨上端与体交界处稍细部分称外科颈（surgical neck）。肱骨下端（图 6-6）除内上髁（medial epicondyle）、外上髁（lateral epicondyle）外，内下方为肱骨滑车（trochlea of humerus），外下方有半球形的肱骨小头（capitulum of humerus）。肱骨下端中央密度减低，呈卵圆形透亮区，为冠状窝和鹰嘴窝重叠所致。

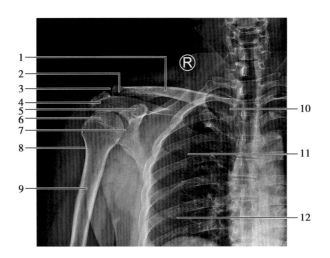

图 6-5　肩关节正位 X 线片
1. 锁骨；2. 锁骨肩峰端；3. 肩锁关节；4. 肩峰；5. 喙突；
6. 肱骨头；7. 肩（肱）关节；8. 肱骨外科颈；9. 肱骨干；
10. 锁骨胸骨端；11. 肩胛骨内侧缘；12. 肩胛骨下角。

（五）肘关节

肘关节由肱桡、肱尺、桡尺近侧三组关节组成。在正位片上，肱桡关节间隙清晰，呈下凹的弧线。肱尺关节有尺骨滑车切迹重叠而显示欠清，肘关节间隙呈波浪状。在屈肘侧位片上，肱尺关节间隙显示清楚，其上方为内、外上髁重叠的阴影，而下方为尺骨关节面，其前为冠突（coronoid process），后方为鹰嘴（olecranon）。在髁上向上行的致密线为髁上嵴，尺骨的冠突部分与桡骨小头重叠（图 6-6）。

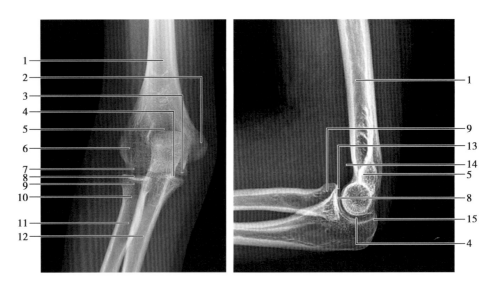

图 6-6　肘关节正侧位 X 线片
1. 肱骨干；2. 肱骨内上髁；3. 肱骨滑车；4. 肱尺关节；5. 鹰嘴窝；6. 肱骨外上髁；
7. 肱骨小头；8. 肱桡关节；9. 桡骨头；10. 桡骨颈；11. 桡骨干；12. 尺骨干；13. 尺骨冠突；14. 肘前脂肪垫；15. 尺骨鹰嘴。

（六）尺桡骨

桡骨头（head of radius）呈圆盘状，与肱骨小头构成肱桡关节（humeroradial joint），其头内侧与尺骨冠突外缘的桡切迹构成桡尺近侧关节。桡骨颈下方内侧骨皮质增厚隆起，表面不整齐，为桡骨粗隆（radial tuberosity）。桡骨骨干下端膨大，外侧尖突部分为桡骨茎突（styloid process of radius）。尺骨鹰嘴下方有大而凹陷的关节面为滑车切迹（trochlear notch），前下方小突起为冠突。尺骨末端为尺骨头（head of ulna），内侧为尺骨茎突（styloid process of ulna）（图 6-7、图 6-8）。

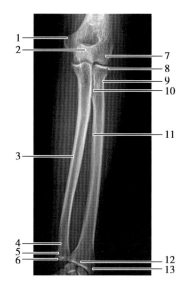

图 6-7　尺桡骨正位 X 线片

1. 肱骨内上髁；2. 肱骨滑车；3. 尺骨干；4. 尺骨颈；5. 尺骨头；6. 尺骨茎突；7. 肱骨外上髁；8. 桡骨头；9. 桡骨颈；10. 桡骨粗隆；11. 桡骨滋养血管；12. 桡骨腕关节面；13. 桡骨茎突。

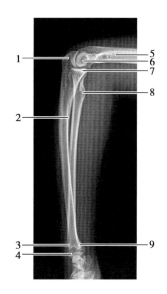

图 6-8　尺桡骨侧位 X 线片

1. 尺骨鹰嘴；2. 尺骨滋养血管；3. 尺骨茎突；4. 桡骨茎突；5. 肱骨干；6. 肱骨滑车；7. 桡骨头；8. 桡骨粗隆；9. 尺骨头。

（七）腕关节

8 块腕骨排列成两排，边缘光滑，形成柔和的弧线，腕骨相互间形成关节。每一块腕骨与其他腕骨之间的正常间隙约为 2mm（图 6-9、图 6-10）。

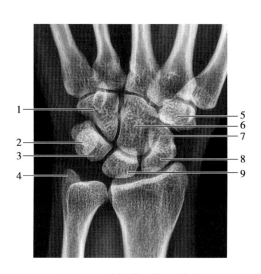

图 6-9　腕关节正位 X 线片

1. 钩骨；2. 豌豆骨；3. 三角骨；4. 尺骨茎突；5. 大多角骨；6. 头状骨；7. 小多角骨；8. 手舟骨；9. 月骨。

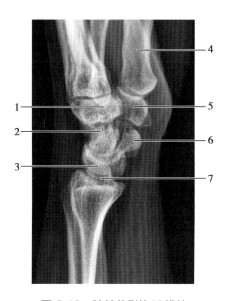

图 6-10　腕关节侧位 X 线片

1. 小多角骨；2. 头状骨；3. 月骨；4. 第 1 掌骨；5. 大多角骨；6. 手舟骨；7. 桡骨茎突。

（八）手

手正位 X 线片上，近节指骨较长、较粗，基底为凹形关节面，而远端关节面为半球形。中节指骨基底为双凹关节面，而远端为头，又称滑车，为均匀性骨骺。第 1 至第 3 掌骨分别与大多角骨、小多角骨及头状骨对应，形成相应关节，第 4、5 掌骨共同与钩骨构成关节（图 6-11）。

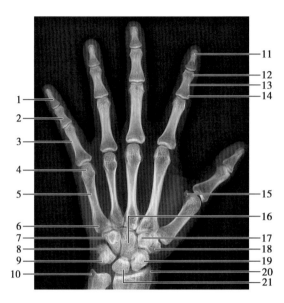

图 6-11 手正位 X 线片

1. 远节指骨；2. 中节指骨；3. 近节指骨；4. 掌骨头；5. 掌骨干；6. 掌骨底；7. 钩骨；8. 三角骨；9. 豌豆骨；10. 尺骨茎突；11. 远节指骨粗隆；12. 中节指骨滑车；13. 中节指骨干；14. 中节指骨底；15. 籽骨；16. 头状骨；17. 小多角骨；18. 大多角骨；19. 手舟骨；20. 桡骨茎突；21. 月骨。

二、CT 解剖

（一）肩关节

1. 经肩峰的横断面（图 6-12）　该断面经过肩峰、锁骨外侧段和肩胛骨上份。

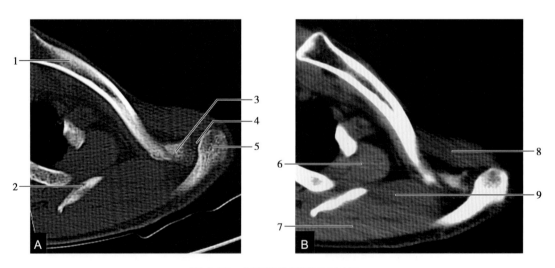

图 6-12 经肩峰的横断面 CT 图

A. 骨窗；B. 软组织窗。

1. 锁骨体；2. 肩胛骨上角；3. 锁骨肩峰端；4. 肩锁关节；5. 肩峰；6. 前锯肌；7. 斜方肌；8. 三角肌；9. 冈上肌。

2. 经肩关节下份的横断面（图 6-13）　该断面经过肩关节下份,肩胛骨连成一体,斜行于层面中部;肩胛骨前外侧膨大处有凹陷的关节盂及关节唇,与肱骨头构成关节。

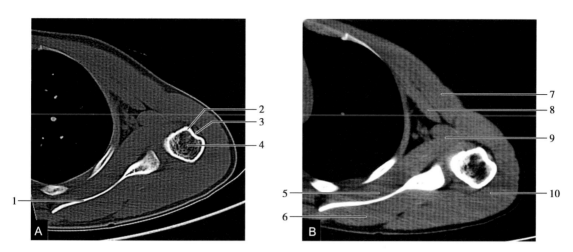

图 6-13　经肩关节下份的横断面 CT 图
A. 骨窗;B. 软组织窗。
1. 肩胛骨;2. 小结节嵴;3. 结节间沟;4. 肱骨;5. 肩胛下肌;6. 冈下肌;7. 胸大肌;8. 胸小肌;9. 喙肱肌;10. 三角肌。

（二）臂部（肱骨）
经上臂中份的横断面（图 6-14）　该层面经三角肌粗隆下方。

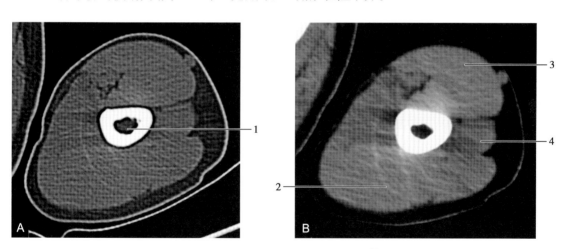

图 6-14　经上臂中份的横断面 CT 图
A. 骨窗;B. 软组织窗。
1. 肱骨(骨髓腔);2. 肱三头肌;3. 肱二头肌;4. 肱肌。

（三）肘关节
1. 经肱尺关节的横断面（图 6-15）　该断面经过尺骨鹰嘴、肱尺关节及肱骨内、外上髁。
2. 经桡尺近侧关节的横断面（图 6-16）　该断面经过桡尺近侧关节平面。
（四）前臂部（尺桡骨）
经尺桡骨中份的横断面（图 6-17）　前臂桡、尺骨平行排列,位于该断面的中部,两骨之间以前臂骨间膜相连。前臂的屈肌群位于桡、尺骨和前臂骨间膜的前方,由浅入深分为三层。浅层包括肱桡肌、桡侧腕屈肌等;中层为旋前圆肌及指浅屈肌;深层桡侧为拇长屈肌,尺侧为指深屈肌。前臂骨间膜的后方为前臂伸肌群,包括桡侧腕长伸肌、桡侧腕短伸肌、拇长展肌等。

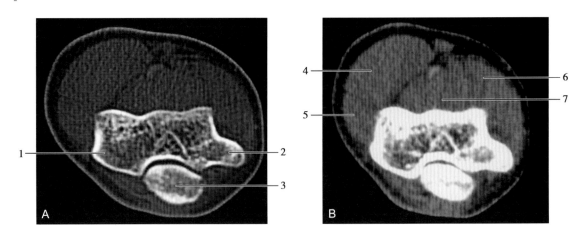

图 6-15　经肱尺关节的横断面 CT 图
A. 骨窗；B. 软组织窗。
1. 肱骨外上髁；2. 肱骨内上髁；3. 尺骨鹰嘴；4. 肱桡肌；5. 桡侧腕长、短伸肌；6. 旋前圆肌；7. 肱肌。

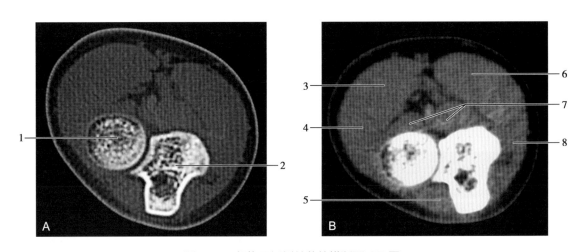

图 6-16　经桡尺近侧关节的横断面 CT 图
A. 骨窗；B. 软组织窗。
1. 桡骨头；2. 尺骨；3. 肱桡肌；4. 桡侧腕长、短伸肌；5. 肘肌；6. 旋前圆肌；7. 肱肌；8. 指浅屈肌。

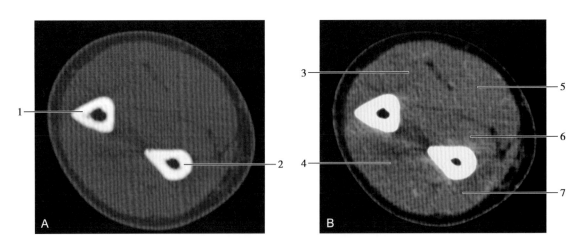

图 6-17　经尺桡骨中份的横断面 CT 图
A. 骨窗；B. 软组织窗。
1. 尺骨；2. 桡骨；3. 指深屈肌；4. 拇长展肌；5. 桡侧腕屈肌；6. 拇长屈肌；7. 桡侧腕长、短伸肌。

（五）腕关节与手

1. 经近侧列腕骨的横断面（图 6-18） 该断面经过手舟骨、月骨、三角骨和豌豆骨。腕管位于屈肌支持带及腕骨间掌侧韧带间，其内有正中神经及指屈肌腱通过。

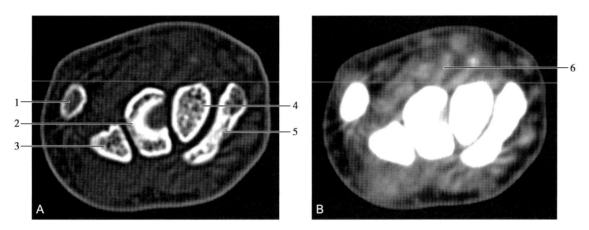

图 6-18 经近侧列腕骨的横断面 CT 图
A. 骨窗；B. 软组织窗。
1. 豌豆骨；2. 月骨；3. 三角骨；4. 手舟骨；5. 桡骨茎突；6. 腕管。

2. 经远侧列腕骨的横断面（图 6-19） 该断面自桡侧向尺侧依次为第 1 掌骨、大多角骨、小多角骨、头状骨及钩骨。

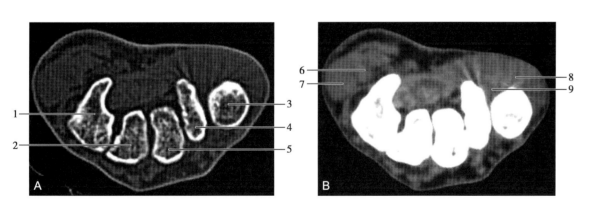

图 6-19 经远侧列腕骨的横断面 CT 图
A. 骨窗；B. 软组织窗。
1. 钩骨；2. 头状骨；3. 第 1 掌骨；4. 大多角骨；5. 小多角骨；6. 小指短屈肌；7. 小指展肌；8. 拇短展肌；9. 拇对掌肌。

三、MRI 解剖

（一）肩关节

1. 横断面 经肩关节上方的横断面（图 6-20）：斜行走向的冈上肌呈中等信号。三角肌包绕于肩关节的前、后及外侧，肩关节前方与三角肌之间有肱二头肌长头腱（外侧）和肩胛下肌腱（内侧）。关节盂内侧伸向前方的突起为喙突，有喙锁韧带附着。肩关节后方与三角肌之间有冈下肌及其肌腱。肩胛下肌腱和冈下肌腱在肩关节的前、后方与关节囊相愈着，使关节囊增厚。肩胛骨前方为肩胛下肌，上后方有冈上肌，后方有冈下肌及小圆肌（含肌腱），它们分别经过肩关节的前方、上方、后方，紧贴肩关节囊形成"肩袖"。

2. 冠状断面

（1）经肩关节前方的冠状断面（图6-21）：肱骨头居层面上份，锁骨位于层面的内上角处，两者之间可见喙突前份断面。肱骨头外侧有隆起的肱骨大结节，后者的内下方为结节间沟，内有肱二头肌长头腱，肱骨大结节外侧有纵行的三角肌；肱骨头上方可见喙肱韧带，喙肱韧带位于肱骨大结节与喙突之间并覆盖于肩关节外面，喙肱韧带上方、锁骨外侧有三角肌，与肱骨大结节外侧的三角肌相延续，从上方和外侧包绕肩关节；肱骨头内侧可见肩胛下肌及其肌腱，覆盖于肩胛囊外面；在肱骨头下方，由外侧向内侧依次可见三角肌、肱二头肌和喙肱肌。肩胛下肌纤维和肌腱组织会合集中附着于小结节上。

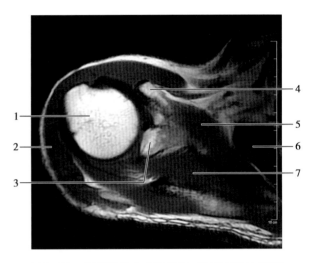

图 6-20　经肩关节上方的横断面 MRI 图（T$_1$WI）

1. 肱骨头；2. 三角肌；3. 关节盂；4. 喙突；5. 冈上肌；6. 前锯肌；7. 冈下肌。

（2）经肩关节正中的冠状断面（图6-22）：此层面经肩胛骨的关节盂、肩峰、锁骨外侧份及肩锁关节。

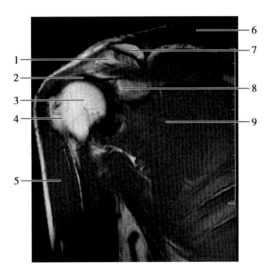

图 6-21　经肩关节前方的冠状断面 MRI 图（T$_1$WI）

1. 肩峰；2. 肱二头肌长头腱；3. 肱骨头；4. 结节间沟；5. 三角肌；6. 斜方肌；7. 锁骨；8. 关节盂；9. 肩胛下肌。

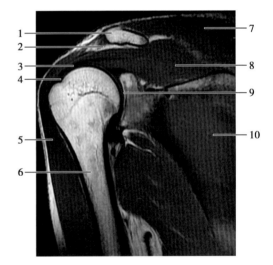

图 6-22　经肩关节正中的冠状断面 MRI 图（T$_1$WI）

1. 锁骨；2. 肩峰；3. 喙肱韧带；4. 冈上肌腱；5. 三角肌；6. 肱骨干；7. 斜方肌；8. 冈上肌；9. 关节盂；10. 冈下肌。

（3）经肩关节后方的冠状断面（图6-23）：肱骨头明显变小，肱骨头与关节盂相对。肱骨外科颈基本消失，显露出其后方的小圆肌，附着于肱骨大结节的下部。三角肌位于肱骨大结节外侧。肱骨头上方的冈上肌向外侧延续为冈上肌腱；冈上肌的上方可见肩锁关节。肩关节内侧可见肩胛下肌，肩胛下肌下方为背阔肌。

（二）肘关节

1. 经肱骨内、外上髁的横断面（图6-24）　层面经肘关节上份。

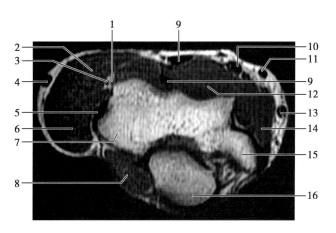

图 6-23 经肩关节后方的冠状断面 MRI 图
（T$_1$WI）

1. 锁骨；2. 肩峰；3. 肱骨；4. 肱三头肌长头腱；5. 三角肌；6. 斜方肌；7. 冈上肌；8. 关节盂；9. 冈下肌。

图 6-24 经肱骨内、外上髁的横断面 MRI 图
（T$_1$WI）

1. 桡神经；2. 肱桡肌；3. 桡侧返动、静脉；4. 头静脉；5. 桡侧副韧带；6. 桡侧腕长伸肌；7. 肱骨外上髁；8. 肘肌；9. 肱二头肌腱；10. 肱动、静脉；11. 肘正中静脉；12. 肱肌；13. 贵要静脉；14. 旋前圆肌；15. 肱骨内上髁；16. 鹰嘴。

2. 经桡骨颈的横断面（图 6-25） 尺骨的桡切迹与桡骨头构成桡尺近侧关节。桡骨环状韧带环绕桡骨头周围，内侧有旋前圆肌，外侧有肱桡肌和桡侧腕长、短伸肌。肱肌与桡侧腕长、短伸肌之间有旋后肌。肘关节的后方主要为肘肌。尺骨的内侧由前向后依次为指浅屈肌、尺侧腕屈肌和指深屈肌，它们与尺骨之间有尺神经和尺侧返动、静脉等通行。

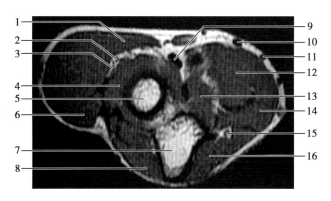

图 6-25 经桡骨颈的横断面 MRI 图（T$_1$WI）

1. 肱桡肌；2. 桡神经深、浅支；3. 桡侧返动、静脉；4. 旋后肌；5. 桡骨颈；6. 指伸肌；7. 尺骨；8. 肘肌；9. 肱二头肌腱；10. 肘正中静脉；11. 贵要静脉；12. 旋前圆肌；13. 肱肌；14. 指浅屈肌；15. 尺侧返动、静脉；16. 指深屈肌。

（三）腕关节

经腕管的横断面（图 6-26） 手腕背侧面由桡侧至尺侧依次可见大多角骨、小多角骨、头状骨及钩骨，连成一凹向掌侧的弧形，其前面由中部屈肌支持带与腕骨间掌侧韧带连接围成的空隙为腕管，腕管内有拇长屈肌腱、指浅屈肌腱、指深屈肌腱等 9 条肌腱，正中神经在诸肌腱的前方。

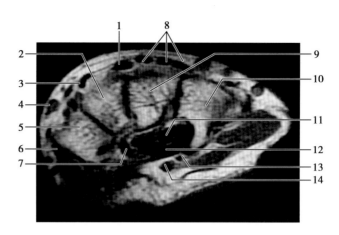

图 6-26　经腕管的横断面 MRI 图（T₁WI）

1. 桡侧腕短伸肌腱；2. 小多角骨；3. 桡侧腕长伸肌腱；4. 头静脉；
5. 大多角骨；6. 拇长展肌腱；7. 拇长屈肌腱；8. 指伸肌腱；9. 头状骨；
10. 钩骨；11. 指深屈肌腱；12. 指浅屈肌腱；13. 尺神经；14. 尺动脉。

第四节　下肢影像解剖

一、X 线解剖

（一）髋关节

3~18 岁髋臼边缘可不规则，但两侧对称，其余年龄段髋臼边缘光滑。股骨头与髋臼后缘部分重叠，股骨头凹为股骨头内侧凹陷性密度减低区。股骨头的骨小梁朝关节面向内放射；股骨颈骨小梁起自周围皮质，在颈内形成一系列穹窿或弓，最上者进入头内，与股骨头的骨小梁融合并予以支持。压力曲线止于股骨干内侧缘的骨皮质；张力曲线呈拱形向外下，止于外侧皮质，两线之间有系梁相连，中间有一骨质密度减低区，称为 Ward 氏三角。耻骨下缘与股骨颈的内侧缘之间的弧形线，称为沈通（Shenton）线，正常是连续的，对髋的旋转改变敏感，髋关节（hip joint）脱位和股骨颈骨折时此线可不连续（图 6-27）。

（二）膝关节

在膝关节（knee joint）正位片上，髌骨与股骨远端重叠，腓骨头与胫骨外侧髁部分重叠，股骨远端及胫骨近端骨小梁结构显示清晰，呈纵行高密度影。在侧位片上，髌骨显示清晰，上宽、下尖，与股骨髌面形成髌股关节，髌骨下方低密度区为髌下脂体。关节面光滑，关节间隙等宽，关节囊、半月板以及前、后交叉韧带在 X 线片上不显示（图 6-28）。

（三）踝关节

在踝关节（ankle joint）正位片上，内、外踝显示清晰；关节腔呈倒置的 U 形，关节面光滑，呈高密度。在侧位片上，后踝、距跟关节可见；跟骨显示清晰，后部宽大，向下移行为跟骨结节，密度增

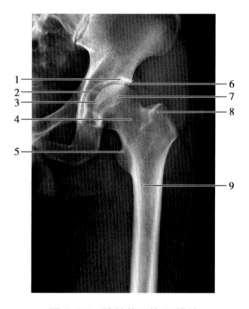

图 6-27　髋关节正位 X 线片

1. 髋臼前缘；2. 髋臼窝；3. 股骨头凹；
4. 股骨颈；5. 股骨小转子；6. 髋臼后缘；
7. 股骨头；8. 股骨大转子；9. 股骨干。

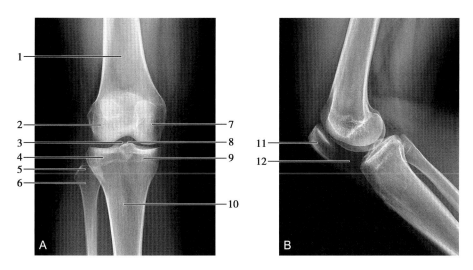

图 6-28　膝关节正侧位 X 线片
A. 正位；B. 侧位。
1. 股骨干；2. 股骨外侧髁；3. 胫骨外侧髁间隆起；4. 胫骨外侧髁；5. 腓骨头；6. 腓骨颈；
7. 股骨内侧髁；8. 胫骨内侧髁间隆起；9. 胫骨内侧髁；10. 胫骨干；11. 髌骨；12. 髌下脂体。

高。跟骨压力骨小梁与张力骨小梁位置恒定，部分重叠，两组骨小梁之间形成三角形低密度区，称为跟骨中央三角（图 6-29、图 6-30）。

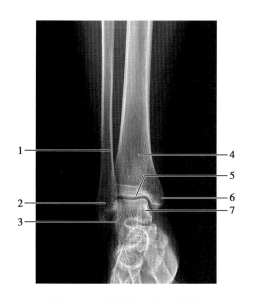

图 6-29　踝关节正位 X 线片
1. 腓骨；2. 外踝；3. 距骨结节；4. 胫骨；5. 踝关节间隙；6. 内踝；7. 距骨。

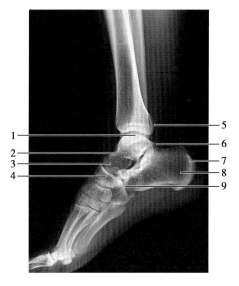

图 6-30　踝关节侧位 X 线片
1. 距骨滑车；2. 距骨颈；3. 距骨头；4. 足舟骨；5. 后踝；6. 距骨后突；7. 跟骨结节；8. 跟骨中央三角；9. 跟骰关节间隙。

（四）足部

　　足骨在纵横方向都形成凸向上方的弓形，称为足弓。足弓可分为：内侧纵弓，最高点在距骨头；外侧纵弓，最高点在骰骨；横弓，最高点在中间楔骨。趾骨的第 1 趾有两节趾骨，第 2~5 趾均有三节趾骨。跗骨共 7 块，分前、中、后三列，前列由内向外依次是内侧楔骨、中间楔骨、外侧楔骨、骰骨；中列是足舟骨；后上方是距骨，下方是跟骨。距骨与跟骨之间有一不规则间隙称为跗骨窦。跟骨前内侧面有一突出部分用于支持距骨，称为载距突（图 6-31、图 6-32）。

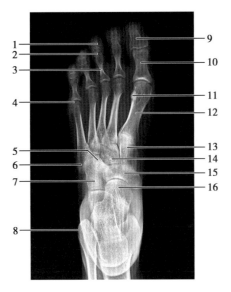

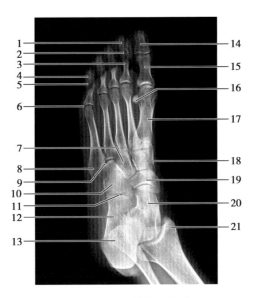

图 6-31 足正位 X 线片

1. 第 3 趾远节趾骨；2. 第 3 趾中节趾骨；3. 第 3 趾近节趾骨；4. 第 5 跖趾关节间隙；5. 外侧楔骨；6. 第 5 跖骨基底部；7. 骰骨；8. 外踝；9. 第 1 趾远节趾骨；10. 第 1 趾近节趾骨；11. 籽骨；12. 第 1 跖骨体；13. 内侧楔骨；14. 中间楔骨；15. 足舟骨；16. 距骨。

图 6-32 足斜位 X 线片

1. 第 2 趾远节趾骨；2. 第 2 趾中节趾骨；3. 第 2 趾近节趾骨；4. 远侧趾间关节间隙；5. 近侧趾间关节间隙；6. 第 5 跖趾关节间隙；7. 外侧楔骨；8. 第 5 跖骨基底部；9. 跗跖关节间隙；10. 骰骨；11. 跟骰关节间隙；12. 跟骨；13. 外踝；14. 第 1 趾远节趾骨；15. 第 1 趾近节趾骨；16. 籽骨；17. 第 1 跖骨；18. 中间楔骨；19. 足舟骨；20. 距骨；21. 内踝。

二、CT 解剖

(一) 髋关节

经股骨头上份的横断面（图 6-33） 该层面位于股骨头凹上方，股骨头凹未见显示。髋臼主要由前部的耻骨和后部的坐骨构成，髋臼相对较大，股骨头偏小，髋臼从前、内、后三个方向包绕股骨头的 3/5。

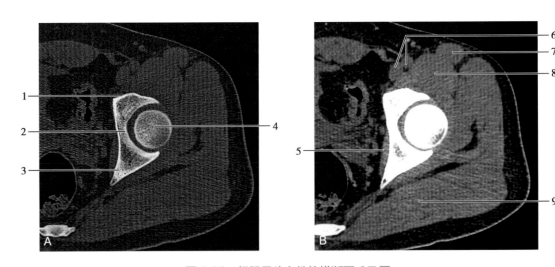

图 6-33 经股骨头上份的横断面 CT 图

A. 骨窗；B. 软组织窗。

1. 耻骨体；2. 髋臼；3. 坐骨体；4. 股骨头；5. 闭孔内肌；6. 股动、静脉；7. 缝匠肌；8. 髂腰肌；9. 臀大肌。

（二）股部

经股骨上段的横断面（图 6-34） 该层面经过股骨小转子下方层面,股骨断面略呈四边形。股骨前方肌肉分为深、浅两层,浅层由外向内分别为阔筋膜张肌、股直肌及缝匠肌,深层由外向内分别为股外侧肌、股中间肌、股内侧肌及髂腰肌。股骨后内侧可见股方肌,其后方皮下为臀大肌。

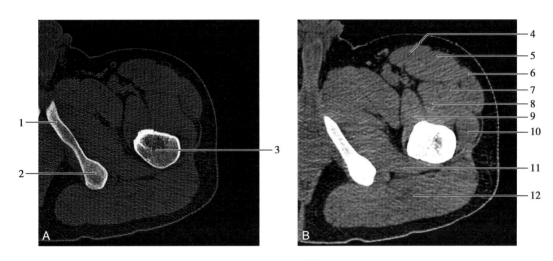

图 6-34 经股骨上段的横断面 CT 图
A. 骨窗;B. 软组织窗。
1. 坐骨支;2. 坐骨结节;3. 股骨上段;4. 缝匠肌;5. 股直肌;6. 阔筋膜张肌;7. 股中间肌;8. 股内侧肌;9. 髂腰肌;10. 股外侧肌;11. 股方肌;12. 臀大肌。

（三）膝关节

经髌尖的横断面（图 6-35） 股骨内、外侧髁居层面中央,内、外侧髁之间的凹陷为髁间窝下份。髌骨内、外侧为内、外侧支持带。前、后交叉韧带分别附着于髁间窝外面、内侧面。缝匠肌紧邻股骨内侧髁内后缘,股二头肌紧邻股骨外侧髁外后缘。层面最后方为半膜肌及肌腱和腓肠肌内、外侧头及肌腱,依次由内向外排列。缝匠肌内侧皮下见大隐静脉。

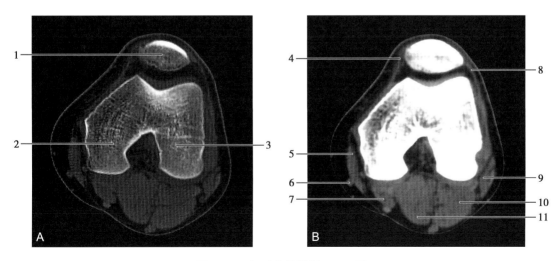

图 6-35 经髌尖的横断面 CT 图
A. 骨窗;B. 软组织窗。
1. 髌骨;2. 股骨内侧髁;3. 股骨外侧髁;4. 髌内侧支持带;5. 缝匠肌;6. 大隐静脉;7. 半膜肌及肌腱;8. 髌外侧支持带;9. 股二头肌;10. 腓肠肌外侧头;11. 腓肠肌内侧头。

（四）小腿

经小腿（lower leg）上份的横断面（图 6-36） 胫骨粗大，位于层面中央，中心骨纹理呈放射状排列，骨皮质厚薄不均，腓骨位于外侧，胫腓骨之间形成上胫腓关节。层面前面见髌韧带，髌韧带与胫骨之间为髌下脂体。层面后方为小腿后群肌。

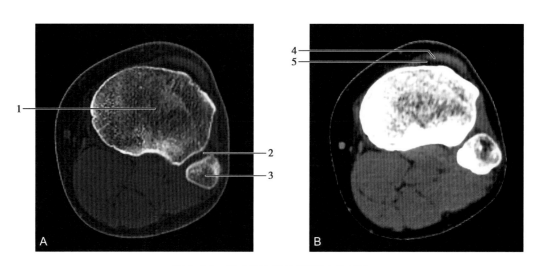

图 6-36 经小腿上份的横断面 CT 图
A. 骨窗；B. 软组织窗。
1. 胫骨；2. 上胫腓关节；3. 腓骨；4. 髌韧带；5. 髌下脂体。

（五）踝关节

经后踝的横断面（图 6-37） 此层面距骨位居中央，与内、外踝一起构成踝关节，后踝位于距骨后方。踝管居踝关节的后内侧，内有肌腱、血管、神经等组织。层面最后方为粗大的跟腱。

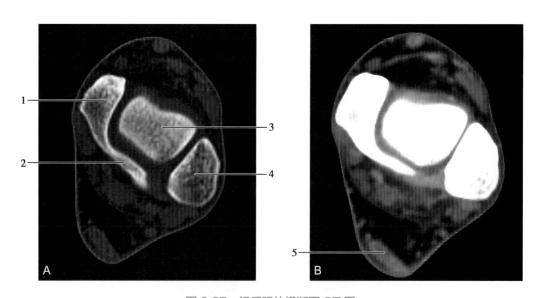

图 6-37 经后踝的横断面 CT 图
A. 骨窗；B. 软组织窗。
1. 内踝；2. 后踝；3. 距骨；4. 外踝；5. 跟腱。

（六）足

经内侧楔骨前部的横断面（图6-38）

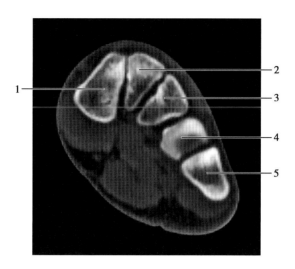

图6-38 经内侧楔骨前部的横断面CT图
（骨窗）

1. 内侧楔骨；2. 中间楔骨；3. 外侧楔骨；4. 骰骨；5. 第5跖骨。

三、MRI解剖

（一）髋关节

1. 横断面 经股骨头凹的横断面（图6-39）：髋关节位于层面中央，中线侧为髋臼，前部、后部分别由耻骨体、坐骨体构成，该层面可见髋臼前、后唇，髋臼从前、内、后包绕股骨头约2/5。髋关节周围结构分为前、外侧、后三部分。

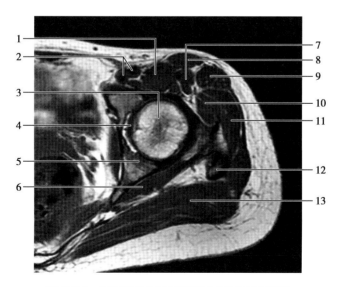

图6-39 经股骨头凹的横断面MRI图（T₁WI）

1. 髂腰肌；2. 股动、静脉；3. 股骨头；4. 股骨头韧带；
5. 髋臼；6. 上、下孖肌及闭孔内肌腱；7. 股直肌；
8. 缝匠肌；9. 阔筋膜张肌；10. 股外侧肌；11. 臀中肌；
12. 股骨大转子；13. 臀大肌。

2. 冠状断面

（1）经髂腰肌及髂外血管出盆腔的冠状断面（图6-40）：该层面骨性结构包括外上方的髂骨和内下方的耻骨上支。髂腰肌紧贴髂窝出盆腔，其外侧可见髂外动脉、静脉。股直肌粗大，位于中央，其肌腱附着于髂前下棘，其外侧为阔筋膜张肌。股直肌中线侧可见股内侧肌。耻骨上支外下方由外向内排列着耻骨肌、长收肌。

（2）经股骨颈的冠状断面（图6-41）：此层面髋臼及股骨头均较小，股骨头呈半圆形，股骨颈显示完整，大转子可见。髂骨外侧可见臀中肌、臀小肌，臀小肌较细。髋关节内下方可见闭孔，闭孔内、外侧分别有闭孔内肌、闭孔外肌附着。股骨内侧为粗大的大收肌，外侧为股外侧肌，大腿最内侧肌肉为股薄肌。

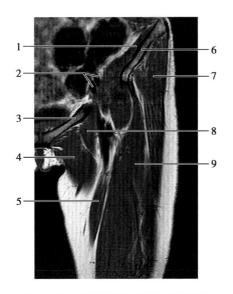

图 6-40　经髂腰肌及髂外血管出盆腔的冠状断面 MRI 图（T₁WI）
1. 髂腰肌；2. 髂外动、静脉；3. 耻骨上支；4. 长收肌；5. 股内侧肌；6. 髂骨；7. 阔筋膜张肌；8. 耻骨肌；9. 股直肌。

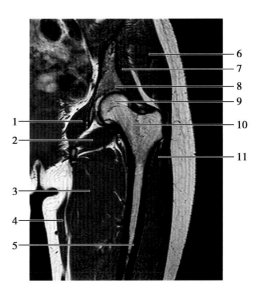

图 6-41　经股骨颈的冠状断面 MRI 图（T₁WI）
1. 闭孔内肌；2. 闭孔外肌；3. 大收肌；4. 股薄肌；5. 股骨干；6. 臀中肌；7. 臀小肌；8. 髋臼；9. 股骨头；10. 股骨颈；11. 股外侧肌。

（二）股部

经股部中份的横断面（图6-42）　该层面股骨位于中央，骨髓腔相对较小。骨周围被大腿

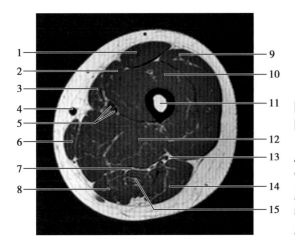

图 6-42　经股部中份的横断面 MRI 图（T₁WI）
1. 股直肌；2. 股内侧肌；3. 缝匠肌；4. 大隐静脉；5. 股动、静脉；6. 股薄肌；7. 股后肌间隔；8. 半膜肌；9. 股外侧肌；10. 股中间肌；11. 股骨干；12. 大收肌；13. 股外侧肌间隔；14. 股二头肌；15. 半腱肌。

肌环绕,位于肌浅层的是阔筋膜,其在后外侧、内侧及后部深入肌群之间连于股骨形成内、外侧和后肌间隔。各肌间隔与阔筋膜、股骨共同围成前、内侧和后骨筋膜鞘,容纳相应大腿肌。前骨筋膜鞘位于层面的前外侧,其内的股直肌、股外侧肌和缝匠肌位于浅层,股中间肌和股内侧肌位于深层包绕股骨。内侧骨筋膜鞘位于层面的内侧,长收肌和大收肌由前向后排列,股薄肌位于内侧皮下。在缝匠肌的深部,长收肌、大收肌与股内侧肌之间为股三角尖或收肌管,其内的浅层有股动、静脉和隐神经,深层靠近股骨处有股深动、静脉。后骨筋膜鞘位于股外侧肌、大收肌的后面之间,内有大腿后群肌内的半膜肌、半腱肌和股二头肌,后群肌与大收肌之间为股后肌间隙,其内有坐骨神经。在层面的浅筋膜内,前部有股部皮神经,内侧有大隐静脉,后部靠近中线处有股后皮神经。

(三)膝关节

1. 横断面 经髌骨中份的横断面(图6-43):层面经股骨内、外上髁上方约2cm,层面的前部为髌股关节,后部主要为腘窝。髌骨与股骨髌面构成髌股关节。髌骨的前面较平,与股四头肌腱紧密相贴。腘窝内有较多的脂肪组织,内有腘动、静脉和胫神经穿过。

2. 冠状断面 经髁间隆起的冠状断面(图6-44):层面经股骨髁间窝前份和胫骨髁间隆起。股骨的内、外侧髁之间为髁间窝,窝内可见前、后交叉韧带。内、外侧半月板呈楔形嵌入股、胫骨关节面之间,内侧半月板外缘与关节囊及胫侧副韧带紧密相连;关节囊与腓侧副韧带以腘肌腱间隔,外侧半月板外缘与关节囊相连,不与腓侧副韧带相连。

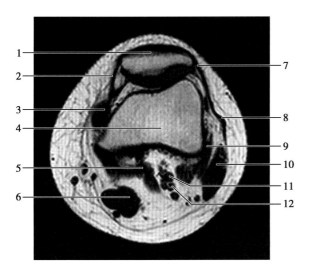

图6-43 经髌骨中份的横断面MRI图(T₁WI)
1. 髌骨;2. 髌内侧支持带;3. 股内侧肌;4. 胫骨;5. 腓肠肌内侧头及肌腱;6. 半膜肌及肌腱;7. 髌外侧支持带;8. 髂胫束;9. 腓肠肌外侧头;10. 股二头肌;11. 腘动脉;12. 腘静脉。

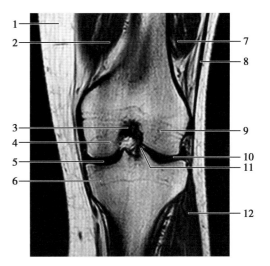

图6-44 经髁间隆起的冠状断面MRI图(T₁WI)
1. 皮下脂肪层;2. 股内侧肌;3. 后交叉韧带;4. 股骨内侧髁;5. 内侧半月板;6. 胫骨;7. 股外侧肌;8. 髂胫束;9. 股骨外侧髁;10. 外侧半月板;11. 胫骨髁间隆起;12. 胫骨前肌。

3. 矢状断面

(1)经外侧半月板的矢状断面(图6-45):层面经外侧半月板、股骨和胫骨外侧髁。外侧半月板前、后角呈两个分开的尖端相对的三角形。关节的前方为髌外侧支持带,支持带与胫骨、股骨外侧髁及外侧半月板之间有翼状襞,其内含有脂肪组织,填充关节腔间隙。

(2)经前交叉韧带的矢状断面(图6-46):层面经过股骨髁间窝、胫骨髁间隆起和前交叉韧带。前交叉韧带起自髁间隆起前方内侧,斜向后上方外侧,呈扇形附着于股骨外侧髁内侧。髌骨向上

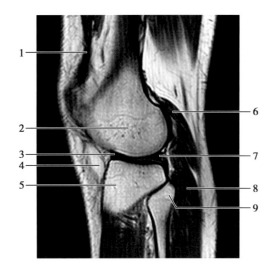

图 6-45　经外侧半月板的矢状断面 MRI 图（T₁WI）

1. 股四头肌；2. 股骨外侧髁；3. 外侧半月板前角；4. 髌下脂体；5. 胫骨；6. 腓肠肌外侧头；7. 外侧半月板后角；8. 跖肌；9. 腓骨头。

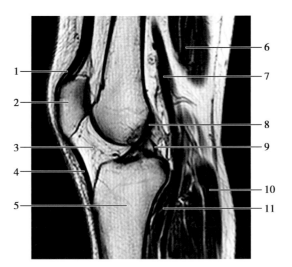

图 6-46　经前交叉韧带的矢状断面 MRI 图（T₁WI）

1. 股四头肌腱；2. 髌骨；3. 髌下脂体；4. 髌韧带；5. 胫骨；6. 半膜肌；7. 腘动脉；8. 前交叉韧带；9. 后交叉韧带；10. 腓肠肌内侧头；11. 腘肌。

连于股四头肌腱，下连髌韧带，后者附着于胫骨结节。髌骨、髌韧带、胫骨平台、股骨髁之间的间隙充满脂肪组织，称为髌下脂体。

（3）经后交叉韧带的矢状断面（图 6-47）：层面经股骨、胫骨内侧髁外侧份和后交叉韧带。后交叉韧带呈凸面向后的弓形，两端分别附着于股骨、胫骨。层面后方见半膜肌、腓肠肌内侧头、腘肌。

（四）小腿

经小腿中份的横断面（图 6-48）　层面经胫骨粗隆与内踝之间的中点。前骨筋膜鞘内较大

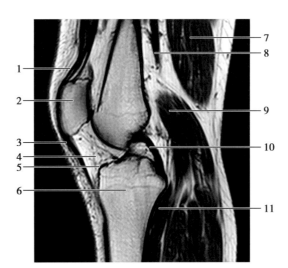

图 6-47　经后交叉韧带的矢状断面 MRI 图（T₁WI）

1. 股四头肌腱；2. 髌骨；3. 髌韧带；4. 髌下脂体；5. 内侧半月板前角中心附着处；6. 胫骨；7. 半膜肌；8. 腘动脉；9. 腓肠肌内侧头；10. 后交叉韧带；11. 腘肌。

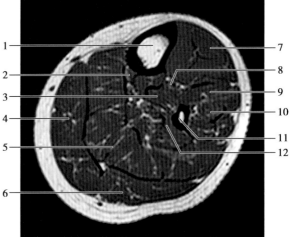

图 6-48　经小腿中份的横断面 MRI 图（T₁WI）

1. 胫骨；2. 趾长屈肌；3. 胫骨后肌；4. 腓肠肌内侧头；5. 比目鱼肌；6. 腓肠肌外侧头；7. 胫骨前肌；8. 胫前血管；9. 趾长伸肌；10. 腓骨长、短肌；11. 腓骨；12. 跛长屈肌。

的胫骨前肌位于内侧,较小的趾长伸肌位于外侧,其深部可见长伸肌的起始端,肌与骨间膜之间有胫前血管和腓深神经。后骨筋膜鞘的结构可分为浅、深两层:浅层为小腿三头肌,占据大部分;深层较大的胫骨后肌位于中间,前面紧贴骨间膜,其内、外侧分别有趾长屈肌和蹞长屈肌,各自附于胫骨、腓骨后面。

(五) 踝足部

1. 经内踝上方的横断面(图 6-49) 该层面胫骨远端肥大,位于前内侧,腓骨远端位于其外下方,两骨之间形成胫腓远端关节。前骨筋膜鞘内的胫骨前肌腱、蹞长伸肌和趾长伸肌自内侧向外侧依次排列,胫前血管和腓深神经内移至胫骨前肌腱与蹞长伸肌之间,紧贴胫骨前面。后骨筋膜鞘深层的外侧可显示蹞长屈肌,内侧可显示胫骨后肌和趾长屈肌。胫后血管和胫神经位于跟腱与深层肌之间。外侧骨筋膜鞘后移,其内有腓骨短肌和腓骨长肌腱。大、小隐静脉分别位于内侧和后部的浅筋膜内。

2. 经内踝中份的横断面(图 6-50) 层面中央为粗大的距骨,与内、外踝形成踝关节。踝关节周围软组织结构:前方显示胫骨前肌腱、蹞长伸肌腱、趾长伸肌腱;内踝与距骨内侧份的后方为踝管,踝管是小腿后部与足底的通道,内有胫骨后肌腱、趾长屈肌腱、胫神经、胫后血管及蹞长屈肌通过;外侧见腓骨长、短肌腱。层面的最后方显示粗大的跟腱。

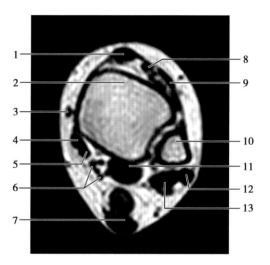

图 6-49 经内踝上方的横断面 MRI 图(T_1WI)

1. 胫骨前肌腱;2. 胫骨;3. 大隐静脉;4. 胫骨后肌腱;5. 趾长屈肌腱;6. 胫后血管及胫神经;7. 跟腱;8. 蹞长伸肌腱;9. 趾长伸肌腱;10. 腓骨;11. 蹞长屈肌和肌腱;12. 腓骨长肌腱;13. 腓骨短肌及肌腱。

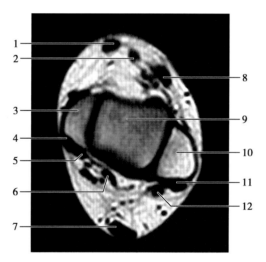

图 6-50 经内踝中份的横断面 MRI 图(T_1WI)

1. 胫骨前肌腱;2. 蹞长伸肌腱;3. 内踝;4. 胫骨后肌腱;5. 趾长屈肌腱;6. 蹞长屈肌腱;7. 跟腱;8. 趾长伸肌腱;9. 距骨;10. 外踝;11. 腓骨长肌腱;12. 腓骨短肌。

3. 经距跟舟关节的横断面(图 6-51) 距跟舟关节位于层面前部分,足舟骨与距骨呈前后排列,足舟骨呈新月形,距骨呈楔形。跟骨位于距骨后方,显示部分结构。足舟骨前内侧见胫骨前肌腱,后内侧见胫骨后肌腱、趾长屈肌腱。跟骨后外侧有腓骨长肌腱,浅筋膜内有腓肠神经和小隐静脉。

4. 经跟骨的横断面(图 6-52) 此层面跟骨粗大,位于层面后部分,层面前部分显示内侧、中间、外侧楔骨,自内向外依次排列。层面最内侧见蹞展肌、趾短屈肌及肌腱、蹞长屈肌腱,足底方肌紧贴跟骨内侧;外侧显示趾短伸肌以及腓骨长、短肌腱,由前向后排列。

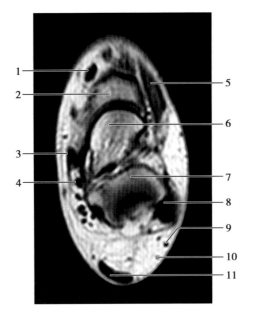

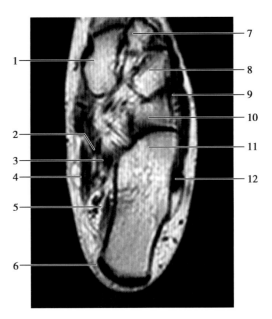

图 6-51　经距跟舟关节的横断面 MRI 图（T₁WI）
1. 胫骨前肌腱；2. 足舟骨；3. 胫骨后肌腱；4. 趾长屈肌腱；5. 趾短伸肌；6. 距骨；7. 跟骨；8. 腓骨长肌腱；9. 小隐静脉；10. 腓肠神经；11. 跟腱。

图 6-52　经跟骨的横断面 MRI 图（T₁WI）
1. 内侧楔骨；2. 趾短屈肌及肌腱；3. 蹈长屈肌腱；4. 蹈展肌；5. 足底方肌；6. 跟腱；7. 中间楔骨；8. 外侧楔骨；9. 趾短伸肌；10. 骰骨；11. 跟骨；12. 腓骨长、短肌腱。

第五节　四肢血管影像解剖

一、上肢动脉血管影像解剖

上肢的动脉血管主要来自锁骨下动脉（左锁骨下动脉直接起自主动脉弓，右锁骨下动脉起自头臂干）。锁骨下动脉分三段，第一段从起始端到前锯肌内缘，在这一段发出椎动脉、胸廓内动脉和甲状颈干，后者又发出四个分支及甲状腺下动脉、颈横动脉、肩胛上动脉与颈升动脉；第二段为前锯肌后面一段，此段发出肋颈干，此干再分出最上肋间动脉与颈深动脉；第三段从前锯肌外缘到第1肋外缘，此段发出肩胛背动脉（图 6-53），然后延续为腋动脉、肱动脉。

腋动脉从第1肋外缘开始，顺次发出胸最上动脉、胸肩峰动脉、胸外侧动脉、肩胛下动脉、旋肱前动脉和旋肱后动脉（图 6-54）。

肱动脉是腋动脉的直接延续，在行进中分出肱深动脉、尺侧上副动脉、尺侧下副动脉以及3~4支肌支。桡动脉和尺动脉是肱动脉的终末支（图 6-55）。

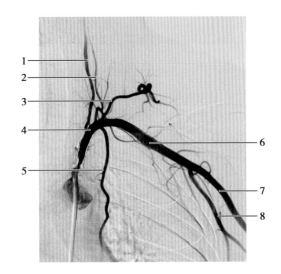

图 6-53　锁骨下动脉 DSA
1. 左椎动脉；2. 甲状颈干；3. 肩胛上动脉；4. 左锁骨下动脉起始端；5. 胸廓内动脉；6. 锁骨下动脉干；7. 腋动脉；8. 肩胛下动脉。

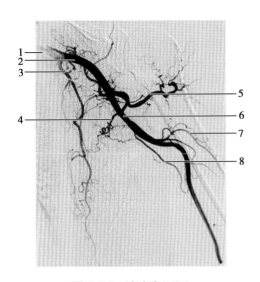

图 6-54　腋动脉 DSA

1. 锁骨下动脉;2. 腋动脉;3. 胸外侧动脉;4. 肩胛
下动脉;5. 旋肱后动脉;6. 肱动脉;7. 肱深动脉;
8. 尺侧上副动脉。

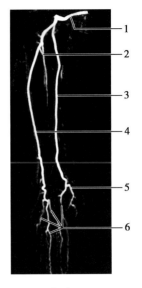

图 6-55　上肢 CE-MRA

1. 肱动脉;2. 骨间总动脉;3. 桡动脉;4. 尺动脉;
5. 拇主要动脉;6. 指掌侧总动脉。

二、上肢静脉血管影像解剖

上肢静脉分深、浅两组,浅静脉主要包括前臂桡侧的头静脉、尺侧的贵要静脉、中央的正中
静脉,深静脉与同名动脉伴行,每条动脉均有两条平行的静脉。深、浅静脉最终都汇入腋静脉
(axillary vein)(图 6-56、图 6-57)。

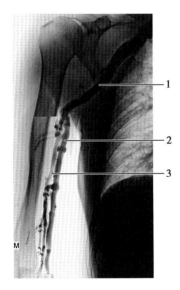

图 6-56　上肢静脉 DSA

1. 腋静脉;2. 贵要静脉;3. 肱静脉。

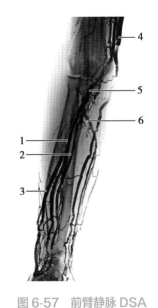

图 6-57　前臂静脉 DSA

1. 前臂正中静脉;2. 桡静脉;3. 头静脉;
4. 贵要静脉;5. 肘正中静脉;6. 尺静脉。

1. 上肢浅静脉　手指浅静脉在指背形成相互吻合的指背静脉网,至手背部汇合成手背静脉
网,继续上行,在上肢逐渐汇合成头静脉、贵要静脉和肘正中静脉。

2. 上肢深静脉 上肢深静脉多为两条,与同名动脉伴行。深静脉之间以及深、浅静脉之间有广泛的吻合支。两支肱静脉多在胸大肌下缘处汇合成一条腋静脉。腋静脉位于腋动脉前内侧,跨过第1肋外侧缘续为锁骨下静脉。腋静脉收集上肢浅、深静脉的静脉血。

三、下肢动脉血管影像解剖

下肢动脉由髂外动脉延续而来,主干有股动脉、腘动脉、胫前动脉、胫后动脉和足背动脉(图6-58、图6-59)。

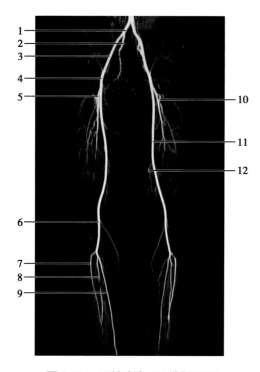

图 6-58　下肢动脉 CT 造影 MIP

1. 髂总动脉;2. 髂内动脉;3. 髂外动脉;4. 股动脉;5. 股深动脉;6. 腘动脉;7. 胫前动脉;8. 腓动脉;9. 胫后动脉;10. 旋股外侧动脉;11. 股浅动脉;12. 膝降动脉。

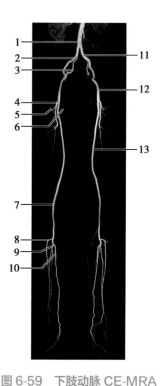

图 6-59　下肢动脉 CE-MRA

1. 腹主动脉;2. 髂外动脉;3. 髂内动脉;4. 股深脉;5. 旋股外侧动脉;6. 旋股内侧动脉;7. 腘动脉;8. 胫前动脉;9. 腓动脉;10. 胫后动脉;11. 髂总动脉;12. 股动脉;13. 股浅动脉。

四、下肢静脉血管影像解剖

下肢静脉可分为深组和浅组。在皮肤浅筋膜下可以看到浅组静脉。深组静脉与动脉伴行。两组静脉均可出现瓣膜,但是深组更多见(图6-60、图6-61)。

1. 下肢浅静脉 主要包括大隐静脉和小隐静脉。

2. 下肢深静脉 与同名动脉伴行,在小腿以下的动脉有两条同名静脉伴行,胫前静脉和胫后静脉汇合成一条腘静脉(popliteal vein)。腘静脉穿收肌腱裂孔移行为股静脉(femoral vein)。股静脉伴股动脉上行,在腹股沟韧带水平移行为髂外静脉,这段有时称为股总静脉。股深静脉(deep femoral vein)位于股深动脉前方,接收肌肉静脉分支和穿支,与腘静脉(位于其下方)和臀下静脉吻合。

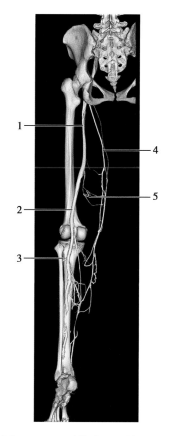

图 6-60 下肢静脉 CT 造影 VR
1. 股静脉；2. 腘静脉；3. 胫前静脉；
4. 大隐静脉；5. 穿静脉。

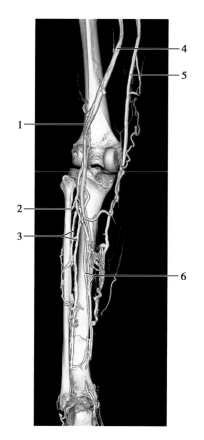

图 6-61 下肢静脉 CT 造影 VR
1. 腘静脉；2. 胫前静脉；3. 腓静脉；
4. 股静脉；5. 大隐静脉；6. 胫后静脉。

（庞刚　高万春　姜琳）

第七章 脊 柱 区

第一节 概述

一、境界与分区

脊柱区（vertebral region）是脊柱及其后方和两侧的软组织所共同配布的区域。其上界为枕外隆凸和上项线，下至尾骨尖；两侧界自上而下为斜方肌前缘、三角肌后缘上份、腋后线、髂嵴后份、髂后上棘与尾骨尖的连线。脊柱区可分为颈段、胸段、腰段和骶尾段四部分。

二、标志性结构

1. **棘突** 上部颈椎棘突（spinous process）较短且位于项韧带深面不易触及，其余椎骨棘突均可在后正中线上摸到。第 7 颈椎（隆椎）棘突较长，常为辨认椎骨序数的重要标志。

2. **骶管裂孔和骶角** 骶管裂孔（sacral hiatus）位于第 5 骶椎背面，为骶管在骶正中嵴的下端敞开形成的骨性切迹，其外下角为骶角（sacral cornu）。骶角易于触及，是骶管麻醉进针的定位标志。

3. **尾骨** 尾骨（coccyx）由 3~4 块退化的尾椎融合而成，位于骶骨的下方，肛门的后上方，其尖与耻骨联合上缘位于同一水平面。

4. **髂嵴和髂后上棘** 髂嵴（iliac crest）为髂骨翼的上缘，其后端的突起为髂后上棘（posterior superior iliac spine）。两侧髂嵴最高点的连线平对第 4 腰椎棘突；两侧髂后上棘的连线平对第 2 骶椎棘突以及终池和硬脊膜囊的下端。第 5 腰椎棘突与左、右髂后上棘以及尾骨尖的连线构成一个菱形区。当腰椎或骶、尾椎骨折或骨盆畸形时，菱形区会变形。菱形区上、下角连线的深部是骶正中嵴，其两侧隆嵴是骶外侧嵴，后者是经骶后孔行骶神经麻醉的定位标志。

5. **肩胛冈** 肩胛冈（spine of scapula）是肩胛骨背面中上部水平突起的骨嵴，两侧肩胛冈内侧端的连线平对第 3 胸椎棘突。

6. **肩胛骨下角** 两侧肩胛骨下角（inferior angle of scapula）的连线平对第 7 胸椎棘突。

7. **竖脊肌** 竖脊肌（erector spinae）为棘突两侧纵行的肌隆起，其外侧缘与第 12 肋的交角为脊肋角。肾位于该角深部，是进行肾囊封闭的进针部位。

三、脊柱区结构的配布特点

脊柱区具有支持体重，承托头颅，保护脊髓和胸、腹及盆腔脏器等功能。脊柱区由浅入深有皮肤、浅筋膜、深筋膜、肌层、血管、神经等软组织和脊柱、椎管及其内容物等结构。

脊柱由椎骨通过软骨、关节及韧带连结而成，构成人体的中轴，是脊柱区的主体部分。1983年 Denis 提出脊柱胸、腰椎"三柱概念"，将胸、腰椎分成前、中、后三柱。前柱包括前纵韧带、椎体的前半、椎间盘的前部；中柱包括椎体的后半、椎间盘的后部、后纵韧带；后部包括椎弓、黄韧带、关节突关节和棘间韧带。1984 年 Ferguson 进一步完善 Denis 的三柱概念，将前柱定义为椎体和椎间盘的前 2/3 和前纵韧带；中柱为椎体和椎间盘的后 1/3 及后纵韧带；后柱包括关节突关节和关节囊、黄韧带和棘间韧带（图 7-1）。任何一个柱的损坏均可引起脊柱的不稳定。

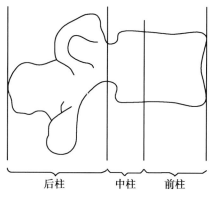

图 7-1　脊柱三柱划分

第二节　脊柱区解剖

一、脊柱

成人的脊柱由 24 块椎骨、1 块骶骨和 1 块尾骨借椎间盘、椎间关节及韧带连接而成，构成脊柱区的主体，具有支持和运动功能，同时参与椎管和胸、腹、盆腔的组成，保护脊髓和胸、腹、盆腔内的脏器。

（一）椎骨

幼年时为 32 或 33 块，分为颈椎 7 块，胸椎 12 块，腰椎 5 块，骶椎 5 块，尾椎 3~4 块，各椎骨相互分开。成年后，5 块骶椎融合成 1 块骶骨，3~4 块尾椎融合成 1 块尾骨。

1. 椎骨的一般形态　椎骨（vertebrae）由前面的椎体和后面的椎弓组成。椎体与椎弓共同围成椎孔（vertebral foramen）。

椎体（vertebral body）是椎骨前方负重的部分，除第 1 颈椎（寰椎）无椎体外，其余椎骨的椎体呈短圆柱形。椎体的前面和侧面的小孔，是滋养血管穿经之处，其后方居中处有 1~2 个较大的孔，为椎体静脉的出口。椎体由位于周边的薄层骨密质和位于中央的骨松质构成。

椎弓（vertebral arch）是位于椎体后呈弓形的骨板。紧连椎体的缩窄部分称椎弓根（pedicle of vertebral arch），其上、下缘各有一切迹，分别称椎上、下切迹。相邻椎骨的椎上、下切迹共同围成椎间孔（intervertebral foramen）。椎间孔内主要有脊神经根和血管、脂肪组织。因椎间孔有一定长度，故也称椎间管（intervertebral canal）。两侧椎弓根向后内扩展变宽，称椎弓板（lamina of vertebral arch）。椎弓板上发出 7 个突起，椎弓板伸向两侧的 1 对突起称为横突（transverse process）；椎弓板后正中线上的 1 个突起称棘突（spinous process），伸向后方或后下方；椎弓根和椎弓板连接处向上、下方各发出 1 对关节突（articular process），即上关节突和下关节突。椎弓峡部（pars interarticularis）为椎弓根与椎弓板移行部，位于上、下关节突之间，故又称关节突间部。

2. 各部椎骨的主要特征

（1）颈椎：第 1 颈椎（寰椎）没有椎体，第 2 颈椎（枢椎）椎体上有一齿突。第 3~7 颈椎椎体上面侧缘向上突起为椎体钩（uncus of vertebral body）。椎体钩与上位椎体下面侧方的斜坡样唇缘构成钩椎关节（uncovertebral joint），又称 Luschka 关节。钩椎关节的后外侧为颈神经根，外侧为椎动、静脉。第 1 颈椎（cervical vertebra）无棘突，第 7 颈椎棘突长而不分叉。

（2）胸椎：胸椎（thoracic vertebra）椎体自上而下逐渐增大。相邻椎体侧面的上、下肋凹及其间的椎间盘与肋头构成肋头关节，但第 1 对肋和第 10~12 对肋的肋头与相应椎体的肋凹构成肋头关节。

（3）腰椎：腰椎（lumbar vertebra）椎体最大，横径大于矢径。腰椎的椎弓根短而宽大。棘突较短呈板状，水平伸向后方。横突长度从第 1 到第 3 腰椎逐渐增大，之后又逐渐缩短。

（4）骶骨：骶骨（sacrum，sacral bone）由 5 节骶椎融合而成，有 4 对骶前孔，为骶神经前支穿出的部位；有 4 对骶后孔，位于骶中间嵴和骶外侧嵴之间，有骶神经后支和血管穿过，另有脂肪填充。第 1~3 骶椎侧部与髂骨构成骶髂关节。

（5）尾骨：尾骨（coccyx）由 3~4 节退化的尾椎融合而成。第 1 尾椎上部的横径明显大于骶骨尖，这是区分骶、尾骨的重要标志。

（二）椎骨的连结

构成脊柱的各椎骨借软骨、韧带和滑膜关节相连，可分为椎体间的连结和椎弓间的连结。

1. 椎体间的连结　椎体之间借椎间盘及前、后纵韧带相连（图 7-2）。

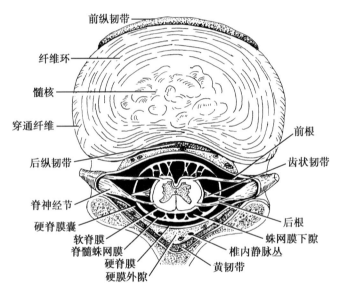

图 7-2　椎间盘及椎管内容物

（1）椎间盘：椎间盘（intervertebral disc）是连接相邻两个椎体的纤维软骨盘。除第 1、2 颈椎之间无椎间盘外，其余椎骨的椎体之间均有椎间盘，成人有 23 个椎间盘。椎间盘由髓核、纤维环、穿通纤维（又称 Sharpey 纤维）和透明软骨终板组成。髓核（nucleus pulposus）位于椎间盘中央偏后，由软骨基质和胶原纤维组成，出生时其含水量约为 80%~90%，随年龄增长，髓核含水量逐渐减少，并逐渐由纤维软骨样物质所代替。纤维环（annulus fibrosus）由围绕髓核呈同心环状排列的纤维软骨组成，其含水量较髓核低。纤维环的后部相对较薄，故髓核易向后外侧突出。穿通纤维围绕在椎间盘的最外层，主要由胶原纤维组成，无软骨基质。透明软骨终板（hyaline cartilage endplate）紧贴于椎体上、下面，构成髓核的上、下界。

（2）前纵韧带：前纵韧带（anterior longitudinal ligament）上起自寰椎前结节和枕骨咽结节，经各椎骨及椎间盘的前方下行止于第 1 或第 2 骶椎椎体。其坚韧的纵行纤维束牢固地附着于椎体和椎间盘的前方。

（3）后纵韧带：后纵韧带（posterior longitudinal ligament）位于椎管内椎体的后部，上起自枢椎并与覆盖枢椎椎体的覆膜相续，下经骶管与骶尾后深韧带相延续。与椎间盘纤维环及椎体上下缘紧密连结,而与椎体结合较为疏松。

2. 椎弓间的连结 包括椎弓板、棘突、横突间的韧带连结和上、下关节突间的滑膜关节连结。

(1)韧带:黄韧带(ligamenta flava)由黄色的弹性纤维构成,连接相邻两椎弓板间的韧带。上端附着于上位椎弓板的下前面,下端附着于下位椎弓板的上后面,外侧与关节突关节的关节囊融合(图7-2)。黄韧带的正常厚度为2~4mm,腰骶部可达3~5mm。棘间韧带(interspinal ligament)是连接相邻棘突的薄层纤维。棘上韧带(supraspinal ligament)是连接各棘突尖之间的纵行韧带,该韧带在颈部于矢状位扩展成三角形板状的弹性膜层,称为项韧带(ligamentum nuchae)。横突间韧带(intertransverse ligament)连接相邻横突。

(2)关节突关节:关节突关节(zygapophysial joint)是由相邻椎骨的上、下关节突构成的滑膜关节。

二、椎管及内容物

(一)椎管

椎管(vertebral canal)由各椎骨的椎孔连结而成,上起自枕骨大孔,下经骶管终于骶管裂孔。椎管前壁由椎体、椎间盘和后纵韧带构成,后壁是椎弓板及黄韧带,后外侧壁为关节突关节,两侧壁为椎弓根和椎间孔。椎管内有脊髓及其被膜、脊神经根、血管和脂肪组织等结构。

椎管可分为位于中央区的中央椎管和两侧的侧椎管。中央椎管主要是硬脊膜囊所占据的部位,侧椎管为神经根的通道。侧隐窝位于侧椎管内,是椎管的狭窄部位。腰骶段椎骨的侧隐窝较明显,尤其在第5腰椎和第1骶椎之间最明显,内有腰神经根经过。侧隐窝正常矢径为3~5mm,若小于3mm,可视为狭窄。

腰神经根从离开硬脊膜囊至椎间管外口需要经过较长的一条骨性纤维通道,称为腰神经通道(channel of lumbar nerve)(图7-3)。此通道分为神经根管和椎间管两段。第一段为神经根管,位于椎管的两侧,从腰神经根的硬脊膜囊穿出至椎间管内口。这一段较短,但有几处较狭窄:①盘黄间隙:位于椎间盘与黄韧带之间;②上关节突旁沟:为上关节突内侧缘的浅沟;③侧隐窝;④椎弓根下沟:位于椎弓根下缘与椎间盘之间。第二段为椎间管,腰椎间管和腰骶椎间管的前壁为椎体和椎间盘,后壁为上关节突和黄韧带,上、下壁分别为相邻椎骨的椎弓根。腰神经根自内上向外下斜行穿过椎间管。

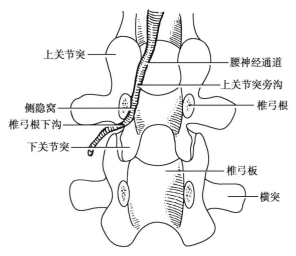

图7-3 腰神经通道模式图

标注:上关节突、侧隐窝、椎弓根下沟、下关节突、腰神经通道、上关节突旁沟、椎弓根、椎弓板、横突

(二)脊髓

脊髓(spinal cord)位于硬脊膜囊内,其各段的外形、横断面内灰质的形态和灰质与白质的比例不同。脊髓圆锥于第1腰椎椎体下缘(小儿平第3腰椎)续为无神经组织的终丝。

脊髓节段与同序数的椎骨多不对应。一般来说,上段颈髓(C$_{1-4}$)与同序数椎骨同高;下段颈髓(C$_{5-8}$)和上段胸髓(T$_{1-4}$)较同序数椎骨高1个椎体;中段胸髓(T$_{5-8}$)较同序数椎骨高2个椎体;下段胸髓(T$_{9-12}$)较同序数椎骨高3个椎体;腰髓(L$_{1-5}$)平对第10、11胸椎;骶、尾髓(S$_{1-5}$、C$_o$)平对第12胸椎和第1腰椎。

（三）脊髓的被膜及被膜间隙

脊髓外有三层被膜包被，由内向外分别为软脊膜、脊髓蛛网膜和硬脊膜（图7-2）。软脊膜（spinal pia mater）紧贴于脊髓表面，在脊髓下端移行为终丝（filum terminale），向下止于尾骨的背面，两侧形成齿状韧带，向外附着于硬脊膜。脊髓蛛网膜（spinal arachnoid mater）为半透明薄膜，紧贴于硬脊膜内面，与软脊膜之间的腔隙为蛛网膜下隙，其内充满脑脊液。蛛网膜下隙（subarachnoid space）自脊髓下端至第2骶椎水平扩大为终池（terminal cistern），内有马尾（cauda equina）和终丝。硬脊膜（spinal dura mater）由致密结缔组织构成，位于椎管内，包裹着脊髓，形成长筒状的硬脊膜囊（spinal dural sac），上端附着于枕骨大孔，下端以盲端终于第2骶椎。硬脊膜与椎骨壁之间为硬膜外隙（extradural space），内有椎内静脉丛、脂肪、淋巴管，有脊神经根及伴行的根动、静脉。腰部的硬膜外脂肪较多，主要分布于硬脊膜囊的前外侧和后方。

三、脊柱静脉

脊柱静脉（vein of vertebral column）由脊髓静脉，椎内、外静脉丛及连接其间的椎体静脉和椎间静脉组成。因缺乏静脉瓣，故来自盆部或腹部的感染、寄生虫或肿瘤细胞也可经此途径直接侵入颅内或其他远处器官（图7-4）。

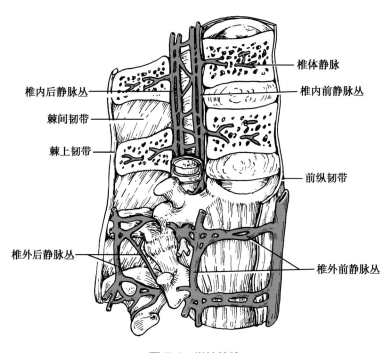

图7-4 脊柱静脉

（一）椎外静脉丛

椎外静脉丛（external vertebral venous plexus）位于椎体外面，收集椎骨及其附近结构的静脉血，它与椎内静脉丛、椎体静脉、椎间静脉相交通。椎外静脉丛以横突为界分前、后两部分，其颈部静脉丛及骶前静脉丛较发达。

（二）椎内静脉丛

椎内静脉丛（internal vertebral venous plexus）位于硬膜外隙，上端在枕骨大孔处形成密集的静脉网，与椎静脉、基底静脉、枕窦、乙状窦、枕髁导静脉和舌下神经管静脉丛相连；在椎间孔及骶前孔处与相应的椎间静脉相交通；下端在骶管裂孔处沟通椎外静脉丛。该静脉丛主要接受椎骨和脊髓回流的静脉血，按其部位分为前、后两部，两者相互吻合。

（三）椎体静脉

椎体静脉（basivertebral vein）是位于椎体骨松质内呈放射状的静脉血管,管径较粗大,影像学上称之为椎静脉管。椎静脉管的识别特征为:具有清晰的骨壁,缺乏在多个连续层面上的延伸,无移位,主要位于椎体中份层面等。

（四）椎间静脉

椎间静脉（intervertebral vein）与脊神经根伴行通过椎间孔,引流脊髓和椎管内、外静脉丛的静脉,在颈部注入椎静脉,在胸部注入奇静脉和半奇静脉,在腰部注入腰静脉,在骶部注入骶外侧静脉。

（五）脊髓静脉

脊髓静脉（spinal vein）分布于软脊膜,由许多弯曲的静脉互相连接成丛。在脊髓前正中裂和后正中沟内有脊髓前、后正中纵静脉,在脊髓前、后外侧沟内有脊髓前、后外侧纵静脉,分别位于脊神经前、后根的后方。脊髓静脉通常将血液引流至椎内静脉丛,然后至椎间静脉。在颅骨附近,脊髓静脉汇合成2条或3条小静脉再汇入椎静脉。

四、椎旁软组织

椎旁的软组织主要位于脊柱的后方和两侧,由浅入深有皮肤、浅筋膜、深筋膜、肌层及血管、神经等软组织。

脊柱区的神经来自副神经、胸背神经、肩胛背神经和31对脊神经的后支。副神经支配斜方肌,胸背神经支配背阔肌,肩胛背神经支配肩胛提肌和菱形肌。脊神经的后支经椎间孔绕上关节突外侧向后行,分为后内侧支和后外侧支,呈节段性分布于脊柱各段的皮肤和深层肌。

第三节 脊柱区影像解剖

一、X 线解剖

（一）概述

脊柱由椎骨借骨连结形成,除寰椎（第1颈椎）、枢椎（第2颈椎）及骶尾椎外,各部分组成大致相同。脊柱分为颈、胸、腰、骶、尾五部分,临床上,脊柱X线检查常按此分部进行正、侧位成像。此外,在颈椎和腰椎常拍摄斜位片观察椎间孔及椎体附件,动力位（过屈、过伸位）观察椎体的运动和稳定性。

脊柱影像解剖主要观察椎体及附件的形态结构和稳定性两个方面。正位X线片上主要观察人体结构前后重叠投影后（正位）椎体的形态、骨质结构、关节和两侧的软组织。侧位片上主要观察人体结构左右重叠投影后（侧位）椎体的形态、骨质结构、椎间隙、椎间孔、棘突以及椎体的排列和曲度。X线成像椎体的边缘为密质骨,表现为致密细线影。椎体内有纵横排列的网状结构,为骨小梁影像,网状间隙内充填骨髓组织,表现为软组织密度影。正位X线片上,脊柱位于躯干的中央,自上而下椎体逐渐增大（图7-5A）;侧位X线片上,椎体前后缘呈走行自然的曲线,可见四个生理弯曲,为凸向前的颈曲、腰曲和凸向后的胸曲、骶曲（图7-5B）。椎间隙呈透亮影,一般由上到下逐渐增宽;侧位片上椎间隙前后部并不等宽,而是随脊柱生理弯曲有一定变化,且50岁以上者椎间隙要比青壮年略窄。此外,不同节段椎体过渡处可以发生变异,临床上胸椎腰化、腰椎胸化以及腰椎骶化、骶椎腰化比较常见。

（二）颈椎

正位片上（图7-6A）,第1、2颈椎椎体因与下颌骨及枕骨重叠显示不清,第3~7颈椎椎体呈鞍

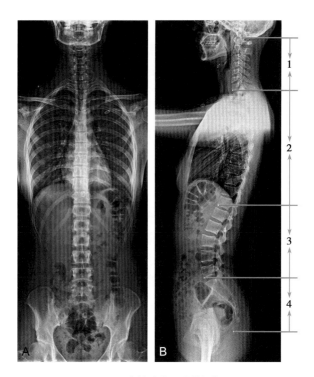

图 7-5　脊柱全长正侧位片
A. 正位；B. 侧位。
1. 颈曲；2. 胸曲；3. 腰曲；4. 骶曲。

形，自上而下逐渐增大。椎体上缘两侧端可见斜向内的钩突，与上位椎体下缘两侧端斜坡形成钩椎关节。椎间隙为弧形低密度影。椎弓根投影于椎体侧外方，呈圆形致密影，内缘清楚、外缘模糊。椎体与椎弓根侧方为横突影像。棘突投影于椎体中央偏下方。

side位片上（图 7-6B），椎体排列整齐，第 2~7 颈椎椎体呈微向前凸的弧线，形成正常生理曲度的颈曲。自前向后，椎体前缘、椎体后缘、椎板线和棘突后线形成 4 条连续的弧线。椎体居前方，枢椎椎体的上方为齿突，齿突的前方为寰椎前弓的前结节，两者间的间隙为寰齿关节间隙，正常为 0.7~3.0mm；其下方第 3~7 颈椎椎体后部均重叠着横突的影像，椎体间为椎间隙，呈横行透亮带。椎弓居后方：关节突关节呈前上向后下走行的透明影，其前方为上关节突，后方为下关节突；椎板位于椎弓根和棘突之间，第 2 颈椎棘突宽大，第 7 颈椎棘突最长，可作为椎体计数的标志。

斜位片（图 7-6C）常需两侧对比观察，主要观察椎间孔、钩椎关节、关节突关节及椎弓根。椎体呈斜位相，椎体前部类圆形致密影为近片侧横突投影，椎弓根投影于椎体正中。椎间孔呈卵圆形透亮影，边缘清晰；椎间孔前缘可见朝向后上方的钩突影，后缘可见关节突关节。

张口位片（图 7-6D）主要显示寰椎、枢椎齿突及其形成的寰枢关节。枢椎齿突位于正中，其两侧为寰椎侧块。寰枢关节包括寰枢正中关节和两侧的寰枢外侧关节，其两侧的关节间隙一般是对称的。

（三）胸椎

胸椎正位片（图 7-7A）主要观察胸椎及附件的正位形态和椎旁软组织的情况。胸骨与胸椎重叠，12 块胸椎椎体呈四方形，自上而下椎体体积逐渐增大，排列成一直线。椎间隙上、下缘相互平行。棘突居中，呈卵圆形或水滴状，椎弓根呈对称于中线的长卵圆形影。两侧肋椎关节对称，位于相应椎体两侧上部。椎旁可见一线样致密影，为胸椎旁线影，它是矢状层面的纵隔胸膜前后方向的投影，左侧显示率高，右侧少见。第 12 胸椎两侧肋骨表现为较短致密影，常为胸腰椎定位标志。

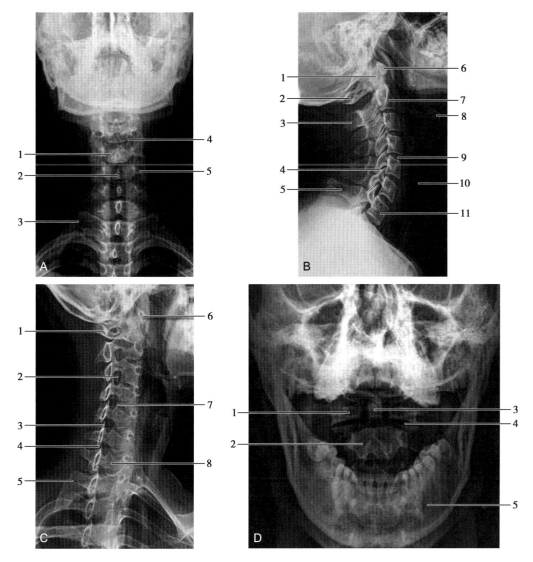

图 7-6 颈椎正侧斜位及张口位

A. 颈椎正位：1. 第 4 颈椎椎体；2. 第 5 颈椎棘突；3. 肋横突关节；4. 钩椎关节；5. 第 5 颈椎左侧横突。

B. 颈椎侧位：1. 枢椎齿突；2. 寰椎后弓；3. 枢椎棘突；4. 关节突关节；5. 第 7 颈椎棘突；6. 寰椎前弓；7. 枢椎椎体；8. 舌骨；9. 第 4、5 颈椎椎间隙；10. 气管；11. 第 7 颈椎椎体。

C. 颈椎斜位：1. 寰椎后弓；2. 椎间孔；3. 第 6 颈椎上关节突；4. 第 6 颈椎下关节突；5. 肋横突关节；6. 寰椎前弓；7. 钩椎关节；8. 第 7 颈椎椎体。

D. 张口位：1. 寰椎侧块；2. 枢椎椎体；3. 枢椎齿突；4. 寰枢外侧关节；5. 下颌体。

侧位片（图 7-7B）主要观察胸椎的排列曲度、侧位形态和关节突关节等。椎体前或后缘的连线形成的自然弧线构成生理性后凸的胸曲。椎体呈后缘略高于前缘的四方形，上、下部胸椎与肩胛骨、腹部脏器重叠，显示不佳。椎间隙呈前窄后宽的透亮影。椎体向后延为椎弓根影，相邻的椎体椎弓根上、下构成近似圆形的透亮影，为椎间孔。胸椎的关节突关节呈冠状排列，因此在椎间孔的后方可见到纵行的关节间隙。棘突较长，斜向后下方，依次呈叠瓦状排列。棘突前缘到椎体后缘的距离为椎管前后径。

（四）腰椎

正位片（图 7-8A）主要显示腰椎的正位形态、骨质结构、关节和腰椎两侧的软组织。椎体呈长方形，自上而下逐个增大。椎体的正中线上见棘突断面的投影呈水滴状。椎体影的两侧各见

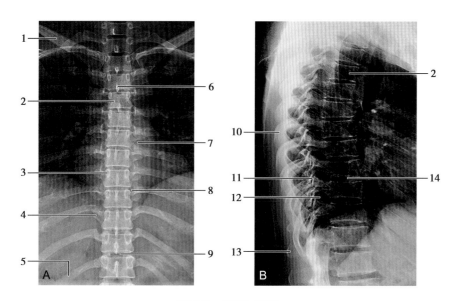

图 7-7　胸椎正侧位

A. 胸椎正位；B. 胸椎侧位。

1. 右锁骨；2. 第 4 胸椎椎体；3. 第 8 胸椎椎弓根；4. 第 10 胸椎右侧横突；
5. 右第 12 肋骨；6. 第 3 胸椎棘突；7. 胸椎旁线；8. 肋头关节；9. 第 11、12
胸椎椎间隙；10. 第 7 肋骨后部；11. 关节突关节；12. 椎间孔；13. 第 12 胸
椎棘突；14. 第 9、10 胸椎椎间隙。

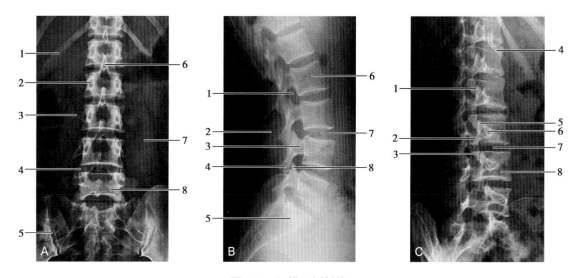

图 7-8　腰椎正侧斜位

A. 腰椎正位：1. 右第 12 肋骨；2. 第 2 腰椎椎弓根；3. 第 3 腰椎右侧横突；4. 关节突关节；5. 骶髂关节；
6. 第 1 腰椎棘突；7. 腰大肌；8. 第 5 腰椎椎体。

B. 腰椎侧位：1. 椎间孔；2. 第 3 腰椎棘突；3. 椎弓根；4. 下关节突；5. 第 1 骶椎椎体；6. 第 2 腰椎椎体；
7. 第 3、4 腰椎椎间隙；8. 上关节突。

C. 腰椎斜位：1. 关节突关节；2. 椎弓峡部；3. 下关节突；4. 左第 12 肋骨；5. 上关节突；6. 椎弓根；7. 第
3、4 腰椎椎间隙；8. 第 4 腰椎椎体。

椭圆形环状致密影,为椎弓根的断面影,两侧对称似"猫眼征",从第1至第5腰椎,椎弓根间距逐渐增宽。在椎弓根的上、下方为上、下关节突,上关节突在外侧,下关节突在内侧,其形成的关节突关节间隙为矢状位,呈纵行透亮影。棘突与两个椎弓根间可见宽而斜行的椎弓板,形成的致密影投影于椎体中央偏下方,呈尖向上的类三角形。椎体两侧向外的突起影为横突,通常第1、2腰椎横突较短,第3腰椎横突最长,第4腰椎横突略上翘,第5腰椎横突最宽,此特征常作为腰椎计数的特征之一。以棘突为中心观察,上述腰椎椎弓部分的投影形似一只展翅的"蝴蝶影"。

侧位片上(图7-8B),腰椎序列整齐,椎体亦呈长方形位于前部,5个腰椎排列成弧形自然的腰曲,凸向前方,以第4腰椎明显。椎体之间的椎间隙特别明显,呈横行透亮影。椎体后方的椎管呈纵行的透亮区。椎弓居于椎体的后方:椎弓根与椎体相延续,显示清晰,上、下切迹明显,相邻的上、下切迹构成椎间孔,呈圆形透亮影。椎弓根后端向后上突出为上关节突,向后下延伸为椎弓板和下关节突。关节突关节的关节间隙呈斜行透亮影。由椎弓板向后延伸为棘突影,呈长方形,一般显影较淡。

同一椎体的上、下关节突之间的连接部为椎弓峡部(图7-8C),在斜位片上显示最清晰。腰椎斜位片上,峡部崩裂时表现为一透亮线。

(五)骶椎和尾椎

正位片上,5个骶椎融合成一块骶骨,故一般无间隙,类似一尖向下的三角形,底宽大向上与腰椎相接。在正中线上,可见骶骨棘突愈合后形成的致密影;其两侧可见4对呈类圆形透亮影的骶前孔。骶骨两侧的骶骨翼斜向外方,与髂骨的耳状面构成骶髂关节;骶髂关节间隙的下部显示清晰,上部常显示为致密线影。尾椎一般有3~4个,其中第1尾椎较大,其上缘有一对向上的突起,称为尾骨角,与骶骨角相对应。第1尾骨与骶骨构成骶尾关节,其关节间隙常可以显示(图7-9A)。

侧位片上(图7-9B),骶尾骨前缘光滑连续,形成生理性后凸的骶曲。虽然5块骶椎融合成骶骨,但侧位片上椎体之间的界限仍可分辨,少数正常人于第1、2骶椎椎体间可见残留的完整或不完整的椎间盘形成的透亮椎间隙影。各椎体呈竖立的长方形,自上而下逐渐变小。第1骶椎前上缘明显前突,称骶岬(promontory of sacrum)。骶骨上缘延长线与水平线形成的夹角称腰骶角(图7-10),中国人正常值为29.5°,角度增大为脊柱不稳的表现。骶骨后缘与椎板间的透亮影为

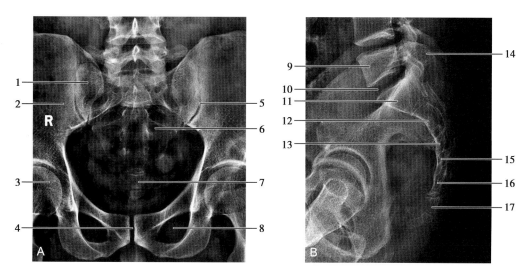

图 7-9 骶尾椎正侧位
A. 骶尾椎正位;B. 骶尾椎侧位。

1. 骶骨;2. 髂骨;3. 股骨头;4. 耻骨联合;5. 骶髂关节;6. 骶孔;7. 尾骨;8. 闭孔;9. 第5腰椎椎体;10. 第5腰椎、第1骶椎椎间隙;11. 第1骶椎;12. 第2骶椎;13. 第3骶椎;14. 第5腰椎棘突;15. 第4骶椎;16. 第5骶椎;17. 第1尾椎。

骶管（sacral canal），其下部开口为骶管裂孔。尾椎与骶椎间借线样低密度影相连接，尾椎近节最大，其余各节逐渐变小。少数人末节尾骨向内成角，属于变异，勿认为骨折。

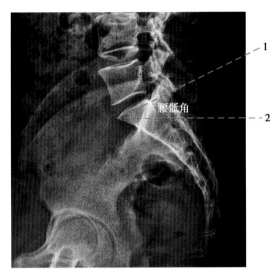

图 7-10　腰骶角测量（骶尾椎侧位）
1.骶骨上缘延长线；2. 水平线。

二、CT 解剖

（一）概述

临床上，脊柱区 CT 多按解剖部位如颈椎、胸椎、腰椎、骶尾椎分段扫描检查。脊柱常规 CT 检查多行横断面扫描，可以通过不同的扫描层厚和重建算法来观察脊柱区骨性结构及软组织结构。当前多用的螺旋 CT 扫描使扫描层厚更薄，层面无间隔，通过后处理可获得矢状面、斜面、曲面等多层面重组图像（multiple planes reformation，MPR）及三维重建等，从而更好地观察椎管、椎间盘与脊髓等。

脊柱区的 CT 解剖观察需使用不同窗技术（包括窗位和窗宽）显示骨性部分或软组织部分。采用窗宽 2 000~3 000HU、窗位 500~600HU 的骨窗，以观察椎体及其附件、椎间孔、椎管等骨性结构。采用窗宽 200~300HU、窗位 50~70HU 的软组织窗，以观察椎间盘、脊髓及硬脊膜囊、韧带、椎体及附件周围软组织等结构。

脊柱区结构的 CT 表现特点：①脊柱的断层前部主要由骨性椎体与椎间盘组成，后部由椎弓、关节突与小关节、椎弓板以及韧带组成。②椎体在骨窗下显示为由薄层骨皮质包绕的海绵状松质骨结构。在椎体中部层面，椎体后部的骨性椎管是一个由椎体、椎弓根和椎弓板围成的完整骨环，呈环状致密影。③硬脊膜囊位居骨性椎管中央，呈低密度影，与周围结构有较好的对比。④黄韧带位居关节突关节和椎板的内侧缘，后缘紧贴椎管内缘，附着在椎弓板和关节突的内侧，前方与硬脊膜囊之间隔以低密度的脂肪组织，与肌肉密度相似，呈等密度软组织影。⑤神经根穿出呈漏斗状的侧隐窝，呈等密度软组织影。⑥椎间盘由髓核与纤维环组成，其密度低于椎体，表现为软组织密度影，但由于层厚和扫描位置的原因，常见椎体终板影混入其中。

（二）横断面

CT 横断面图像显示脊柱区的主要解剖结构，包括椎骨、椎间盘、关节突关节、韧带、椎管及内容物、椎旁软组织等。在不同断层图像上，各种结构表现不一。典型解剖在椎弓根、椎体下部（椎间孔）和椎间盘层面观察最佳。

1. 椎骨　椎骨的不同层面显示结构有差异。当层面经过椎弓根时，可显示椎管为由椎体、椎弓根、椎弓板、棘突基底部构成的完整骨环，各段椎管的形态和大小存在差异。当层面通过椎体下部或椎间盘时，可显示椎体或椎间盘、椎间孔、椎弓板及棘突等，而椎体、椎间盘与后方的椎弓分离，故椎管骨环显示不完整。

由于各段椎骨在解剖形态上有所不同，因此在 CT 横断面上也具有不同的特点。

（1）颈椎：第 1 颈椎（寰椎）由 2 个侧块和前后弓组成。除第 1、第 2 颈椎外，其他颈椎的椎骨均由椎体、椎弓、棘突、横突及上、下关节突构成（图 7-11、图 7-12、图 7-13）。第 3~7 椎体自上而下依次增大，断面呈卵圆形，其前后缘略平直或凹陷。

（2）胸椎：椎体从上至下逐渐增大，上段胸椎与颈椎相似，下段胸椎与腰椎相近。中部椎体断面呈心形，前后径和横径大致相等或前后径稍大于横径，后缘前凹。胸椎椎体后外缘有一对肋凹与肋骨头形成肋头关节，横突肋凹与肋结节形成肋横突关节（图 7-14、图 7-15）。

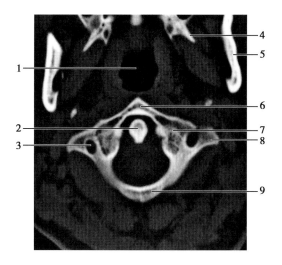

图 7-11 经寰枢关节的横断面 CT 图（骨窗）
1. 鼻咽腔；2. 枢椎齿突；3. 横突孔；4. 翼突外侧板；5. 下颌支；6. 寰椎前弓；7. 寰椎侧块；8. 寰椎左侧横突；9. 寰椎后弓。

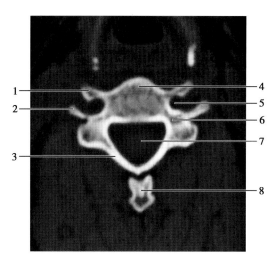

图 7-12 经颈椎椎弓根的横断面 CT 图（骨窗）
1. 横突前结节；2. 横突后结节；3. 椎弓板；4. 颈椎椎体；5. 横突孔；6. 椎弓根；7. 椎孔；8. 棘突。

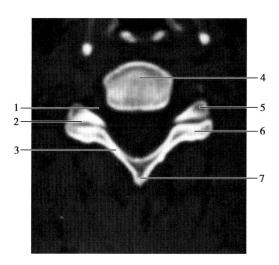

图 7-13 经颈椎椎体下部的横断面 CT 图（骨窗）
1. 椎间孔；2. 关节突关节；3. 椎弓板；4. 颈椎椎体；5. 上关节突；6. 下关节突；7. 棘突。

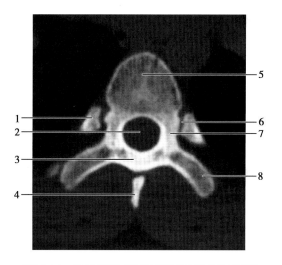

图 7-14 经胸椎椎弓根的横断面 CT 图（骨窗）
1. 肋头；2. 椎孔；3. 椎弓板；4. 棘突；5. 胸椎椎体；6. 肋头关节；7. 椎弓根；8. 横突。

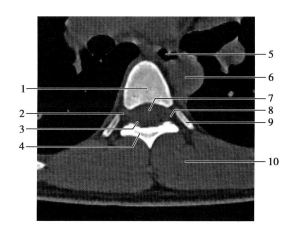

图 7-15 经胸椎椎体下部的横断面 CT 图（骨窗）
1. 第 6 胸椎椎体；2. 第 6 胸神经根；3. 黄韧带；4. 椎弓板；5. 食管；6. 胸主动脉；7. 胸髓；8. 椎间孔；9. 第 7 肋骨断面；10. 竖脊肌。

213

（3）腰椎:椎体断面呈肾形,其后缘略凹陷;在椎体中部层面,椎体前面和后面常有椎静脉通过的小孔,表现为后缘骨质不连续,勿认为骨折(图7-16、图7-17)。

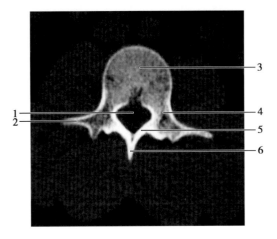

图 7-16　经腰椎椎弓根的横断面 CT 图
（骨窗）
1. 椎孔;2. 横突;3. 腰椎椎体;4. 椎弓根;
5. 椎弓板;6. 棘突。

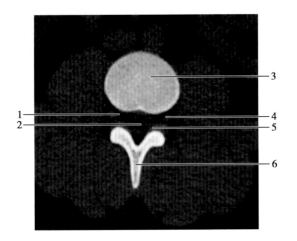

图 7-17　经腰椎椎体下部的横断面 CT 图
（骨窗）
1. 椎间孔;2. 硬脊膜囊;3. 腰椎椎体;4. 腰神经根;5. 黄韧带;6. 棘突。

（4）骶椎:骶骨呈倒置的三角形,在第 1 骶椎断面中,前方的突起为骶岬。自第 2 骶椎向下,椎体断面明显减小。椎体的后方为骶管,位于骶椎中线后方(图7-18)。

（5）尾椎:第 3~4 节尾椎可融合成一块尾骨,在横断面上其形态自上而下由卵圆形逐渐变为圆形。

2. 椎间盘　呈软组织密度,CT 值为 70HU±5HU,低于椎体,周缘密度高于中央,但有时髓核和纤维环难以区分(图7-19、图7-20、图7-21)。椎间盘外缘连续、光滑,不超出椎体的外缘。颈段椎间盘后缘平直,自颈部向下至下腰部,椎间盘后缘不同程度地向腹侧凹陷;至第 4、5 腰椎,椎间盘后缘又变为平直,而第 5 腰椎与第 1 骶椎间椎间盘向后方轻度膨隆。肋骨头是显示胸椎椎间盘层面的重要标志(图7-19)。

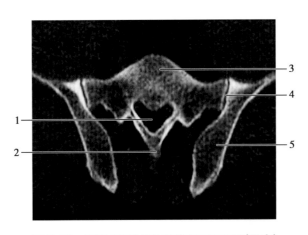

图 7-18　经第 1 骶椎椎体的横断面 CT 图（骨窗）
1. 骶管;2. 骶正中嵴;3. 第 1 骶椎椎体;4. 骶髂关节;5. 髂骨。

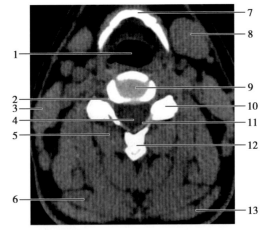

图 7-19　经颈椎椎间盘的横断面 CT 图
1. 咽腔;2. 椎间孔;3. 胸锁乳突肌;4. 颈髓;5. 多裂肌;6. 夹肌;7. 舌骨;8. 下颌下腺;9. 颈椎椎间盘;10. 关节突关节;11. 黄韧带;12. 棘突;13. 斜方肌。

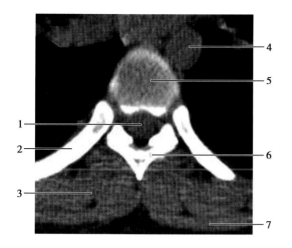

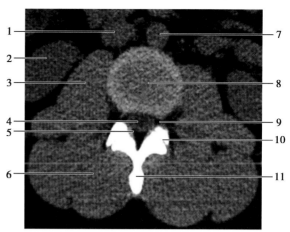

图 7-20 经胸椎椎间盘的横断面 CT 图
1. 胸髓；2. 肋骨；3. 竖脊肌；4. 胸主动脉；
5. 胸椎椎间盘；6. 椎弓板；7. 斜方肌。

图 7-21 经腰椎椎间盘的横断面 CT 图
1. 下腔静脉；2. 右肾；3. 腰大肌；4. 硬脊膜囊；
5. 黄韧带；6. 竖脊肌；7. 腹主动脉；8. 腰椎椎间
盘；9. 椎间孔；10. 关节突关节；11. 棘突。

3. 关节突关节 由上节椎体的下关节突与下节椎体的上关节突构成，正常关节突关节的关节面光滑、完整。关节间隙包括其间的关节软骨和关节腔，为 2~4mm。颈椎的关节突关节面近于水平排列，CT 图像关节间隙不易显示。胸椎的关节突关节面近冠状位，表现为横行的透亮间隙。腰椎关节突关节面近矢状位，关节间隙显示最为清楚，表现为近于纵行的透亮影。

4. 韧带 脊柱的韧带主要有前纵韧带、后纵韧带、黄韧带、棘上韧带、棘间韧带和横突间韧带。大部分韧带多为纤维结缔组织。前纵韧带和后纵韧带在 CT 上一般难以辨别（除非出现钙化），与肌肉 CT 值相似。黄韧带较厚（正常时小于 3mm），位于椎弓板和关节突的内侧面，密度高于硬脊膜囊和硬膜外脂肪，显示较清晰。棘上和棘间韧带也呈细条状软组织密度影。

5. 椎管及内容物 各段椎管在横断面上的形态和大小不完全相同，呈类圆、椭圆或近似三角形（图 7-11~图 7-18）。颈段椎管断面近似三角形，其前后径不小于 12mm。胸段椎管呈圆形，其前后径为 14~15mm。腰段椎管断面形态各异，第 1、2 腰椎断面椎管多呈圆形或椭圆形，第 3、4 腰椎椎管呈三角形，第 5 腰椎椎管呈三叶草状。骶段椎管又称骶管，第 1 骶椎断面呈三角形，自第 2 骶椎水平向下逐渐变小、变扁。骶管经椎间孔分别向前、后外方与骶前、后孔相通。骶前孔居骶管前外侧，其内可见圆形神经根鞘影；骶后孔较小，位于骶管后外侧；第 3~4 骶椎水平的骶孔不易显示。

椎管内容纳硬脊膜囊和脊髓等结构。硬脊膜囊居椎管中央，囊内包括含脑脊液的蛛网膜下隙和脊髓；在骨性椎管和硬脊膜之间为硬膜外隙，其内主要含硬膜外脂肪、静脉、营养动脉、脊神经及少量结缔组织。在软组织窗 CT 图像上，硬脊膜囊在硬膜外脂肪组织的衬托下，呈圆形或椭圆形的软组织密度，其内成分较难区分（图 7-19、图 7-20、图 7-21）。在横断面上，脊髓位于硬脊膜囊中央，呈均匀的软组织密度，其大小、外形不同；上颈髓呈圆形，下颈髓和上胸髓呈椭圆形，下胸髓和腰、骶、尾髓呈圆形。在腰膨大段后，脊髓变细并形成脊髓圆锥，向下变细为终丝，腰、骶、尾脊神经根围绕在脊髓圆锥和终丝周围，呈点状软组织密度影。

6. 椎旁软组织 脊柱各段椎旁软组织（主要为肌肉）名称各不相同，CT 均表现为软组织密度影，CT 值约为 40~50HU，其间的间隙含有脂肪组织，呈低密度，容易显示与区分。

（三）矢状断面

脊柱 CT 矢状面重建可观察脊柱的连续性、评估脊柱各椎骨排列的稳定性，且可在不同矢状面上显示脊柱解剖结构的配布特点及变化规律。

脊柱正中矢状面断层显示脊柱、椎管及内容物（图7-22~图7-26）。成人颈曲凸向前，自寰椎到第2胸椎，最凸处位于第4、5颈椎之间；胸曲凸向后，位于第2~11胸椎之间，最凸处位于第6~9胸椎间。腰曲凸向前，在女性尤为明显，自第12胸椎中部到骶岬附近，最凸处位于第3、4腰椎之间；骶曲自骶岬到尾骨尖。椎体为方形，自第2颈椎到第3腰椎逐渐增大，第4、5腰椎大小有差异，在骶尾椎自上向下迅速变小。椎间盘在不同部位厚度不同：颈段较厚，胸段最薄（尤其是上胸段），腰段最厚。前、后纵韧带分别位于椎体和椎间盘的前、后方。椎管的弯曲度与脊柱弯曲一致，脊髓位于椎管的硬脊膜囊内。脊柱后部由椎板及其连接的黄韧带、棘突及其连接的棘间韧带和棘上韧带组成。

脊柱不同节段矢状断面的影像解剖要点如下所示（图7-23~图7-26）。

1. 颈椎 寰椎前、后弓断面呈圆形，枢椎齿突与寰椎前弓前结节之间间隙的宽度改变是判断寰枢关节半脱位与否的重要指标之一（图7-23）。颈椎椎体呈长方形，自上而下逐渐增大。

2. 胸椎 胸椎椎体近似长方形，自上而下前后径也逐渐增大；椎体后部较前部厚，从而椎体排列形成向后凸的生理性胸曲。胸椎椎间盘较颈椎、腰椎薄，因此胸椎椎间隙较窄。椎管的前后径上段大于中下段。棘突较长，几乎垂直向下，呈叠瓦状排列（图7-24）。

3. 腰椎 腰椎椎体呈长方形或方形，前后径大于纵径。椎体前、后面凹陷，前面凹陷有腰动、静脉通过，椎体静脉经椎体后面凹陷处出椎体。由于腰椎椎间盘前部比后部厚，故形成向前凸的生理性腰曲，腰椎椎间隙较颈椎、胸椎宽。腰段椎管与脊柱弯曲一致。棘突略呈长方形，近水平位伸向后方（图7-25）。

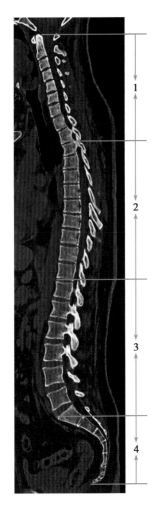

图7-22 经脊柱正中的矢状断面CT图（骨窗）

1.颈曲；2.胸曲；3.腰曲；4.骶曲。

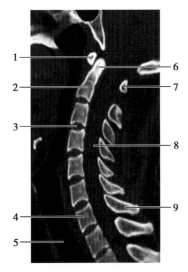

图7-23 经颈椎正中的矢状断面CT图（骨窗）

1.寰椎前弓；2.枢椎椎体；3.第3、4颈椎椎间隙；4.第7颈椎椎体；5.气管；6.枢椎齿突；7.寰椎后弓；8.椎管；9.第7颈椎棘突。

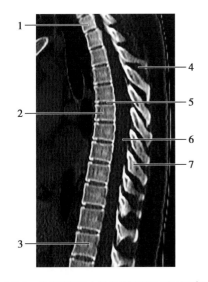

图7-24 经胸椎正中的矢状断面CT图（骨窗）

1.第1胸椎椎体；2.第6胸椎椎体；3.第12胸椎椎体；4.棘间韧带；5.第5、6胸椎椎间隙；6.椎管；7.第8胸椎棘突。

4. 骶、尾椎　骶椎椎体前后径从上而下逐渐缩短,尾骨向骨盆内方向自然弯曲,形成向后凸的骶曲。退化的骶椎间盘位于相邻骶椎椎体之间,自上而下逐渐变薄变窄,是定位骶椎的重要标志。部分人尾骨呈钩状,称钩状尾骨,为先天变异。骶管位于骶椎椎体的后方,上宽下窄,内有硬脊膜囊,囊内有终丝、马尾和脑脊液。骶管背侧面的骨性隆起为骶正中嵴。骶、尾骨矢状重建结合多方位重建,有助于观察细微骨折,矢状位重建可以观察轻度前后移位(图7-26)。

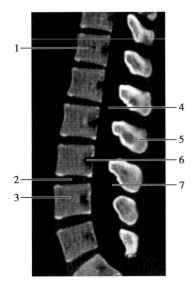

图 7-25　经腰椎正中的矢状断面 CT 图(骨窗)
1. 第 12 胸椎椎体;2. 第 3、4 腰椎椎间隙;3. 第 4 腰椎椎体;4. 椎管;5. 第 2 腰椎棘突;6. 椎体静脉;7. 硬膜外隙。

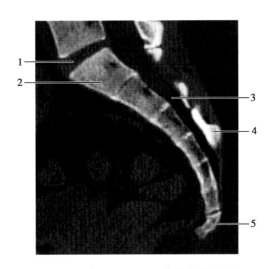

图 7-26　经骶、尾骨正中的矢状断面 CT 图(骨窗)
1. 腰骶椎椎间隙;2. 第 1 骶椎椎体;3. 骶管;4. 骶正中嵴;5. 尾骨。

(四) 冠状断面及三维重建

因脊柱存在生理曲度,其冠状断面各节段较难在同一平面显示全貌,临床应用相对较少。然而在颅颈连接区和颈椎,显示寰枕关节(atlantooccipital joint)、寰枢关节和寰枢外侧关节的解剖细节及稳定性较好,其应用较多(图7-27)。经齿突的颈椎冠状面上(图7-27),枢椎齿突位于正中,其两侧为寰椎侧块;齿突与寰椎两侧块间隙、寰枕关节和两侧的寰枢外侧关节间隙对称。第 3~7 颈椎椎体呈近似长方形,外上角突起处为钩突影,椎体两侧为横突。

脊柱容积再现(volume rendering,VR)三维重建可观察脊柱的整体形态、生理弯曲和稳定性,其影像解剖同脊柱应用解剖(图7-28)。

三、MRI 解剖

(一) 概述

MRI 具有非常好的组织对比性,对椎体、椎间盘、脊髓、神经根、韧带与椎体周围组织结构的显示明显优于 CT。脊柱区MRI 成像方法主要包括自旋回波序列 T_1 加权成像(SE T_1WI)和有无脂肪抑制的快速自旋回波 T_2 加权成像(FSE T_2WI)。

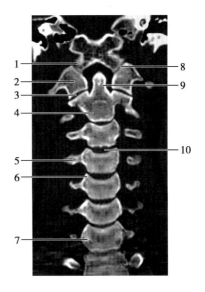

图 7-27　经枢椎齿突正中的颈椎冠状断面 CT 图(骨窗)
1. 枕骨髁;2. 寰椎侧块;3. 寰枢外侧关节;4. 第 2 颈椎(枢椎)椎体;5. 第 4 颈椎横突;6. 第 5 颈椎钩突;7. 第 7 颈椎椎体;8. 寰枕关节;9. 枢椎齿突;10. 第 3、4 颈椎椎间隙。

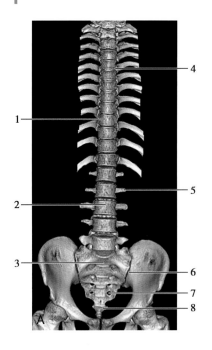
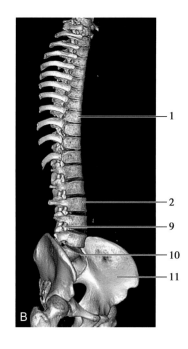

图 7-28 胸、腰、骶、尾椎三维重建（VR 重建）
A. 正位；B. 侧位。
1. 第 9 胸椎；2. 第 3 腰椎；3. 骶骨；4. 肋头关节；5. 第 2 腰椎横突；6. 骶髂关节；7. 骶前孔；8. 第 1 尾椎；9. 第 4、5 腰椎椎间孔；10. 骶岬；11. 髂骨。

可直接行横断面、矢状断面及冠状断面等多方位成像，但以矢状断面和横断面显示脊柱较好且常用，冠状断面应用较少。临床上，因受磁场扫描野范围的限制，常按颈椎、胸椎、腰椎、骶尾椎分节段检查。目前新的 MRI 设备亦可行全脊柱 MRI 成像（图 7-29），其应用尚较少。

脊柱区结构的 MRI 表现特点如下所示（图 7-29）。

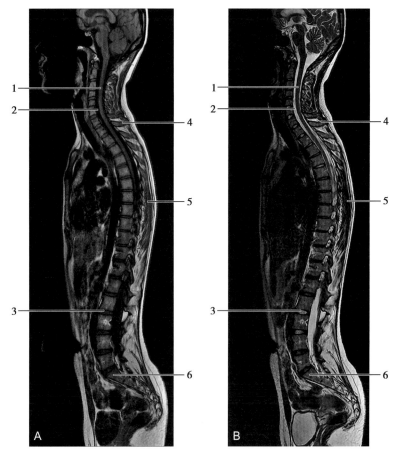

图 7-29 经脊柱正中的全脊柱矢状断面 MRI 图
A. T_1WI；B. T_2WI。
1. 脊髓；2. 蛛网膜下隙；3. 第 2、3 腰椎间椎间盘；4. 第 7 颈椎棘突；5. 椎旁肌；6. 第 1 骶骨。

1. 脊椎与附件 脊柱的椎体大部分由松质骨组成,其内有骨髓基质。椎体 MRI 信号高低与骨髓内的脂肪含量有关。与正常椎间盘和脑脊液的信号相比,椎体 T_1WI 呈较高信号,信号高于骨皮质而低于皮下脂肪;T_2WI 呈中等或低信号,稍高于骨皮质。正常椎体内的骨小梁显示不明显。椎体边缘的骨皮质 T_1WI 和 T_2WI 均呈低信号。椎体及附件内的骨髓在 T_1WI 呈高信号,T_2WI 呈中高信号,由于其内的黄骨髓分布不均匀,常导致其信号不一致。随着年龄的增长,骨髓内的脂肪也增多,T_1WI 骨髓的信号增高;还可在骨髓中出现局灶区域的脂肪置换。椎板被突入其间的软骨层覆盖并与椎间盘相互连接,通常 T_1WI 和 T_2WI 呈低信号。椎体附件的皮质 T_1WI 和 T_2WI 均呈低信号,附件的松质骨 T_1WI 呈略高信号,T_2WI 呈中等或低信号。关节软骨和关节内的液体,T_1WI 呈低或中等信号;T_2WI 软骨呈低或中等信号,液体呈高信号。

2. 脊髓 脊髓 T_1WI 和 T_2WI 上均为中等信号,周围脑脊液 T_1WI 为低信号,T_2WI 为高信号。

3. 椎间盘 MRI 可以显示椎间盘中央的髓核和其周围的纤维环状结构。椎间盘 T_1WI 呈较低或中等信号,分不清髓核与纤维环。T_2WI 除周边穿通纤维呈低信号外,均呈高信号。随着年龄的增大、椎间盘含水量的减少,正常椎间盘 T_2WI 信号逐渐降低。在正常椎间盘的髓核、纤维环和穿通纤维间,常可清楚地显示其移行部。在 30 岁以上的人中,大部分在 T_2WI 矢状面图像相当于椎间盘层面的中央可见到一呈水平走向的低信号,为纤维组织,属正常表现。椎间盘最外缘的穿通纤维层 T_1WI 和 T_2WI 均呈低信号,椎间盘的后缘以及与其相贴的后纵韧带在信号上不能与穿通纤维层区别。椎间盘高度以腰椎最大,其次为颈椎间椎间盘,胸椎间椎间盘高度最低。

4. 椎间孔 以横轴位和旁正中矢状位显示最佳。椎间孔大部分被脂肪组织充填而呈高信号,走行于其中的脊神经根呈圆形、长圆形,呈低信号或中等信号。

5. 脊椎韧带 韧带含水量较少,T_1WI 和 T_2WI 均呈低信号。在矢状面图像中,椎体前缘和后缘分别可见条状的前纵韧带和后纵韧带,呈线样低信号,一般不能与骨皮质及其他纤维组织完全区分。黄韧带较厚,横轴位上容易显示。棘上、棘间韧带在周围脂肪组织的衬托下,呈分散束状低信号。

6. 椎旁软组织 椎旁肌 T_1WI 和 T_2WI 分别呈低信号和中低信号。肌与肌、肌束与肌束之间通常含有脂肪间隔,T_1WI 和 T_2WI 呈中高信号,与低信号的肌形成自然对比,可以辨认不同的肌,并且肌束间的间隔使每块肌的断层呈花纹样外观。

(二)颈椎

1. 横断面

(1)经寰枢关节的横断面(图 7-30):寰枢关节为该层面主要解剖结构。寰椎呈环状,由前、后弓和侧块组成。寰椎前弓较短,其前面正中处有一粗糙的隆起,称为前结节,其后面正中有齿突凹,与后方的枢椎齿突形成关节。寰椎后弓较长,其后面正中处亦有一粗糙的隆起,称为后结节。寰椎前弓与枢椎齿突之间可见寰齿关节前间隙。齿突居中,齿突外侧缘与寰椎两个侧块内缘间的距离大致相等,否则应考虑病变所致。自寰椎侧块向外侧延伸的三角形部分为寰椎横突,多在寰椎侧块的中部层面显示,颈内动、静脉位于横突前外侧,横突前内侧有头长肌(longus scapitis)和颈长肌(longus colli)。寰椎后弓与寰椎横韧带之间为椎管,椎管内容纳脊髓、蛛网膜下隙和硬膜外隙等结构。后弓后外侧肌肉为头后大直肌、头半棘肌等。

(2)经颈椎椎弓根的横断面(图 7-31):该层面显示椎管为完整骨性结构环,由椎体、椎板、椎弓根形成。横突位于椎体两侧,可见横突孔和横突前、后结节,由于血液流空效应,横突孔内的椎动脉呈低信号。椎管近似尖端向后的三角形,横径大于前后径。前后径是评价颈椎管的重要指标,正常范围在寰椎为 16~27mm,寰椎以下为 12~21mm,平均为 18mm,若前后径小于 12mm,则应考虑椎管狭窄。椎管内结构与寰枢关节层面相似。颈髓横断面呈扁圆形,T_1WI 和 T_2WI 上均表现为中等信号;周围环绕相对宽大的蛛网膜下隙,其内充满脑脊液,呈 T_1WI 低信号、T_2WI 高信号。颈髓横断面前后径小于横径,呈扁圆形。一般颈髓的前后径为 6~8mm,中颈段略小;横径一般为 7~11mm,第 5 颈椎平面颈膨大处最宽可达 12~15mm。脊柱周围肌的配布为:椎骨前外侧为椎前

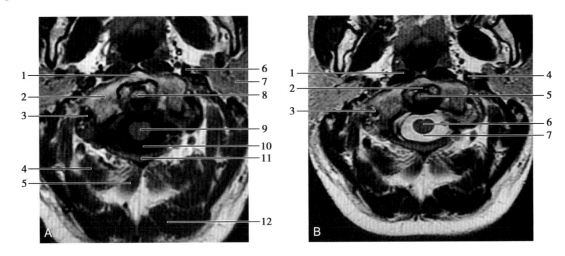

图 7-30　经寰枢关节的横断面 MRI 图

A. T₁WI:1. 寰椎前弓;2. 寰椎侧块;3. 椎动脉;4. 头后大直肌;5. 头后小直肌;6. 颈内动脉;7. 腮腺;8. 枢椎齿突;9. 颈髓;10. 硬脊膜囊;11. 寰椎后弓;12. 头半棘肌。

B. T₂WI:1. 头长肌和颈长肌;2. 寰齿关节前间隙;3. 椎动脉;4. 颈内动脉;5. 枢椎齿突;6. 颈髓;7. 硬脊膜囊。

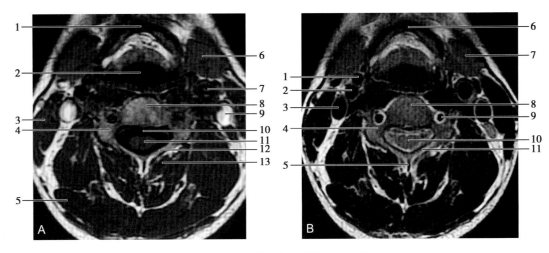

图 7-31　经颈椎椎弓根的横断面 MRI 图

A. T₁WI:1. 舌骨;2. 咽腔;3. 胸锁乳突肌;4. 椎弓根;5. 头夹肌;6. 下颌下腺;7. 颈总动脉;8. 椎体;9. 颈内静脉;10. 硬脊膜囊;11. 颈髓;12. 椎弓板;13. 多裂肌。

B. T₂WI:1. 颈外动脉;2. 颈内动脉;3. 颈内静脉;4. 椎弓根;5. 棘突;6. 舌骨;7. 下颌下腺;8. 椎体;9. 椎动脉;10. 颈髓;11. 椎弓板。

肌群,外侧为斜角肌群,背部为夹肌、竖脊肌、横突棘肌和棘间肌。

（3）经颈椎椎体下部的横断面(图 7-32):为观察椎体形态结构的最佳层面。该层面显示椎管为不完整的骨性结构环,其断开处为颈椎椎间孔的上部。椎体呈椭圆形,前后径小于横径,自上而下逐渐增大。椎管前壁为椎体,后壁为椎弓板或其上附着的黄韧带。椎间孔上部为伸向前外侧的骨性管道,横径为 4~5mm,前后径为 6~7mm,其前内侧壁为椎体下部的后外侧部,后外侧壁为关节突关节。椎管内结构及脊柱周围肌与经颈椎椎弓根的层面基本相似。

（4）经颈椎椎间盘的横断面(图 7-33):该层面主要显示椎间盘和椎间孔下部。椎管前壁为椎间盘后缘和后纵韧带,后壁为椎弓板和黄韧带。第 3~7 颈椎椎体上面侧缘各有一向上突起的椎体钩,T₁WI、T₂WI 均为低信号,与上节椎体下面外侧缘相接形成钩椎关节。钩椎关节后外侧部

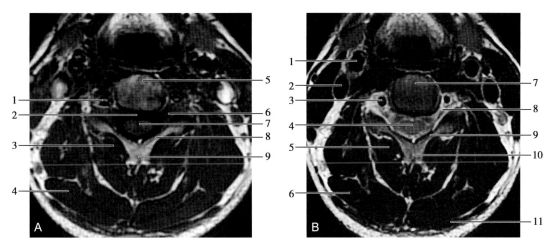

图 7-32　经颈椎椎体下部的横断面 MRI 图

A.T$_1$WI:1. 椎动脉;2. 硬脊膜囊;3. 多裂肌;4. 头夹肌;5. 椎体;6. 椎间孔;7. 颈髓;8. 椎弓板;9. 棘突。

B.T$_2$WI:1. 颈总动脉;2. 颈内静脉;3. 椎动脉;4. 颈髓;5. 多裂肌;6. 头夹肌;7. 椎体;8. 椎间孔;9. 椎弓板;10. 棘突;11. 斜方肌。

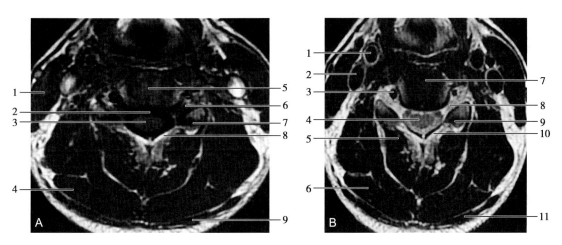

图 7-33　经颈椎椎间盘的横断面 MRI 图

A.T$_1$WI:1. 胸锁乳突肌;2. 硬脊膜囊;3. 颈髓;4. 头夹肌;5. 椎间盘;6. 椎间孔;7. 关节突关节;8. 椎弓板;9. 斜方肌。

B.T$_2$WI:1. 颈总动脉;2. 颈内静脉;3. 椎动脉;4. 颈髓;5. 多裂肌;6. 头夹肌;7. 椎间盘;8. 椎间孔;9. 关节突关节;10. 椎弓板;11. 斜方肌。

及其上、下椎体缘构成椎间孔下部前壁,邻近颈神经根;后方为脊髓、脊神经的脊膜支和椎内前静脉丛,外侧有椎动脉、静脉和交感神经丛。椎间孔后壁为关节突关节。椎间孔内脂肪组织较丰富,MRI 呈高信号,其内的神经根在脂肪对比下容易识别。

2. 矢状断面

（1）经颈椎正中的矢状断面(图 7-34):颈椎生理曲度前凸,最凸处位于第 4、5 颈椎之间。寰椎前后弓断面为圆形低信号影;枢椎自椎体向上伸出一指状突起为齿突,齿突与基底部以软骨连接,呈前后向的条状低信号影;余椎体呈方形,自上而下逐渐增大。颈椎间盘厚度介于胸和腰椎间盘,前高大于后高,为(2~3):1,与相邻椎体的高度比为 1:(2~4),椎间盘周边的纤维环和中央部的髓核在 T$_1$WI 均呈较低或中等信号,纤维环 T$_2$WI 信号减低,髓核信号增高。黄韧带呈节段性,位于椎弓板间隙前方,起自椎弓板下部前面,至下一椎弓板后面,因含有较多弹力纤维成分,T$_1$WI 和 T$_2$WI 均呈中等信号,其他韧带由胶原纤维构成,均为条带状低信号。椎管随脊柱颈段形成凸

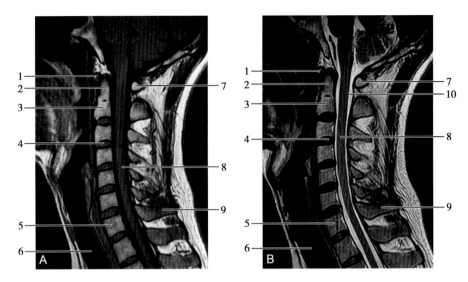

图 7-34　经颈椎正中的矢状断面 MRI 图

A. T₁WI；B. T₂WI。

1. 寰椎前弓；2. 枢椎齿突；3. 枢椎椎体；4. 第 3、4 颈椎间椎间盘；5. 第 7 颈椎
椎体；6. 气管；7. 寰椎后弓；8. 颈髓；9. 第 7 颈椎棘突；10. 硬脊膜囊。

向前的生理性弯曲，第 1~3 颈椎段椎管呈漏斗状；第 4~7 颈椎段椎管管径大小基本相等。椎管的
中央为脊髓，约第 5~6 颈椎椎体节段的脊髓形成颈膨大（cervical enlargement），T₁WI 和 T₂WI 均呈
中等信号；其前后为蛛网膜下隙内脑脊液，呈条管状，T₁WI 低信号、T₂WI 高信号。枢椎棘突末端
粗大，第 7 颈椎棘突较长且厚，伸向后方，其余颈椎棘突较短，向后下倾斜。颈椎后方有时可见位
于枕下的头后小直肌和头半棘肌、附于棘突间的棘突间肌。

（2）经颈椎旁正中的矢状断面（图 7-35）：该层面上部可见寰椎侧块的上关节凹和下关节面
分别与枕骨髁和枢椎上关节面形成寰枕关节和寰枢外侧关节。颈椎横突孔内可见纵向走行的椎
动脉。椎间孔呈椭圆形或卵圆形，内有颈神经、血管和脂肪组织等结构；颈神经通常位于椎间孔

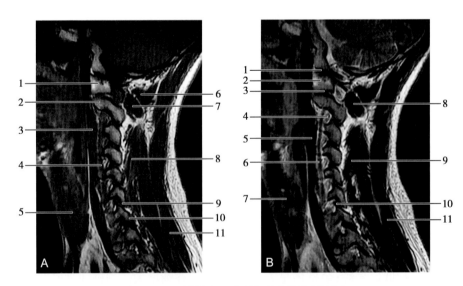

图 7-35　经颈椎旁正中的矢状断面 MRI 图

A. T₁WI：1. 寰椎侧块；2. 枢椎；3. 头长肌和颈长肌；4. 椎动脉；5. 甲状腺；6. 头
后大直肌；7. 头下斜肌；8. 多裂肌；9. 关节突关节；10. 下关节突；11. 头半棘肌。
B. T₂WI：1. 寰枕关节；2. 寰椎侧块；3. 寰枢关节；4. 第 3 颈神经；5. 头长肌和颈
长肌；6. 椎动脉；7. 甲状腺；8. 头下斜肌；9. 多裂肌；10. 关节突关节；11. 头半棘肌。

下部,其余间隙由血管、淋巴管和脂肪组织占据;T₁WI 中等信号的神经根在周围脂肪高信号衬托下显示清楚,T₂WI 两者信号对比不如 T₁WI。第 1 颈神经经寰椎与枕骨之间出椎管,第 2~7 颈神经经同序数椎骨上方椎间孔穿出,第 8 颈神经经第 7 颈椎下方的椎间孔穿出,颈神经根几乎呈水平方向离开椎管。椎间孔后壁为关节突关节,关节间隙呈前上向后下走行,其前方为下位椎体的上关节突,后方为上位椎体的下关节突,关节间隙内液体 T₁WI 呈低信号、T₂WI 呈高信号。横突和椎体前方有头长肌和颈长肌,关节突后方有横突棘肌、头半棘肌和夹肌。

(三)胸椎

1. 横断面

(1)经胸椎椎弓根的横断面(图 7-36):该层面上,胸椎椎体自上而下逐渐增大,中部椎体横断面呈心形,前后径略大于横径。椎管由椎体、椎弓根和椎弓板构成,近似圆形,略小,前后径为14~15mm,若小于 14mm 则应考虑椎管狭窄。椎管内脊髓横断面近似圆形,前后径为 5~7mm,横径略大,为 7~9mm。脊髓周围蛛网膜下隙充满脑脊液,硬脊膜囊显示得较为清晰,但不如腰部明显。椎弓根短而窄,两侧椎弓根向后内扩展形成椎弓板,于中线处会合,椎弓两侧各发出横突,横突位于椎弓根之后。椎体后外侧和横突末端分别与肋骨的肋头和肋结节构成肋头关节和肋横突关节。除第 1、第 11 和第 12 肋以外,其余肋头均与相邻两个椎体连接,组成肋头关节。椎弓峡部位于椎弓板、横突和椎弓根连接处。椎旁肌主要位于棘突和横突后方,分为浅、中、深三层,浅层由浅至深为斜方肌和背阔肌(latissimus dorsi),以及位于斜方肌深面的菱形肌和肩胛提肌;中层为上、下后锯肌;深层为竖脊肌(erector spinae)、横突棘肌和棘突间肌。

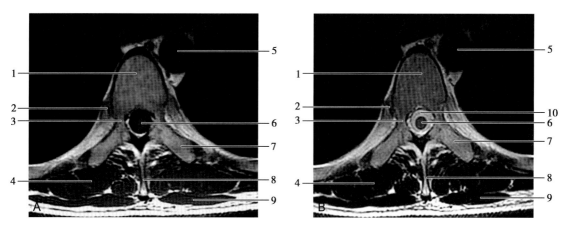

图 7-36　经胸椎椎弓根的横断面 MRI 图

A. T₁WI;B. T₂WI。

1. 椎体;2. 肋头关节;3. 椎弓根;4. 竖脊肌;5. 胸主动脉;6. 胸髓;7. 横突;8. 棘突;9. 斜方肌;10. 硬脊膜囊。

(2)经胸椎椎体下部的横断面(图 7-37):该层面上椎体呈心形,前后径略大于或等于横径。椎管为不完整的骨性环,近似圆形,略小。其前界为椎体,后界为椎弓板、关节突关节(下关节突为主)和附于椎弓板和关节突关节内侧的黄韧带。椎管断开处为胸椎间孔上部,其前界为椎体后外侧缘和肋头关节,前外侧界为肋颈,后界为关节突关节。关节突关节面呈冠状位,上关节突位于前,关节面向后;下关节突位于后,关节面向前。脊神经节和神经根主要通过该层面的椎间孔出入椎管,椎间孔走行的神经根鞘及神经根较长。椎管内结构和脊柱周围肌肉与椎弓根层面基本相同。

(3)经胸椎椎间盘的横断面(图 7-38):该层面的椎管亦为不完整的骨性结构环,前界为椎间盘和后纵韧带,后界为椎弓板、关节突关节(上关节突为主)和黄韧带,其断开处为胸椎间孔下部。椎间孔下部的前界为椎间盘和肋头关节,后界为关节突关节,外侧为肋颈,内有椎间静脉通过。其余结构基本同胸椎椎弓根和椎体下部层面相似。

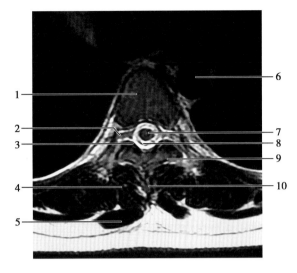

图 7-37 经胸椎椎体下部的横断面 MRI 图（T_2WI）

1. 椎体;2. 神经根;3. 上关节突及黄韧带;4. 竖脊肌;5. 斜方肌;6. 胸主动脉;7. 胸髓;8. 硬脊膜囊;9. 椎弓板;10. 棘突。

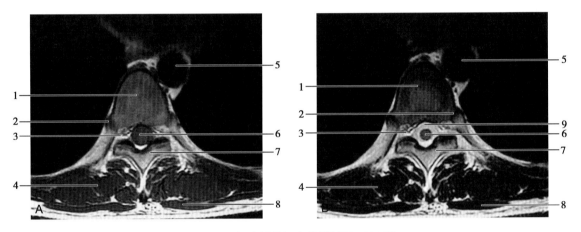

图 7-38 经胸椎椎间盘的横断面 MRI 图

A. T_1WI;B. T_2WI。

1. 椎间盘;2. 肋头关节;3. 椎间孔;4. 竖脊肌;5. 胸主动脉;6. 胸髓;7. 椎弓板;8. 斜方肌;9. 硬脊膜囊。

2. 矢状断面

（1）经胸椎正中的矢状断面（图 7-39）：椎体近似长方形,后部较前部厚,自上而下逐渐增大,形成向前凹的生理性胸曲,最凹处位于第 6~9 胸椎平面。胸椎间椎间盘较颈、腰椎间椎间盘薄,以第 2、6 胸椎间盘最薄,下部椎间盘自上而下逐渐增厚,且椎间盘的后部均较前部厚,椎间隙较窄。前、后纵韧带位于椎体和椎间盘的前、后方,坚实地固定着椎间盘。椎管胸段伴随脊柱胸曲形成凹向前的生理性弯曲,脊髓位于椎管内,其弯曲与椎管一致,在第 12 胸椎处形成腰骶膨大（lumbosacral enlargement）,然后迅速缩小为脊髓圆锥。脊髓的前后方充满脑脊液,蛛网膜下隙较窄。硬脊膜囊前方的硬膜外脂肪组织比腰段少些,故硬脊膜囊与椎管前壁紧贴,后部可见少许脂肪信号。黄韧带垂直于相邻的椎弓板上、下缘之间。棘突较长,几乎垂直向下,呈叠瓦状排列。棘突间为棘间韧带,后方有棘上韧带。

（2）经胸椎旁正中的矢状断面（图 7-40）：该层面脊柱前部为椎体和椎间盘,中部为椎间孔和椎弓根,后部为关节突、椎弓峡部和椎旁肌。椎间孔呈卵圆形,其纵径大于前后径,上部宽于下部,前壁为椎体和椎间盘外侧部后缘,后壁为关节突关节,第 1~12 对胸神经穿同序数椎骨下方的椎间孔上部进出椎管,而椎间血管主要通过椎间孔下部出入。

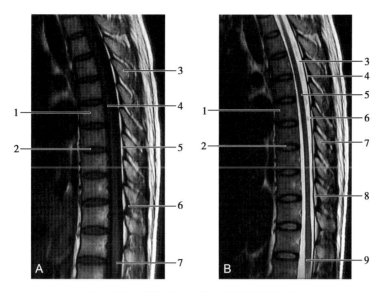

图 7-39 经胸椎正中的矢状断面 MRI 图

A. T$_1$WI：1. 第 7 胸椎椎体；2. 第 8、9 胸椎间椎间盘；3. 第 5 胸椎棘突；4. 胸髓；5. 硬膜外隙；6. 黄韧带；7. 脊髓圆锥。

B. T$_2$WI：1. 第 7 胸椎椎体；2. 第 8、9 胸椎间椎间盘；3. 硬脊膜囊；4. 黄韧带；5. 胸髓；6. 硬脊膜；7. 第 8 胸椎棘突；8. 硬膜外隙；9. 脊髓圆锥。

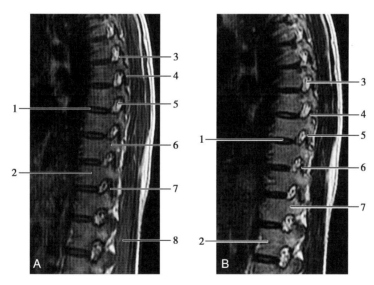

图 7-40 经胸椎旁正中的矢状断面 MRI 图

A. T$_1$WI：1. 第 7、8 胸椎间椎间盘；2. 第 10 胸椎椎体；3. 上关节突；4. 下关节突；5. 椎间孔；6. 椎弓根；7. 关节突关节；8. 竖脊肌。

B. T$_2$WI：1. 第 8、9 胸椎间椎间盘；2. 第 12 胸椎椎体；3. 椎间孔；4. 上关节突；5. 下关节突；6. 关节突关节；7. 椎弓根。

（四）腰椎

1. 横断面

（1）经腰椎椎弓根的横断面（图 7-41）：该层面显示椎管为完整骨性结构环，其形状可为椭圆形、三角形或三叶草形。腰段椎管前后径正常范围为 15~25mm，其与椎体的比值范围为 1:（2~5）。腰、骶、尾脊神经根在硬脊膜囊中围绕着脊髓圆锥和终丝的周围分布，其腹侧和背侧的神经根断面形态可稍有不同，越到下腰椎层面，神经根越少、越分散。腰椎的侧隐窝正常前后径为 3~5mm，有腰椎相应节段的脊神经根通过。

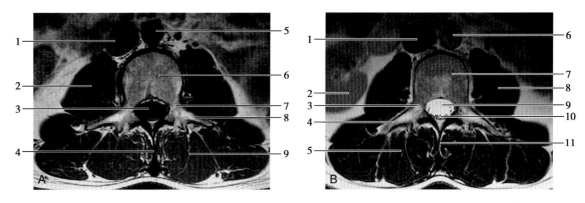

图 7-41　经腰椎椎弓根的横断面 MRI 图

A. T_1WI：1. 下腔静脉；2. 腰大肌；3. 硬脊膜囊；4. 棘突；5. 腹主动脉；6. 椎体；7. 椎弓根；8. 横突；9. 竖脊肌。
B. T_2WI：1. 下腔静脉；2. 右肾；3. 椎弓根；4. 横突；5. 竖脊肌；6. 腹主动脉；7. 椎体；8. 腰大肌；9. 硬脊膜囊；10. 马尾；11. 棘突。

（2）经腰椎椎体下部的横断面（图 7-42）：该层面显示椎间孔朝向外侧，其前方为椎体后缘，后方为下关节突，其内有腰神经根、腰动脉脊髓支和椎间静脉上支通过。腰神经根与同序数椎间孔的面积之比为 1∶（2~4），自上而下的腰神经根逐渐增粗。椎管为不完整骨环，椎管内、外结构与经椎弓根的层面基本相似。

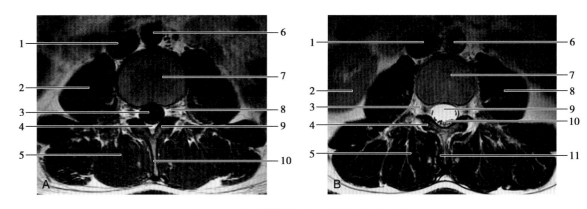

图 7-42　经腰椎椎体下部的横断面 MRI 图

A. T_1WI：1. 下腔静脉；2. 腰大肌；3. 硬脊膜囊；4. 硬膜外隙；5. 竖脊肌；6. 腹主动脉；7. 椎体；8. 椎间孔；9. 椎弓板；10. 棘突。
B. T_2WI：1. 下腔静脉；2. 右肾；3. 椎间孔；4. 椎弓板；5. 竖脊肌；6. 腹主动脉；7. 椎体；8. 腰大肌；9. 硬脊膜囊；10. 马尾；11. 棘突。

（3）经腰椎椎间盘的横断面（图 7-43）：该层面椎体和椎间盘呈肾形。椎间盘中央的髓核在 T_2WI 呈椭圆形高信号，周围的纤维环呈低信号。椎管亦为不完整的骨性环，前界为椎间盘和后纵韧带，后界为椎弓板、关节突关节和黄韧带，其断开处为腰椎间孔下部。黄韧带位于椎弓板的内侧，呈 V 形，T_1WI 和 T_2WI 均呈中等信号。关节突关节的关节软骨和关节间隙内的液体在 T_1WI 均呈低至中等信号，在 T_2WI 前者呈低至中等信号，后者呈高信号。

2. 矢状断面

（1）经腰椎正中的矢状断面（图 7-44）：腰椎椎体呈长方形，排列形成向前凸的生理性腰曲。椎体边缘及椎弓各部的骨皮质在 T_1WI 和 T_2WI 上均呈低信号。椎体内松质骨含有骨髓，T_1WI 上呈高信号，T_2WI 上呈中高信号，信号较均一或不一致，不一致常由其内的黄骨髓分布不均匀所致，勿认为异常。正常成人椎间盘的厚度为 8~15mm，第 5 腰椎与第 1 骶椎间椎间盘高度通常小于

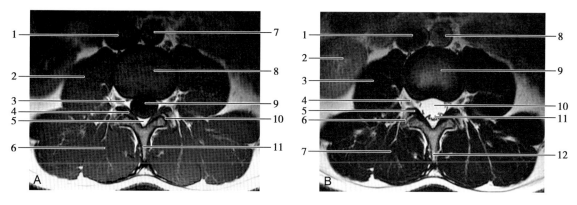

图 7-43 经腰椎椎间盘的横断面 MRI 图

A. T₁WI：1. 下腔静脉；2. 腰大肌；3. 椎间孔；4. 黄韧带；5. 硬膜外隙；6. 竖脊肌；7. 腹主动脉；8. 椎间盘；
9. 硬脊膜囊；10. 关节突关节；11. 棘突。

B. T₂WI：1. 下腔静脉；2. 右肾；3. 腰大肌；4. 椎间孔；5. 黄韧带；6. 关节突关节；7. 竖脊肌；8. 腹主动脉；
9. 椎间盘；10. 硬脊膜囊；11. 马尾；12. 棘突。

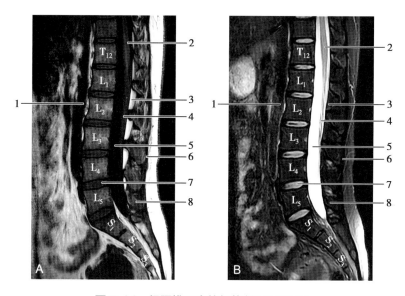

图 7-44 经腰椎正中的矢状断面 MRI 图

A. T₁WI；B. T₂WI。

1. 腹主动脉；2. 脊髓；3. 硬膜外隙；4. 马尾；5. 终池；6. 棘上韧带；
7. 第 4、5 腰椎间椎间盘；8. 第 5 腰椎棘突。

T. 胸椎；L. 腰椎；S. 骶椎。

10mm，可达 5mm 以下；椎间盘与相邻腰椎椎体高度的比值为 0.3~0.6；腰椎间椎间盘后部比前部
薄。腰段椎管与脊柱弯曲一致，硬脊膜囊自上而下逐渐缩小和后移，囊内容有脊髓圆锥、终丝和
马尾，它们在 MRI 图像上位于囊的后部。脊髓圆锥在成年人一般平第 1 腰椎椎体下缘水平，新生
儿脊髓圆锥可以平第 3 腰椎水平；自此以下至第 2~3 骶椎，硬脊膜囊内主要为终丝和马尾等结构。
蛛网膜下隙为终池。硬膜外隙的前部有丰富的椎内静脉丛前部，后部主要有椎内静脉丛后部和
较多脂肪。黄韧带位于椎弓板之间，正常厚度为 2~5mm。棘突近似长方形，水平伸向后下方。棘
突之间有棘间韧带，棘突末端有棘上韧带相连。

（2）经腰椎旁正中的矢状断面（图 7-45）：该层面脊柱前部为椎体和椎间盘，中部为椎间孔和
椎弓根，后部为椎弓峡部、关节突和椎旁肌。椎体形状多样，可呈楔形、方形等，其前缘中央有腰
动、静脉经过。椎间孔位于相邻椎弓根的椎上、下切迹之间，呈卵圆形，分为上、下两部，上部宽，

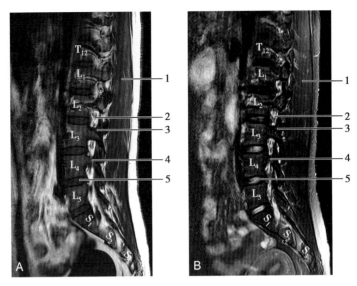

图 7-45　经腰椎旁正中的矢状断面 MRI 图

A. T₁WI；B. T₂WI。

1. 竖脊肌；2. 第 2、3 腰椎间椎间孔；3. 第 3 腰椎上关节突；4. 第
4 腰椎椎弓根；5. 第 4、5 腰椎间椎间盘。

T. 胸椎；L. 腰椎；S. 骶椎。

有腰神经根、腰动脉脊支和椎间静脉上支通过。腰神经根通过同序数腰椎下方的椎间孔，呈圆形
或椭圆形，直径为 2~3mm，中等信号的神经根在周围高信号脂肪组织对比下显示清楚。位于关节
突关节后方的椎旁肌主要为横突棘肌和竖脊肌。

（五）骶尾椎

1. 横断面　经第 1 骶椎椎体的横断面（图 7-46）：由 5 个骶椎融合成 1 块骶骨，骶骨底前缘
的突出部分为骶岬，自岬向后外侧的突出部分为骶翼，其外侧为髂骨翼，二者间为骶髂关节间隙，
关节间隙宽约为 2~4mm，T₂WI 呈高信号。骶管入口在横断面上呈三叶形，前后径约为 14.9mm，

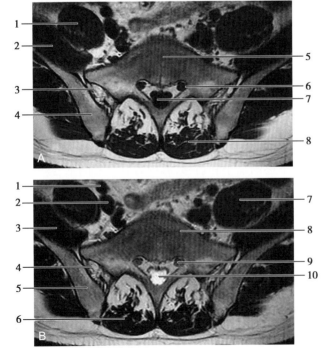

图 7-46　经第 1 骶椎椎体的横断面 MRI 图

A. T₁WI：1. 腰大肌；2. 髂肌；3. 骶髂关节；4. 髂
骨；5. 第 1 骶椎椎体；6. 第 1 骶神经；7. 骶管；
8. 竖脊肌。

B. T₂WI：1. 髂总动脉；2. 髂总静脉；3. 髂肌；4. 骶
髂关节；5. 髂骨；6. 竖脊肌；7. 腰大肌；8. 第 1
骶椎椎体；9. 第 1 骶神经；10. 骶管。

横径约为31mm。硬脊膜囊紧靠骶管后壁,内有终丝、马尾和脑脊液,其外侧有第2骶神经根通过。骶管两侧为侧隐窝,内有骶神经根通过。其硬膜外隙中的脂肪组织较丰富。骶翼和髂骨翼前方有腰大肌(psoas major)和髂肌(iliacus)。骶骨背面中线上为骶正中嵴,正中嵴外侧的肌肉为竖脊肌,髂骨翼后外侧有臀中肌和臀大肌。

2. 矢状断面 经骶、尾骨正中的矢状断面(图 7-47):该层面显示骶骨和尾骨共同形成向后凸的骶曲。5 块骶椎之间融合的界限显示清晰。尾骨为三角形的小骨块,通常由 3~4 块尾椎融合而成,幼年时彼此分离,成年后才相互融合。骶尾前韧带附于骶骨和尾骨的盆面,T_2WI 呈线样低信号,为前纵韧带的延续。骶管位于骶椎椎体的后方,上宽下窄,内有硬脊膜囊,囊内有终丝、马尾和脑脊液。骶管背侧面的骨性隆起为骶正中嵴。

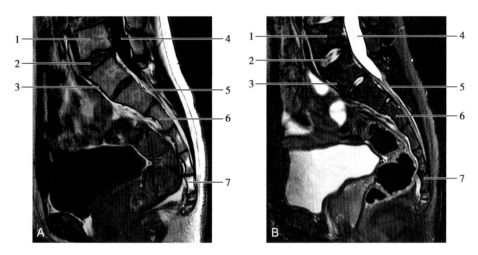

图 7-47 经骶、尾骨正中的矢状断面 MRI 图
A. T_1WI;B. T_2WI。
1. 第 5 腰椎椎体;2. 第 5 腰椎、第 1 骶椎间椎间盘;3. 骶尾前韧带;4. 硬脊膜囊;
5. 骶管;6. 第 3 骶椎;7. 尾骨。

(六) 脊神经

脊柱区 X 线、CT 显示骨性椎管较好,显示椎管内结构欠佳。对于脊柱区脊髓的形态和脊髓及其神经根的影像,传统需要脊髓造影术显示,但脊髓造影术是一种侵入性、创伤性操作。近年来随着 MRI 设备和技术的进展,无创的磁共振脊髓成像(magnetic resonance myelography,MRM)和磁共振神经成像(magnetic resonance neurography,MRN)替代脊髓造影术,在显示脊髓及神经根的精细解剖方面[尤其是臂丛(brachial plexus)和腰骶丛]的应用日益增多。MRN 可以采用很多序列进行扫描,较常用的如三维自旋回波序列结合短时反转恢复序列(3D-STIR-TSE)、背景抑制的(全身)弥散序列(DWIBS)、选择性水激发技术(PROSET)、弥散张量成像(DTI)等。

脊神经为连接于脊髓的周围神经部分,共 31 对,分别为颈神经 8 对,胸神经 12 对,腰神经 5 对,骶神经 5 对和尾神经 1 对。每对脊神经连于一个脊髓节段,由前根和后根组成。前根和后根在椎间孔处合为一条脊神经,由此成为既含有感觉纤维又含有运动纤维的混合神经。脊神经后根在椎间孔有椭圆形的膨大,为脊神经节(spinal ganglion)。

臂丛由第 5~8 颈神经前支和第 1 胸神经前支的大部分纤维交织汇集而成。该神经丛的主要结构先经斜角肌间隙向外侧传出,继而在锁骨后方向外下进入腋窝。组成臂丛的 5 条脊神经前支经过反复分支、交织和组合后形成 3 个神经束,分别为臂丛外侧束、内侧束和后束。在臂丛 MRN 成像 3D-STIR-TSE 序列上,神经束呈高信号(图 7-48)。

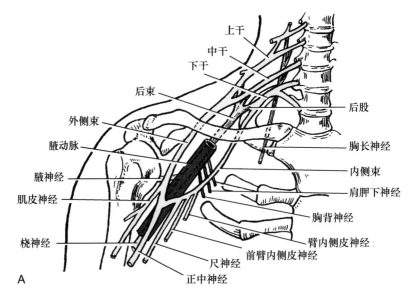

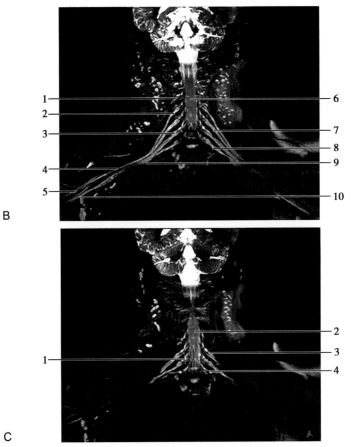

图 7-48　臂丛神经（MRN）

A. 臂丛组成模式图。

B. 3D-STIR-TSE：1. 第 4 颈神经根；2. 第 5 颈神经根；3. 第 7 颈神经根；4. 臂丛外侧束；5. 正中神经；6. 脊髓；7. 第 6 颈神经根；8. 第 8 颈神经根；9. 臂丛内侧束；10. 尺神经。

C. 3D-STIR-TSE：1. 第 8 颈神经根；2. 脊髓；3. 第 7 颈神经根；4. 第 1 胸神经根。

　　腰、骶、尾神经根丝离开脊髓后,即横行或斜行于蛛网膜下隙形成马尾,然后在椎管内的硬脊膜囊内垂直下行一段距离,才能到达各自对应的椎间孔。腰、骶、尾神经根离开硬脊膜囊后被硬脊膜、脊髓蛛网膜包绕形成神经根鞘。第 12 胸神经前支的一部分、第 1~3 腰神经前支及第 4 腰神经前支的一部分组成腰丛(lumbar plexus)。第 4 腰神经前支的部分纤维和第 5 腰神经前支全部组成腰骶干,腰骶干越过骶骨翼并加入骶、尾神经形成骶丛(sacral plexus)。在腰、骶丛神经 MRN 的 PROSET 图像上,腰、骶丛神经呈束状高信号,脊神经节显示清楚,呈椭圆形的膨大(图 7-49)。腰、骶丛神经 MRM 上神经根鞘为硬脊膜囊旁的高信号突起影(图 7-50)。

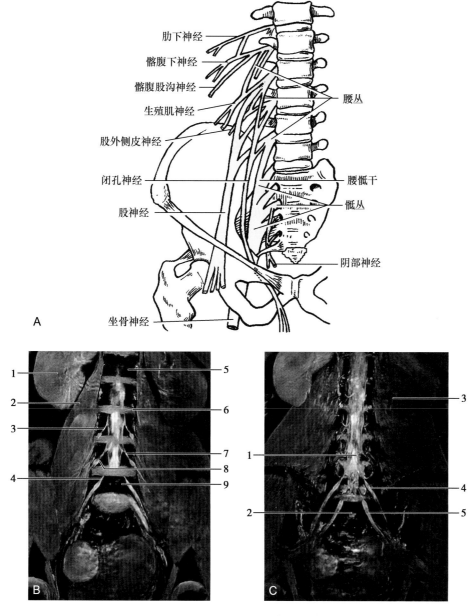

图 7-49　腰、骶丛神经(MRN)

A. 腰、骶丛组成模式图。
B. PROSET:1. 右肾;2. 腰大肌;3. 第 3 腰神经根;4. 第 5 腰神经根;5. 第 1 腰椎椎体;6. 第 2、3 腰椎间椎间盘;7. 第 4 腰神经根;8. 脊神经节;9. 第 5 腰椎椎体。
C. PROSET:1. 硬脊膜囊;2. 骶骨;3. 腰大肌;4. 第 5 腰神经根;5. 第 1 骶神经根。

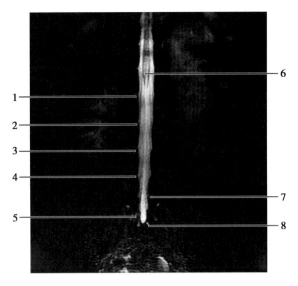

图 7-50　脊髓圆锥及腰、骶丛神经（MRM）
1.第 1 腰神经根鞘；2.第 2 腰神经根鞘；3.第 3 腰神经根鞘；4.第 4 腰神经根鞘；5.第 1 骶神经根鞘；6.脊髓圆锥；7.第 5 腰神经根鞘；8.第 2 骶神经根鞘。

第四节　脊柱区血管影像解剖

脊柱区的血管来源复杂，除主要供血动脉和引流静脉外，均较细小并存在较多的吻合。在高分辨的 CT 或 MRI、CT 或 MR 血管造影（CTA/CTV、MRA/MRV），可显示较大血管。临床脊柱区血管通常需要数字减影血管造影（DSA）观察，但仍有较大局限。

一、脊柱区动脉血管影像解剖

项区的动脉主要来自枕动脉、肩胛背动脉、颈浅动脉和椎动脉（图 7-51）。枕动脉起自颈外动脉，肩胛背动脉和椎动脉起自锁骨下动脉。椎动脉自锁骨下动脉第 1 段发出后，向上穿第 6 颈椎至第 1 颈椎横突孔，继而经寰椎后弓的椎动脉沟和枕骨大孔入颅。除齿突外，颈椎的血供主要来自椎动脉的分支。解剖及影像学通常将椎动脉行程分为四段：横突孔前段（V_1 段）为起始部至第 6 颈椎横突孔前，椎间孔段（V_2 段）为椎动脉穿行于颈椎横突孔内，脊椎外段（V_3 段）为出第 1 颈椎横突孔至进入枕骨大孔前，颅内段（V_4 段）经枕骨大孔入颅至汇入基底动脉（图 7-51）。

胸背区的动脉主要来自肋间后动脉（图 7-52）、肩胛背动脉和胸背动脉。胸椎的血供主要直接或间接来自相邻的肋间后动脉（图 7-52），第 1~2 对肋间后动脉来自锁骨下动脉的分支，第 3~11 对肋间后动脉起自胸主动脉，在肋间隙后部行于上、下肋的中间。此外第 1~2 胸椎还接受来自甲状腺下动脉、锁骨下动脉、肋颈干或椎动脉分支的血供。

腰区的动脉主要来自腰动脉（图 7-53），来自腹主动脉的 4 对腰动脉和来自骶中动脉的第 5 腰动脉为腰椎的主要供应动脉。骶、尾部的动脉主要来自臀上动脉和臀下动脉等，以及髂内动脉分支。

脊髓动脉有两个来源，即椎动脉（图 7-51）和节段性动脉发出的根动脉（radicular artery）（图 7-51~图 7-55）。椎动脉颅内段发出的脊髓前动脉（anterior spinal artery）和脊髓后动脉

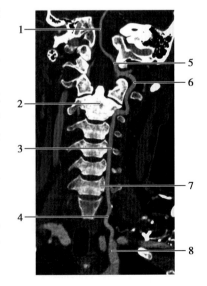

图 7-51　椎动脉（左侧，CTA）
1. 基底动脉；2. 第 2 颈椎；3. V_2 段；4. V_1 段；5. V_4 段；6. V_3 段；7. 第 6 颈椎；8. 左锁骨下动脉。

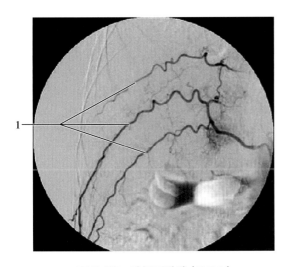

图 7-52 肋间后动脉（DSA）
1.肋间后动脉。

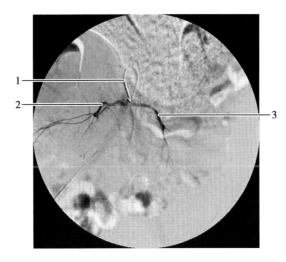

图 7-53 腰动脉（DSA）
1.造影导管；2.右腰动脉；3.左腰动脉。

（posterior spinal artery）为脊髓主要动脉来源。左、右椎动脉颅内段各发出一支脊髓前动脉，在延髓的腹侧合成一干，沿前正中裂下行至脊髓末端。在脊髓圆锥高度，脊髓前动脉明显变细，供应终丝，并向侧方发出圆锥吻合动脉，向后与脊髓后动脉吻合。在脊髓造影时，圆锥吻合动脉是确定脊髓圆锥平面的标志之一。脊髓后动脉起自椎动脉颅内段或小脑下后动脉，斜向后内沿脊髓后外侧沟下行直至脊髓末端；通常在椎动脉起始处为单一血管，向下血管走行变得不规则且吻合支较多。脊髓前动脉和脊髓后动脉之间借环绕脊髓表面的吻合支形成的动脉冠互相交通，同时在下行过程中，不断得到节段性动脉（包括椎动脉、颈升动脉、甲状腺下动脉、肋间后动脉和腰动脉等）脊支发出的根动脉的补充（图7-51~图7-55）。

二、脊柱区静脉血管影像解剖

脊柱区的深静脉多与动脉伴行。项区的静脉汇入椎静脉、颈内静脉或锁骨下静脉。胸背区的肋间后静脉汇入奇静脉，部分静脉汇入锁骨下静脉或腋静脉。腰区的腰静脉汇入下腔静脉。骶尾区的静脉汇入臀区静脉。

脊柱静脉丛从前到后主要包括椎外前静脉丛、椎体静脉、椎内静脉丛、椎外后静脉丛。其中椎外前静脉丛和椎外后静脉丛走行于椎体外部，椎体静脉走行于椎体内，椎内静脉丛走行于椎管内（图7-56）。在CT平扫或MRI，部分静脉可以显影，临床上常行增强扫描以便与周围结构区分。椎内静脉丛是否显影取决于较多因素，包括静脉的粗细、周围脂肪的多少、CT扫描的分辨率以及注射对比剂后扫描时间等。在高分辨率CT平扫图像上，一般椎内

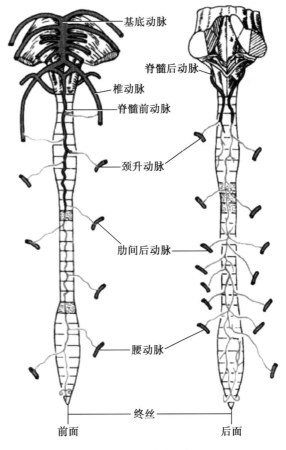

基底动脉
脊髓后动脉
椎动脉
脊髓前动脉
颈升动脉
肋间后动脉
腰动脉
终丝
前面　　后面

图 7-54 脊髓动脉

233

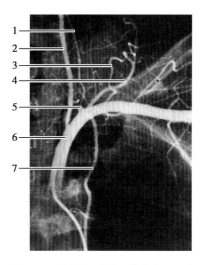

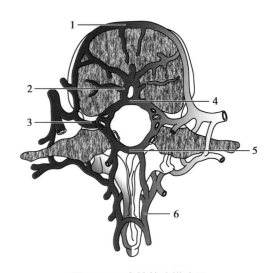

图 7-55　锁骨下动脉及分支（MRA）

1. 颈升动脉；2. 椎动脉；3. 颈深动脉；4. 颈浅动脉；5. 甲状颈干；6. 左锁骨下动脉；7. 胸廓内动脉。

图 7-56　脊柱静脉模式图

1. 椎外前静脉丛；2. 椎体静脉；3. 椎间静脉；4. 椎内前静脉丛；5. 椎内后静脉丛；6. 椎外后静脉丛。

静脉丛前部可显影，常每侧一对，但常出现在下腰和骶段，其密度近椎间盘，勿认为椎间盘突出；但在静脉增强扫描图像上，静脉丛有强化，椎间盘无强化，借此与椎间盘区分。椎体静脉位于椎体的骨松质内，较粗大，在高分辨率 CT 扫描中，在椎体的中份（尤其在腰椎），常可见到其形成的椎静脉管影像，表现为一个长裂或树状或 Y 形低密度影（图 7-57）。这些形状的低密度影，易被误诊为骨折、骨质疏松或其他异常。

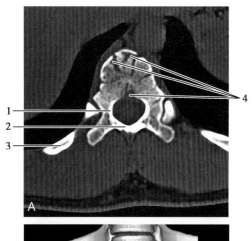

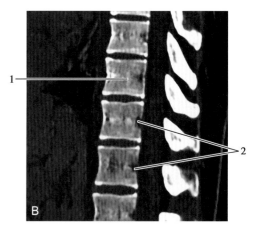

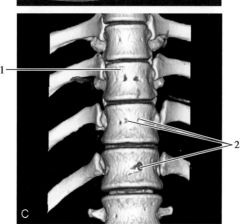

图 7-57　椎静脉管（CT）

A. 经第 11 胸椎椎体中部的横断面：1. 椎弓根；2. 椎弓板；3. 第 11 肋骨；4. 椎静脉管。

B. 经第 11 胸椎椎体正中的矢状断面：1. 第 10 胸椎；2. 椎静脉管。

C. 经第 11 胸椎椎体 VR 三维重建：1. 第 10 胸椎；2. 椎静脉管。

在 MRI 平扫和增强扫描,脊柱静脉大部分可显影观察(图 7-58、图 7-59、图 7-60),平扫序列以 T₂WI 观察较佳。椎内静脉丛前部是恒定存在的结构,特别在第 2 颈椎水平;在横断面上,它表现为硬膜外隙前外侧部的 T₂WI 高信号影(图 7-58、图 7-59);在不同的矢状断面上,椎外前静脉丛、椎外后静脉丛、椎间静脉、椎内静脉丛有时显影,表现为椎体前、后方或椎管内管状或圆形 T₂WI 高信号影(图 7-60)。

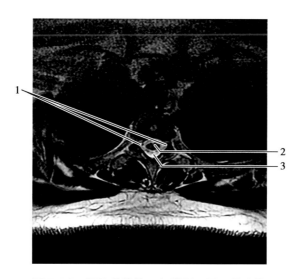

图 7-58　经胸椎椎体下部横断面显示椎内静脉丛前部(MRI,T₂WI)
1. 椎内静脉丛前部;2. 脊髓;3. 蛛网膜下隙。

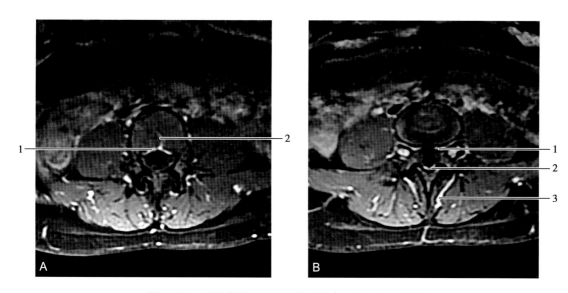

图 7-59　腰椎横断面显示脊柱静脉(MRI,T₁WI 增强)
A. 经腰椎椎体中部的横断面:1. 椎内静脉丛前部;2. 椎体静脉。
B. 经腰椎椎间孔的横断面:1. 椎内静脉丛前部;2. 椎内静脉丛后部;3. 椎外后静脉丛。

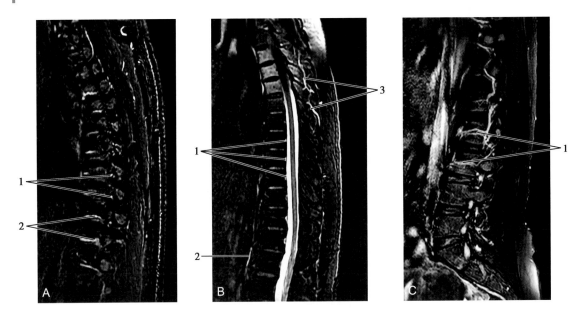

图 7-60　脊柱静脉丛（MRI，T_2WI）

A.经胸椎的旁矢状面：1.椎间静脉；2.椎外前静脉丛。

B.经胸椎的正中矢状面：1.椎体静脉；2.椎外前静脉丛；3.椎外后静脉丛。

C.经腰椎的旁矢状面：1.椎外前静脉丛。

　　脊髓静脉较动脉管径粗大，汇集成脊髓前、后静脉，通过根静脉注入椎内静脉丛，常需行 DSA 才能显示。

（龚霞　郑林丰　朱青峰）

推 荐 阅 读

［1］王振宇,张雪君.人体断层影像解剖学［M］.5 版.北京:人民卫生出版社,2022.

［2］靳激扬,滕皋军.影像诊断应用解剖基础［M］.北京:人民军医出版社,2007.

［3］王庆国,吕培杰,郭小超.CT 影像解剖基础［M］.北京:科学出版社,2018.

［4］易西南,夏玉军.医学影像应用解剖学［M］.北京:科学出版社,2014.

［5］王悍,王岐本.CT 影像应用解剖学［M］.西安:世界图书出版西安有限公司,2022.

中英文名词对照索引